明日から現場で役立つ

1年目ナースが先輩の質問に自信を持って答えられるようになる本

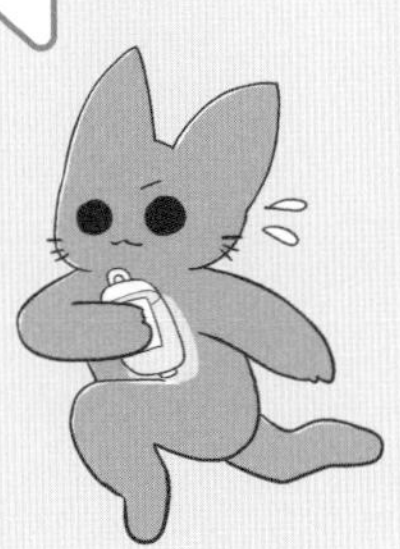

現役看護師 ぱれちに 著
総合診療医 盛永大夏 監修

SB Creative

はじめに

はじめまして。ぱれちにです。

この本は、信じがたい忙しさと極度のプレッシャーで押しつぶされそうな勤務の後、**疲れ切って玄関でそのまま寝てしまいたいときでも読む気になり、気分転換になり、かつ勉強になるような本**を目指して描きました。

私は新人のころ、いろいろなことをいろいろな先輩に質問され、しょっちゅう固まってしまい、手も震えて落ち込んでいました。「**は？**」とか「**で？**」っと言われたことも数えきれません。先輩の質問に答えられないと悔しいし、情けないし、恥ずかしいし、答えられない自分を恥じ、責めていました。「もう辞めたい」と思ったことも何度あったことでしょうか。

この本はそんな経験をもとに、**1年目の看護師さんが質問されやすい項目**を厳選し、その模範解答を**根拠とともに解説**しています。1年目の看護師さんが知っておいたほうがいい、基礎的な内容ばかりです。この本の内容をあらかじめ知っておけば、臨床の現場で、いざ同じような質問がきたときに、自信を持って答えられるはずです。

全部で14章ありますが、各分野で1年目の看護師さんが覚えておいたほうがいいことを、**大事なところだけ厳選**しています。苦手な分野だったり、初めて触れたりするような分野は、いきなり細かいところまで書かれていると、なかなか読む気になれないからです。まずは、**各項目の一番大事なポイントをしっかり押さえられる**ようにしました。

また、登場人物は人間ではなかったり、ふざけたことをしゃべったりしています。これは、無味乾燥な内容でも、私や同僚の実体験をおもしろおかしく（ときに悲しく）表現することで、**くたくたで「もう、何も考えたくない……」となった頭にもスッと入る**ようにしたかったからです。

この本に描いてある情報は、「家を建てるときの大まかな土台」や、「人体を支える骨」のようなものです。この本を読んで、もっとくわしく知りたくなったり、興味を持ったり、疑問が出たりしたのであれば、より専門的な参考書をどんどん調べてみてください。この本がそのきっかけになれば幸いです。そうすることで、**自分自身の強みや得意分野**を見つけられるとよいな、と思っています。

なお、質問に対する解答はあくまでも一例であり、「絶対にこれが正解」とまでは言えません。病院ごとにルールが違うこともあるでしょう。先輩も日によって機嫌が良かったり、悪かったりするので、たとえ解答が合っていたとしても、反応が微妙なこともあるでしょう。そこはご了承ください。この本に書いてあることを参考に、臨機応変に解答を変えてみてください。

看護学生のころの実習や国試の勉強だけでも大変でつらいのに、「**新人看護師として働くのもこんなにつらいっていうのは、もうなんなん？**」って言いたくなりますよね。せっかく資格を取ったのに、やる気もあったのに、志半ばで辞めてしまうのはもったいないし、残念すぎます。「看護の仕事はやりがいがあるけど、いろいろきつすぎて辞めた」なんてことにはなってほしくないのです。医療業界全体で見ても損しかありません。

この本を読んでいただくことで、そんな新人看護師さんが、**看護師の仕事を続けられる手助け**になれば、こんなに、うれしいことはありません。この本を描いて本当に良かったなと思えます。

ぜひ活用してみてください。

2024年1月　ぱれちに

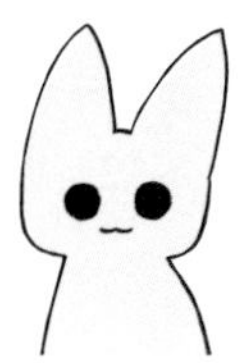

contents

はじめに 2

Lesson 1 朝の情報収集と動き方 9

1-1 時間がかかっているけど、どんな情報を取ってるの？ 10
1-2 今日は、どういうスケジュールでいくの？ 12
1-3 なぜ、そのケアを今日しようと思ったの？ 14
1-4 どの人から行く？ 16
1-5 やることが重なったとき、どうする？ 18
1-6 いままでどこ行ってたん？ 20

Lesson 2 バイタルサイン、観察 23

2-1 その得た値は正常なの？ 24
2-2 「発熱＝冷罨法」だと思ってない？ 29
2-3 足でしか血圧を測れない人、どうしてる？ 32
2-4 え？　血圧測定、そっちの腕でやっていいの？ 34
2-5 この患者さん、次はいつ観察しに行く？ 36
2-6 環境整備したの？　これで終わり？ 38

Lesson 3 注射、輸血 41

3-1 どこにルートキープしてる？ 42
3-2 点滴が落ちない？　何をチェックしてる？ 45
3-3 ねえ……これ漏れてない？　減りも早くない？ 46
3-4 CVCとCVポートの違いってわかる？ 48
3-5 PICC（ピック）って何かわかる？ 52
3-6 CV（中心静脈）ルートは3本あるね。何をどれにつなげるかわかる？ 54
3-7 点滴ルート、放っておくとどうなるかわかる？ 56
3-8 この点滴、ポンプか手動かどっちかわかる？ 58
3-9 輸液ポンプ、シリンジポンプを使うとき、気をつけないといけないことは？ 60
3-10 輸血はどのルートから投与する？ 63
3-11 どうやって血液バッグにルートを刺してる？ 66
3-12 患者さん……間違えてない？ 68

Lesson 4 薬剤 71
4-1 これ、何の薬？　副作用はわかってる？ 72
4-2 何でこの患者さんには、この抗菌薬を使うのかな？ 74
4-3 あ、この人、抗菌薬初回投与だよね？ 76
4-4 その抗生剤使うとき、点滴の本体を止めてる？　なぜ止めるかわかる？ 78
4-5 インスリンを使っている患者さんは、何に気をつけないとダメ？ 81
4-6 痛み止めの違い、わかる？ 84
4-7 痛みが引かないからってバンバン「おかわり」してない？ 90
4-8 せん妄で暴れ倒してる患者さんがいたら何を使う？ 92
4-9 「便が出ていない、はい、下剤」って思ってない？ 96
4-10 患者さんに抗がん剤を投与する上で、気をつけることは？ 100
4-11 ステロイドを使っている患者さんで注意することは？ 104
4-12 その薬、砕いていいの？ 107
4-13 麻薬のアンプル、どうしてる？ 110

Lesson 5 オムツ交換、排泄 113
5-1 オムツ交換、その姿勢で大丈夫？ 114
5-2 その患者さん、そのオムツでいいの？ 116
5-3 オムツの当て方、どうしてる？ 118
5-4 褥瘡（床ずれ）を防ぐにはどうしたらいい？ 120
5-5 導尿で気をつけることは？ 122
5-6 浣腸するとき、何に気をつけてる？ 124
5-7 摘便で気をつけることは？ 127
5-8 ストーマ（人工肛門）、やさしく触ってあげてる？ 130
5-9 ストーマ装具から尿や便の漏れを防ぐには？ 133
5-10 ストーマ装具、ちゃんとガス抜きしてる？ 136
5-11 弄便する患者さん、どうする？ 138

Lesson 6 報告 143
6-1 あなた、手が震えてない？ 144
6-2 それ、いま言う必要あるかな？ 146
6-3 で？ 148
6-4 なんでそれ、すぐに言わなかったの？ 150

Lesson 7 急変対応 153
7-1 そもそも「急変」って、どんな状態かわかる？ 154
7-2 急変した患者さんのご家族には、どう対応する？ 157
7-3 急変対応時の「外回り」の動きは？ 160
7-4 救急カートの中身、わかってる？ 162
7-5 “石化”しないためにはどうする？ 166

Lesson 8 消化器 169
8-1 長く続く便秘は、何がまずいかわかる？ 170
8-2 患者さんが血を吐いたらどう対処する？ 173
8-3 下血、血便を発見したらどうする？ 176
8-4 胃管やイレウス管は、どのように固定・管理する？ 179
8-5 腹水って何？　何で溜まるの？ 184

Lesson 9 呼吸 189
9-1 「SpO_2が高いのに頻呼吸」ってどういうこと？ 190
9-2 経鼻カヌラで7L（リットル）ってどう思う？ 192
9-3 この患者さん口で呼吸してるけど、経鼻カヌラつけるの？ 194
9-4 そのCOPDの患者さん、SpO_2が80%台だけど、どうする？ 196
9-5 CO_2ナルコーシスのハイリスク患者は？ 198
9-6 過呼吸が起きたらどう対処する？ 201
9-7 1時間に1回、定期的に痰を吸引してるけど、その理由は？ 204
9-8 この患者さんの口の中が全体的に黄色い理由は？ 207
9-9 その患者さんの呼吸、大丈夫？ 210

Lesson 10 循環 215
10-1 こんな波形が出てるけど、大丈夫？ 216
10-2 モニター心電図のアラームがずーっと鳴ってるけど？ 220
10-3 その患者さん、心不全じゃない!?　どうする？ 222
10-4 この患者さん、心筋梗塞じゃない!?　どうする？ 228
10-5 血管造影（アンギオ）の注意点は？ 232
10-6 心臓カテーテル検査の前後で気をつけることは？ 236
10-7 ニトロペン舌下錠の使い方はわかる？ 240
10-8 ペースメーカーを入れてる患者さんの注意点は？ 242

Lesson 11 **栄養** 245
11-1 アルブミンについて知っていることを教えて？ 246
11-2 食事を食べてくれない患者さんにはどう対応する？ 250
11-3 栄養剤を注入中に口腔ケアするの？ 252
11-4 経管栄養よりも先に白湯を入れるのはなぜ？ 254
11-5 イントラリポスの使い方、大丈夫？ 256

Lesson 12 **転倒、転落、自己抜去など** 259
12-1 患者さんが転倒、転落したらどうする？ 260
12-2 患者さんが転んで、頭から血を流していたら？ 262
12-3 CV（中心静脈カテーテル）を抜かれたらどうする？ 265
12-4 患者さんが自分の点滴を抜いてしまったら？ 268
12-5 胃管を抜かれたらどうする？ 270
12-6 てんかん発作の患者さんを見つけたらどうする？ 272
12-7 針刺し事故を起こしたらどうする？ 274
12-8 患者さんから暴力を受けたらどうする？ 276

Lesson 13 **勉強方法、リフレッシュ** 279
13-1 どうやって勉強してる？ 280
13-2 生活リズム、狂ってない？ 283
13-3 休みの日は気分転換できてる？ 286
13-4 人と比べる必要はないのでは？ 288

Lesson 14 **人間関係** 289
14-1 苦手な人、いる？ 290
14-2 私には敬語を使うのに、なんで患者さんにはタメロなの？ 292
14-3 自分がどういう人間か、自己分析したことある？ 294
14-4 ちゃんと挨拶してる？ 296
14-5 あなたに大事にしてほしいこと、何かわかる？ 299

おわりに 301

主な登場キャラクター紹介

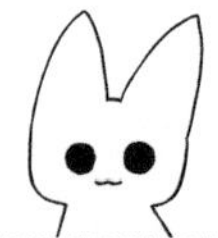

ぱれちに（著者）
10年目ぐらいの中堅看護師。穏やかな性格。
特技はピアノを弾くこと。

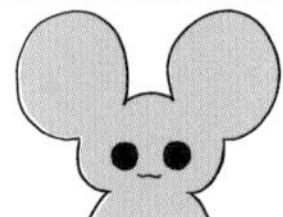

ねこまる
おっちょこちょいだけど、正義感は人一倍強い。
たまに耳を鳥にかじられている。

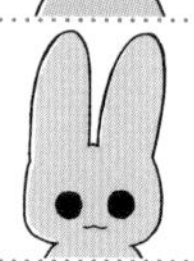

うさぎ先輩
しっかり者だが、たまに言葉がキツくなりがち。
自分でもそれが課題なことはわかっている。

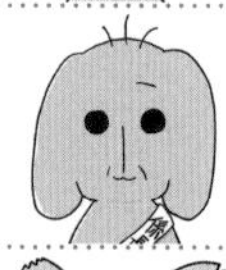

係長
ベテランのおじさん。慎重に言葉を選んでから話す。
タスキに書いてあることは、日によって変わるらしい。

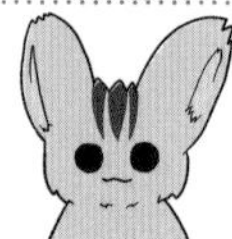

ねこしまさん
超絶ブラック病院から来た中途採用の看護師。
穏やかで涙もろい。

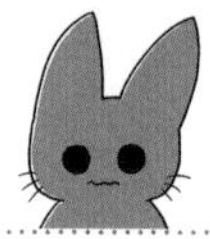

やらかしさん
新人看護師さん。「毎日、休まず来ること」を
目標に頑張っている。

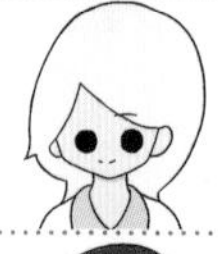

白木さん
天界から来た天使。
つらさを顔に出せない優しい性格。

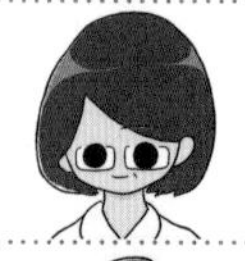

課長さん
病棟のトップ。勤務表の作成が苦手。

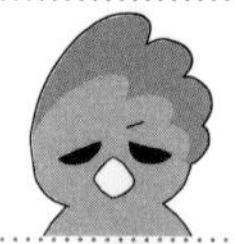

鬼切先輩
ベテラン看護師。見た目が怖く、実際に怖いが、
スタッフのことをよく見ている。実はお人よし。

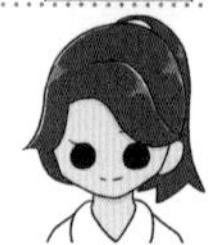

椿さん
社会人から看護師になった自称サバサバ系女子。
人として間違ったことを見逃せない性格。

Lesson 1

朝の情報収集と動き方

おはようございます
先輩10分前に来てるけど情報収集間に合うんか
おはよー
スー
5連勤の最終日だからだいたい情報把握してる

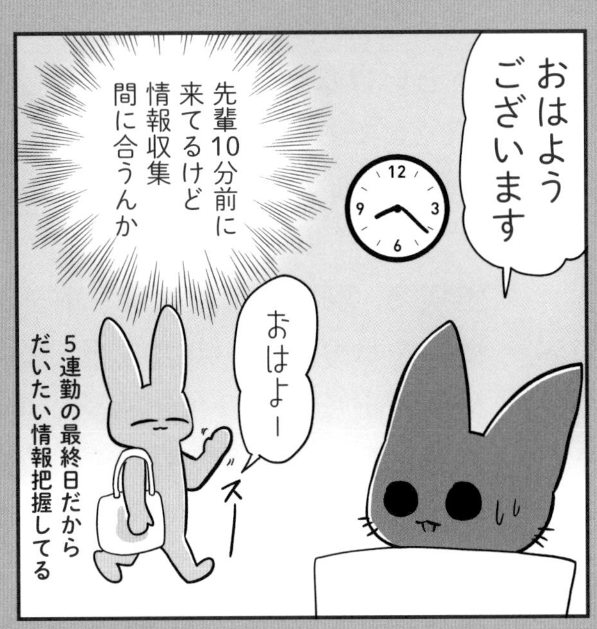

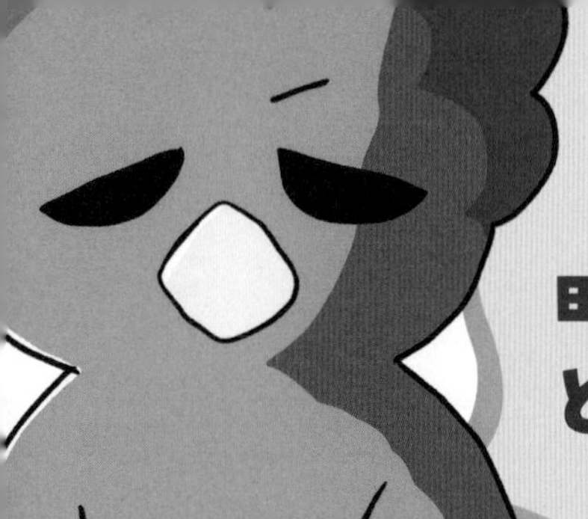

1-1

＼ 先輩の質問 ／

時間がかかっているけど、どんな情報を取ってるの？

なぜこの質問をしているのか？

❶ 必要な情報を、**時間内に取れているか**を知りたいから。
❷ **重要ではない情報**を取って、**時間を無駄にしていない**か確認したいから。

ええっと、患者さんの疾患とか、いま、何に気をつけないといけないかとかですかね。ケアとか……。でも時間がかかって焦るし、情報を取り切れなくて……。

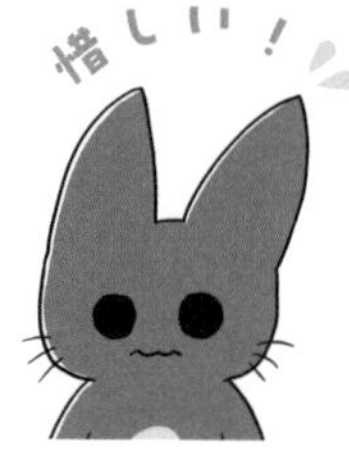

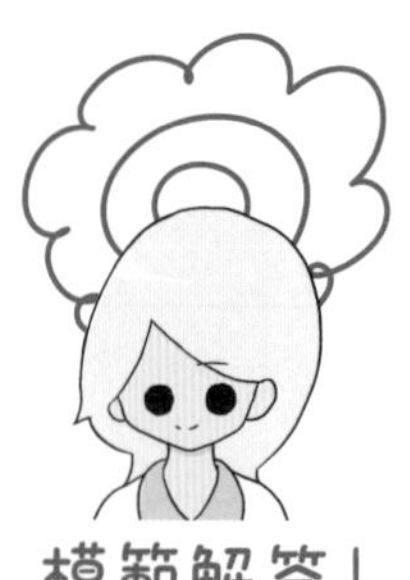

主疾患、現在の治療内容、本日のケアの情報を取ります。点滴など、医師の指示は何が出ているのかを確認します。昨日の記録を見て、どのような状態かを把握します。重要な情報はマーカーとかで目立つようにメモして、抜けがないように工夫しています。

ぱれちにの一言　緊張するよねぇ。特に怖い先輩がペアだと……。わかる、わかるぞ！

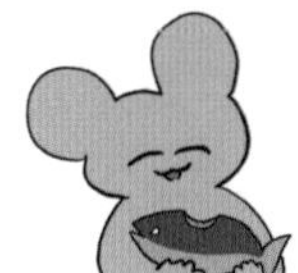

模範解答の根拠と知っておきたい知識

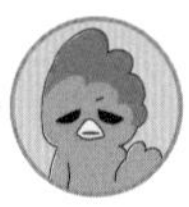

電子カルテには、看護記録がい――っぱい書かれているので、慣れていないと、どこから読めばいいのかさえわかりません。大事なものとそうでないものを瞬時に判断しないと、限られた勤務時間の中では読み切れず、日が暮れてしまいます。

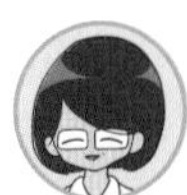

お勧めなのは、**直近の医師の診察記録**ね。なぜなら簡潔に病名とか現在の状態などが書かれていることが多いから。あと、重要なことは、**看護師の申し送り用紙（連絡簿）**に書いてあることが多いから、そこから情報を取ると時短になるよ。

診察記録や申し送り用紙（連絡簿）に書いてある重要ポイント

❶ 疾患名

❷ 状態が変わる出来事（手術や疾患による症状）

❸ 何か薬を使ったか

❹ 危険行動がなかったか

❺ これからやること（診察記録のページに書いてあることが多い）

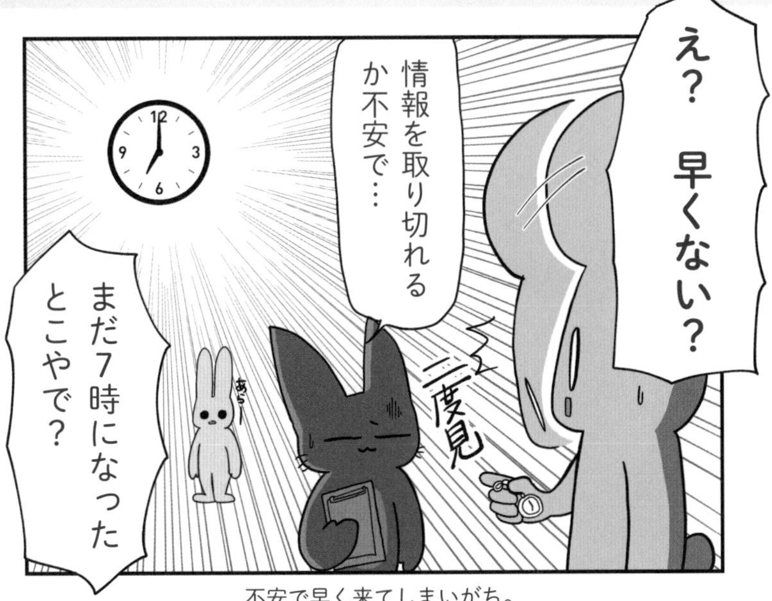

不安で早く来てしまいがち。

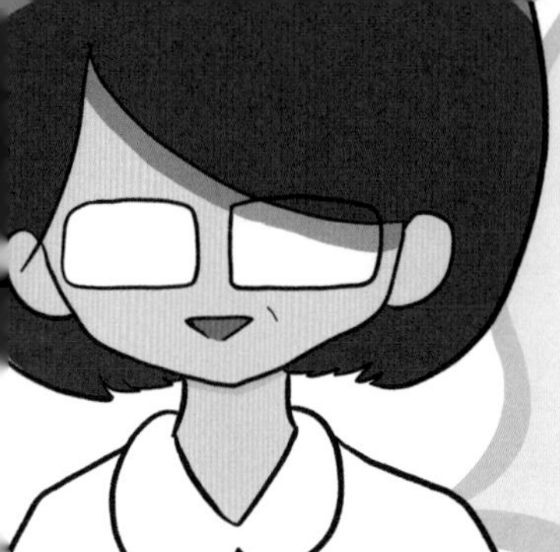

1-2

＼先輩の質問／

今日は、どういうスケジュールでいくの?

なぜこの質問をしているのか?

優先順位を考えながら、きちんと実施できる**スケジュール**で、抜けのない**計画を立てている**か確認したいから。

午後からオペがあるのでバタバタすると思いますから、それまでにバイタルと清潔ケアを、ザーッとやってしまいます。

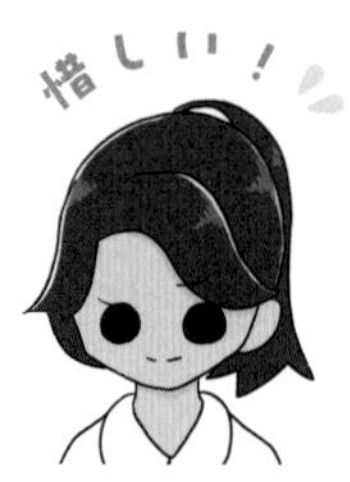

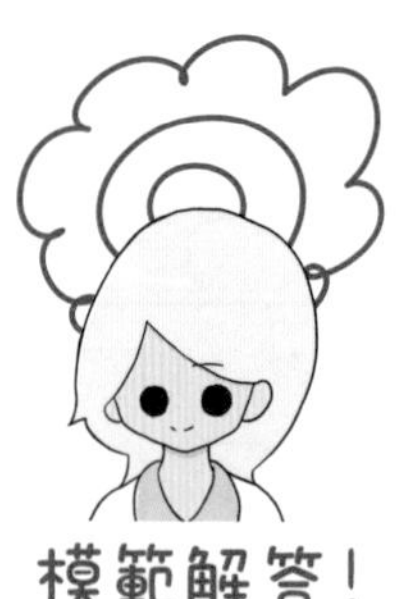

バイタルサインの測定は、それぞれの患者さんの状態を見ながら、重症度が高い人を優先します。早めに巡回する必要があるのは、「術後1日目の人」「危険行動のある人」などです。また、清潔ケアは、決められた薬剤投与の時間以外の「隙間時間」に組み込んでいきます。

ぱれちにの一言 忙しいし、やることがいっぱいあるやろうけど、人間が相手だし、なかなかスケジュール通りにはいかないよねえ……。

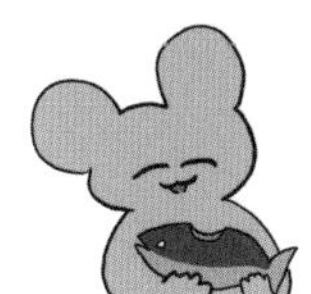

模範解答の根拠と知っておきたい知識

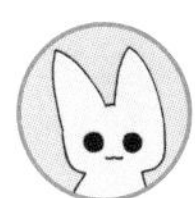

優先度や緊急度を元に計画を立てるといいよ。まずは大事なことをスケジュールに書いて、その日のどこかでやればいいようなこと（清潔ケアなど）は、その次に組み込んでいこう。

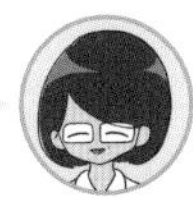

無駄に歩かないように動線を考えるといいよ。できるだけナースステーションに戻るのを少なくして、出先でたくさんの用事を済ませられるように！　ナースステーションと出先を何度も行き来して歩き回るよりも、必要な物品をワゴンに準備することに時間を使おう！

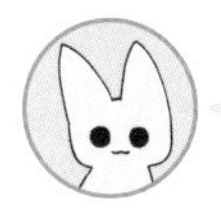

いまからどう動くと効率がいいか、を予測することが大事やね。もし、スケジュールを立てる段階とか、実際に動き回っているときに、すべきことが多すぎて、自分だけではとても回り切れそうにないときは、リーダーにすぐ**「こういう状況なんですけど、誰か手伝ってもらえませんか？」**と助けを求めよう。助けを求めるときは緊張するだろうけど、1人で抱え込まず、相談してね！

うわ…！超過密スケジュールじゃん
M1優勝した翌日の芸人かよ
ちょっと詰め込みすぎましたかね…
アハハ…

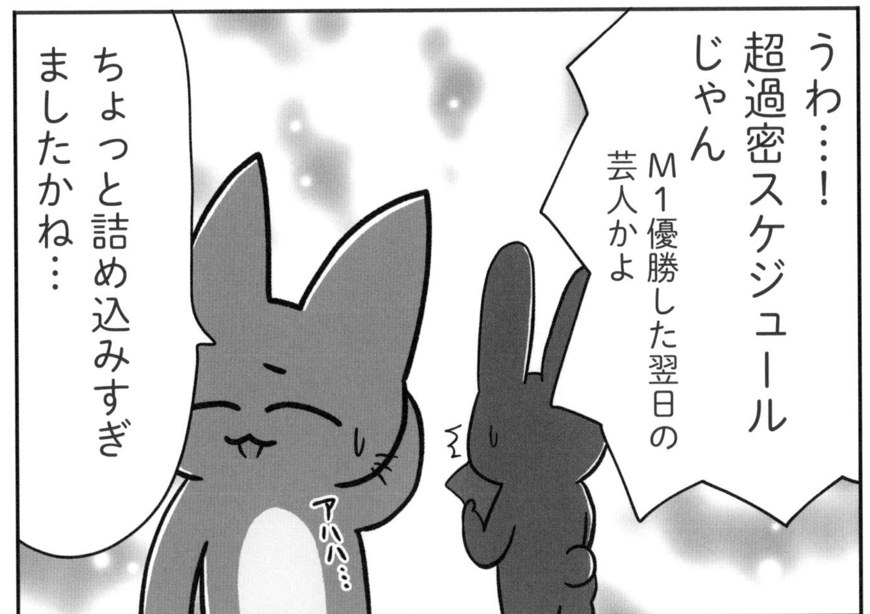

余裕のあるスケジュール作りを。

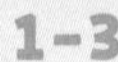

\ 先輩の質問 /

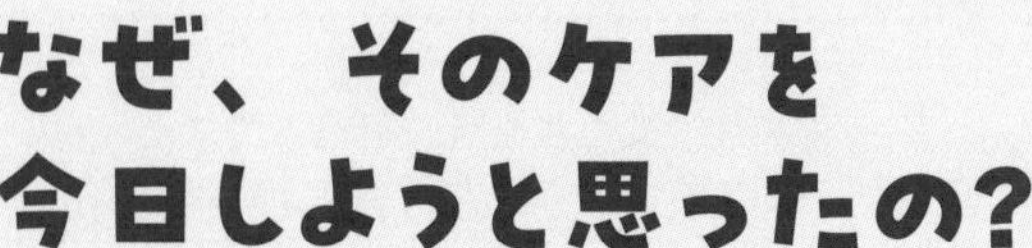

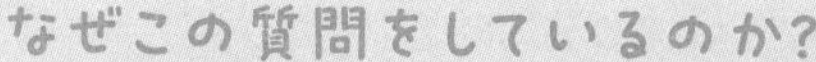

❶ **根拠を持ってケア内容を決めているか**知りたいから。
❷ **患者さんのニーズや状態を把握**して、決めてほしいから。

身体は昨日、拭いてるし、じゃあ今日は洗髪かなぁ……って。あ、あと失禁しているから、陰部洗浄もしときます。

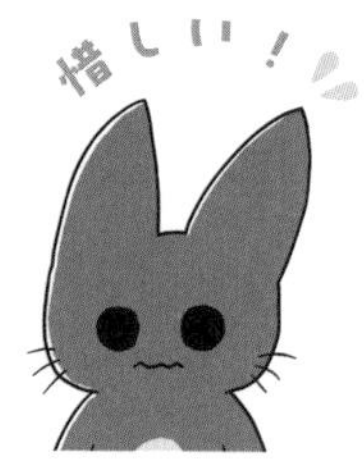

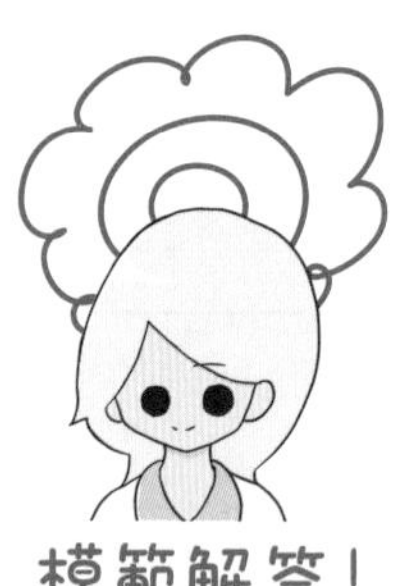

模範解答!

昨日、洗髪と清拭をしているのですが、夜間に発熱があり、発汗もあった、と記録されていたので、保清目的で清拭、洗髪をします。爪切りや髭剃りは訪床時に患者さんの状態を見てから、行うかどうかを判断するつもりです。失禁があるので、オムツ交換時に、皮膚の状況を見ながら陰部洗浄も行います。

ぱれちにの一言 ほんとは毎日露天風呂に入れてあげたい、って思っちゃう。

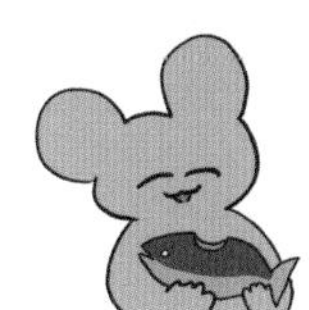

模範解答の根拠と知っておきたい知識

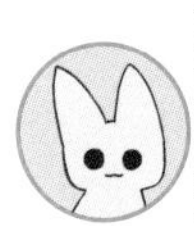

カルテだけだと「**ルーチンワーク**」になりがちなのが清潔ケアです。「昨日はこれをしたから、今日はこれ」と最初から決めるのではなく、その日、そのときの患者さんの気分や状態により、患者さんがやってほしいことや、看護師がやるべきケアの内容は変わるはずです。病棟によっていろいろですが、**患者さんの全身状態や訴えに目や耳を傾けて、ケアの内容を考えられるとよい**ですね。

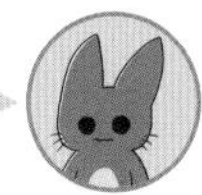

「入院前、シャワーは4日に1回やった」って言うおばあちゃんがいるのですが……。少なくないですか？

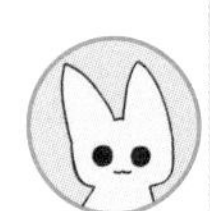

皮膚の状態、におい、発汗の程度などを見て、必要なら身体を拭いてあげたり、シャワーをしてあげたりしたらいいと思うけれど、そうでないのであれば、**もともとの生活習慣**も鑑みて、4日に1回でもいいんじゃないかなぁ、と思います。記録に残しておくと、引き継いだ看護師もケアしやすいね。

全身汚れてる…
ルーチンで言えば今日はシャワーの日じゃないんだけど
さすがにこれはシャワーコースだ！

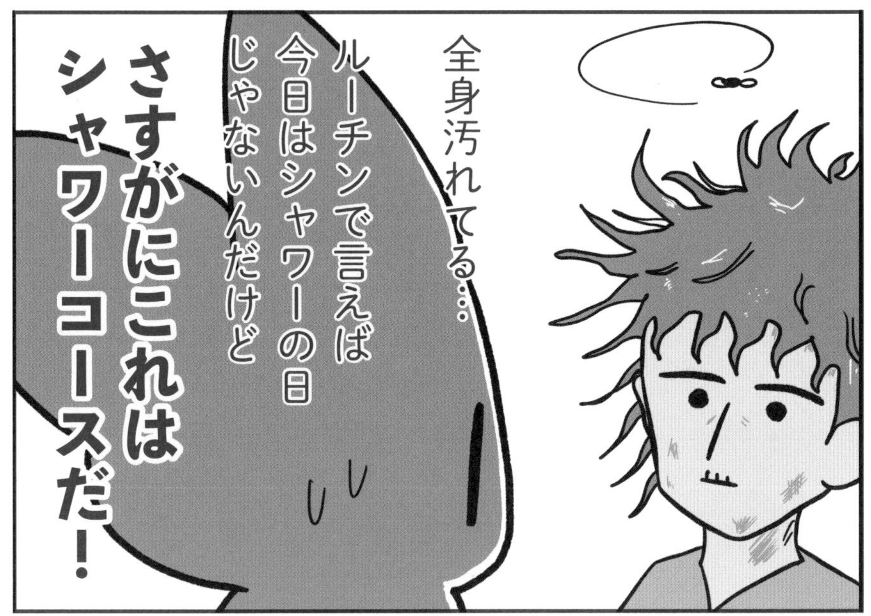

臨機応変にケアを考えよう。

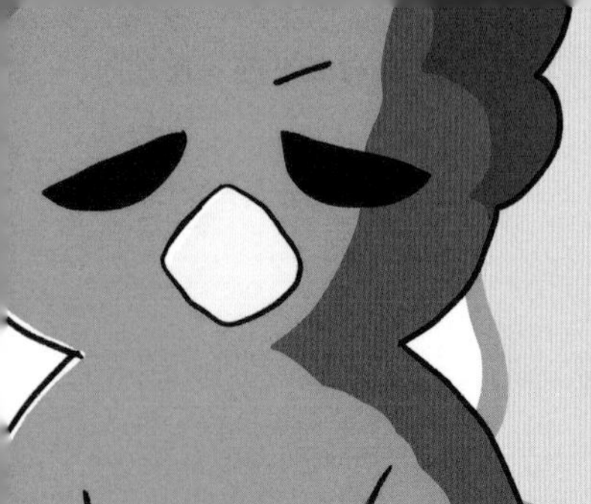

1-4

＼ 先輩の質問 ／

どの人から行く？

なぜこの質問をしているのか？

患者さんの優先度や動線を考えて回ってほしいから。まさか、テキトーに近いところから順に行ってないよね……？

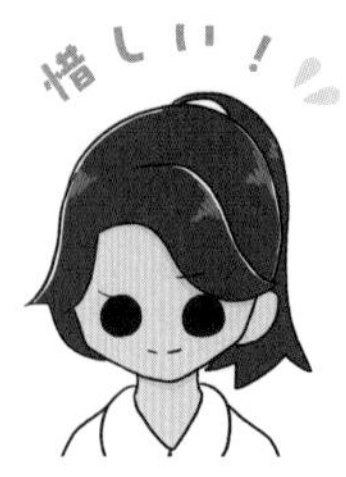

まず、オペ後の人に行って、それからあとは道なりです。

カーナビみたいなこと言うのね…。

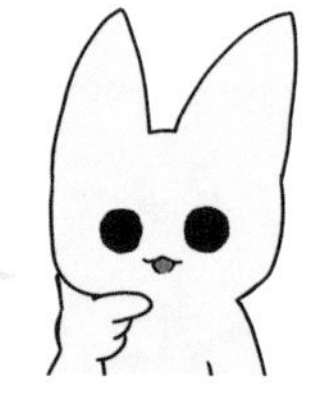

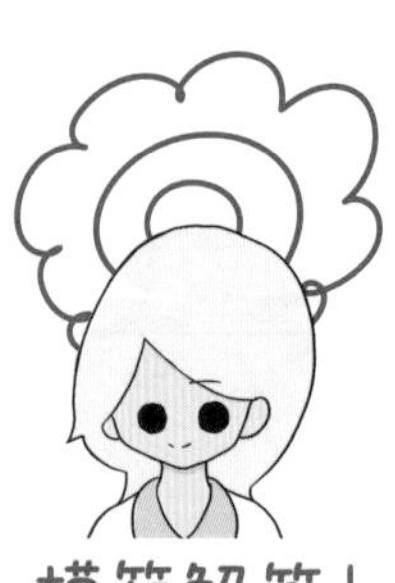

「オペ後の人」や「状態が変化しやすい人」を最初に回ります。もし「転倒転落リスクの高い人」がいれば、その前に訪床して、適切な安全対策がとられているかを確認します。ペアで動いているのであれば、片割れに見に行ってもらうなどします。その後は、最短の動線を考えながら回っていきます。安全第一です。

ぱれちにの一言

ナースコールがバンバン鳴ると、動線が崩れちゃったりするよね……。スケジュールが狂ってヤバそうなら、焦らず、すぐに先輩に相談してね。

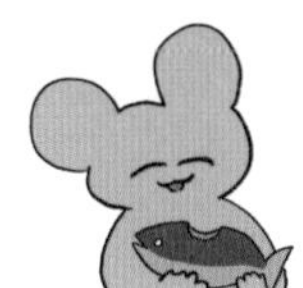

模範解答の根拠と知っておきたい知識

よーし、くじ引きで決めますね。先輩ひいてくださ……(軽蔑の眼差し)。ごほん、術後1日目の人がいるので、その人から回ろうかなと思います。

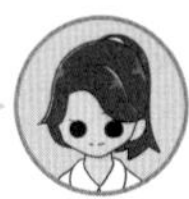

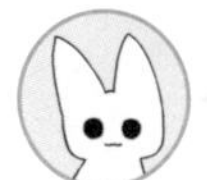

そうだよねぇ、そんなおふざけするようなあなたは、優先順位的に一番に指導が必要そうだねぇ……。

あわわ。

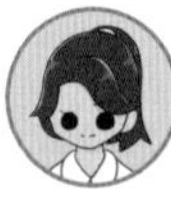

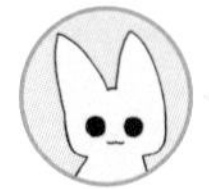

冗談よ。でも、ちょっと待って。転倒リスクの高いおばあちゃんが食堂にいるわ。先にそっちから行ったほうがいいわね。

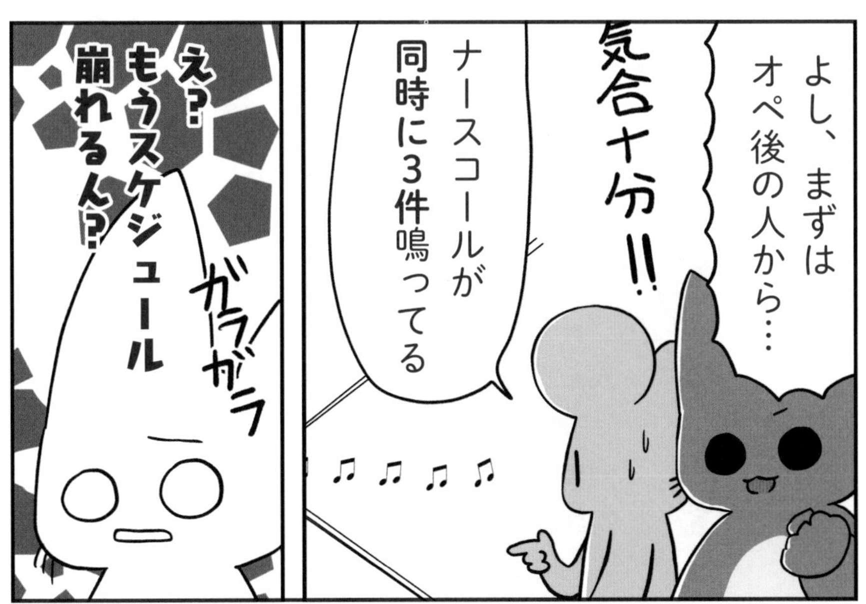

予定通りのほうが珍しい……。**1-5** のマンガに続く

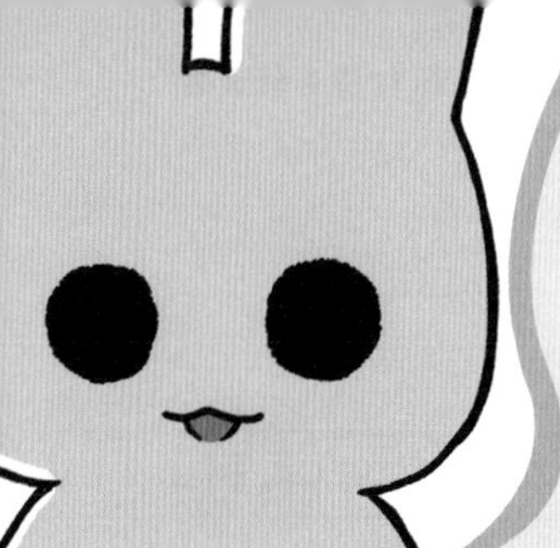

1-5

＼ 先輩の質問 ／

やることが重なったとき、どうする？

なぜこの質問をしているのか？

❶「あたふた」したとき、どんな行動をとるのか知りたいから。
❷ 優先順位を考えて行動してほしいから。

とりあえず、目の前の大事な仕事を片づけます。そして、急ぎます。命に関わるようなことなら、「ちょっと待って」と言って、そっちを優先します。

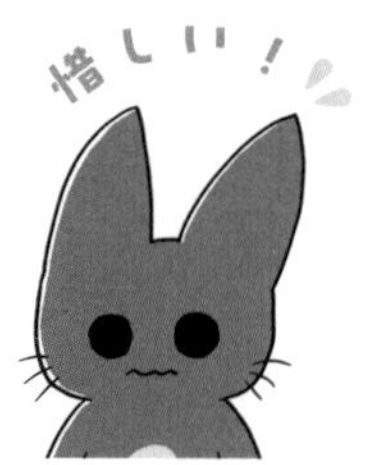

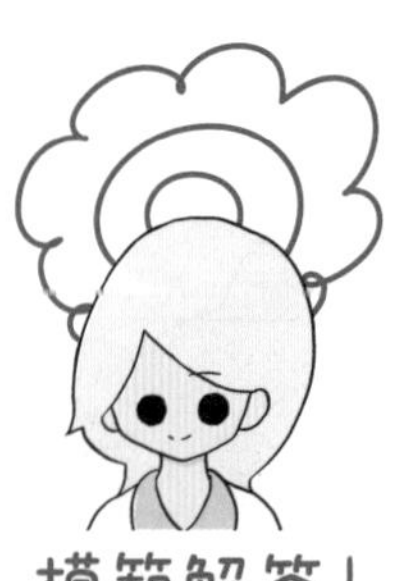

命に関わることや、安全に関わることを最優先します。もし大切なことが重なったら、PHSや大声、ナースコールなどで応援を呼んだり、リーダーに至急相談して、代わりに対応できる人を手配してもらいます。もし患者さんを待たせるときは、「ちょっと待って」ではなく、「10分ほどお待ちください」など、できるだけ具体的な時間を伝えます。

ぱれちにの一言 具体的な時間を伝えると、待つほうもイライラしにくいですよ。

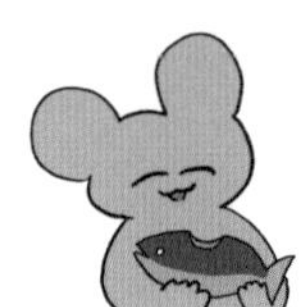

模範解答の根拠と知っておきたい知識

ナースコールが鳴り止まず、他にもやらなければならないことが山盛りなときは、頭がオーバーヒートしそうになりますよね。でも、こういうときこそ落ち着いて考えましょう。

まず「何から行かないといけないか」を考え、**優先順位**を決めます。放っておいたら患者さんの状態が悪くなりそうだったり、患者さんが危険になりそうだったりすることから対処します。どうしても対処できなければ、1人で抱え込まず、近くにいる先輩やリーダーなど、**周囲の人を巻き込みましょう**。声をかけに行けないほど忙しければPHSで連絡します。「私はいま、手が離せない。ヘルプ！」という意思表示が大事です。そうすれば「じゃあ、私はこれをするから、あなたはあれをしてね。もう一つは別の人に振るわ」と采配してくれるはず。

慣れてきたら、自分から「これをしてください。私はこれをするので」と**先輩に指示**できるようになると、なおよいです。遠慮する必要はありません。そういうところからリーダーシップも生まれてくるので、大切なことです。

私は8号室行くんで
ねこまるさんは3号室
お願いします
はーい
すみません
うさぎ先輩
2号室のコール
お願いします
おっけー

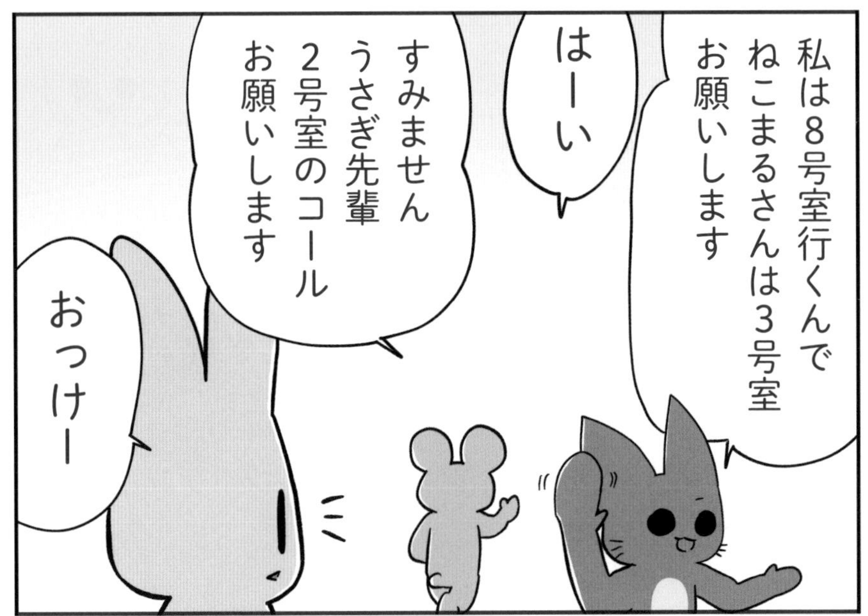

協力しながら臨機応変に対応できるといいね。

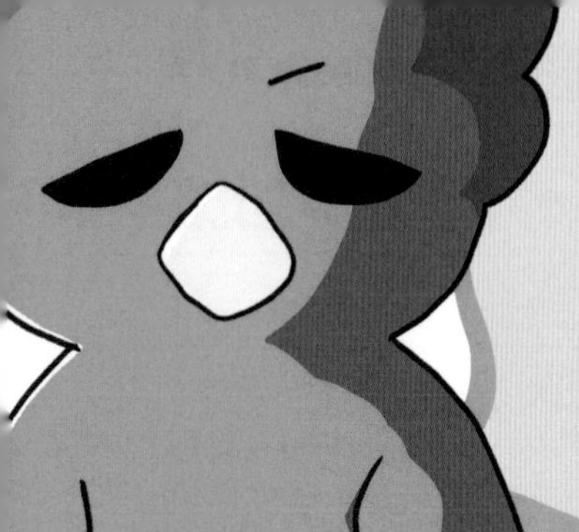

1-6

＼ 先輩の質問 ／

いままでどこ行ってたん？

なぜこの質問をしているのか？

所在が不明だったり、**やることを明らかにせず**に動いたりすると、**チームワークが乱れる**から。

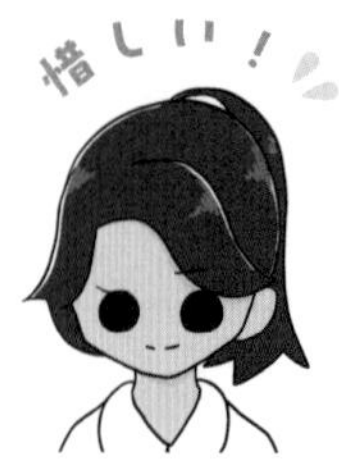

すみません！　鈴木さんのレントゲン搬送をしてました。

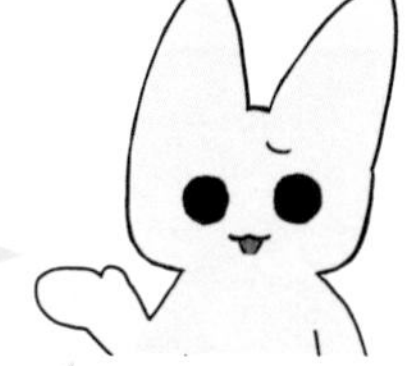

おいおい、何か言ってから行ってくれないと困るよ。あなた、いま、病棟で“指名手配”されてるよ？

この質問は、模範解答よりも、質問されないことが大事でしょう。病棟を離れるときや、どこかの病室にこもるときは、リーダーやペアの先輩、ナースステーションにいる誰かに、「○○**に行ってきます**」と、一声かけましょう。

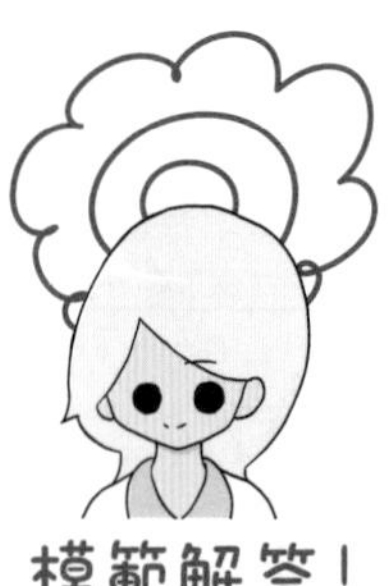

模範解答！

このあと、鈴木さんをレントゲン室に搬送します。

ぱれちにの一言　特にPHSを持っていない状態だと「行方不明」になってしまいますよ！

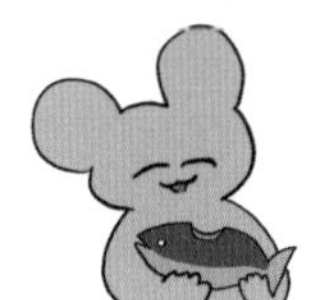

模範解答の根拠と知っておきたい知識

ペアで動いているのであれば、ペアに**「いまから、どこに、何をしに行くのか」**を伝えましょう。もし、病棟から離れるのであれば、それもペアやリーダーに伝えましょう。

もし、何も言わずに、あなたがどこかに行ってしまったら、その間にあなたにしてほしいことが発生しても、あなたに伝えられないし、あなたを探さないといけません。そうすると、時間も労力も大幅にロスしてしまうからです。

例えば、何も告げずに「レントゲン搬送」をしたとします。ところが、その患者さんに緊急で採血のオーダーが出ました。そこで部屋に行っても患者さんがいない！　担当（あなた）もいない！　**「どこに行ったの？　トイレにもいないわ！　どうしよう！　院内放送する？」**的なことになるのです。

ぱれちにさんと
レントゲン
行ってくる
わあ〜
はーい

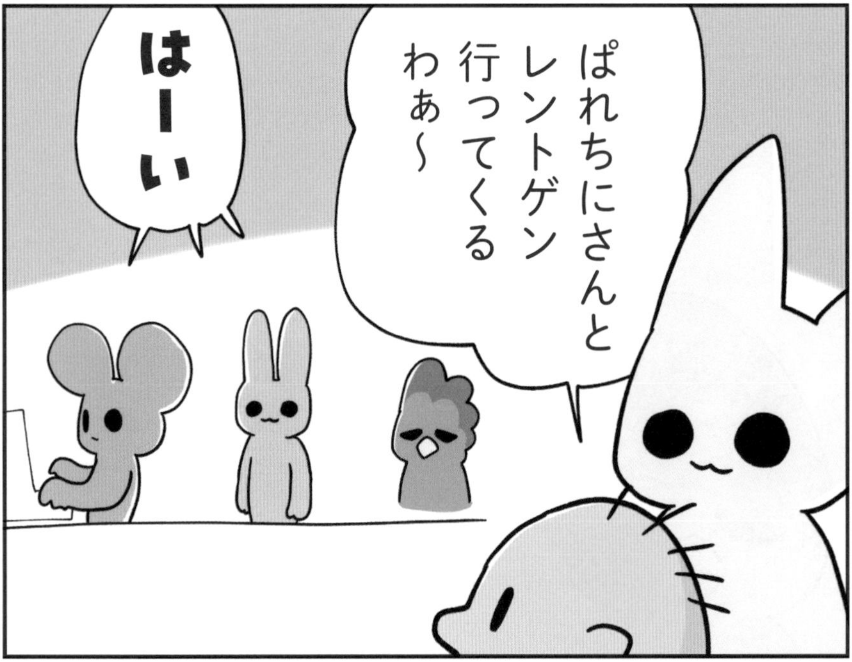

患者さんが代わりに言ってくれることもあるよね。

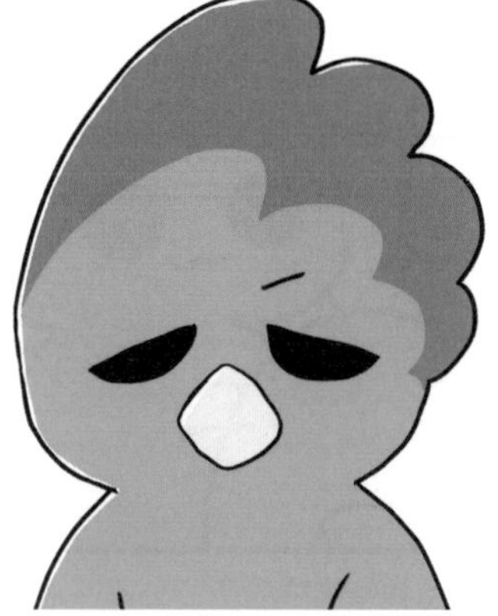

Lesson 2

バイタルサイン、観察

血圧 190/69!?
い、いやそんなはずはない
もう一度
測りましょう
だっていつもは150台だし
もう4回目よ
値を信じよう
受け入れよう

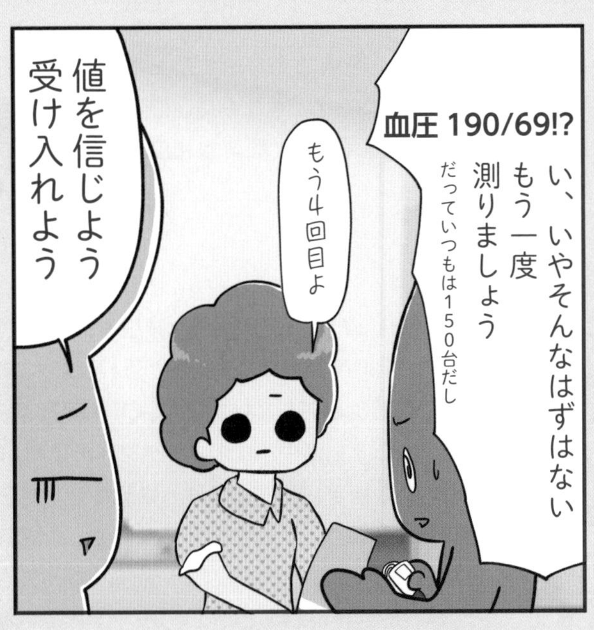

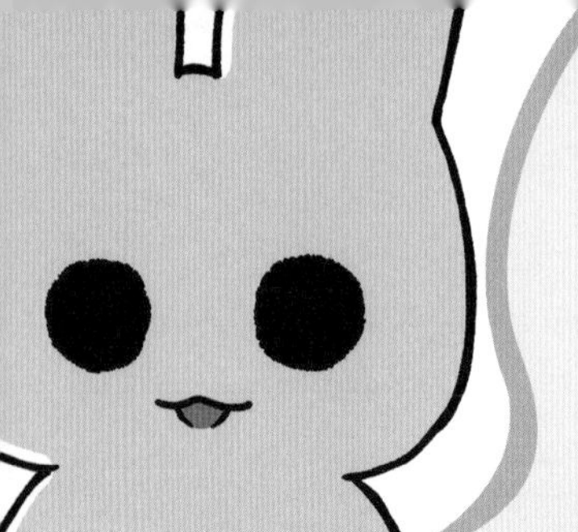

2-1
＼ 先輩の質問 ／

その得た値は正常なの？

なぜこの質問をしているのか？

❶ **得られた値**から、その患者さんの状態をどう考えているか知りたいから。

❷ **ただ測っているだけの作業**になっていないか確認したいから。

37.5度で少し熱がありますね。術後ですし、しかたないですよねぇ。その他は正常範囲内です。ちなみに、脈拍は60回、血圧は110の67でした。SpO_2（酸素飽和度）は99%です。

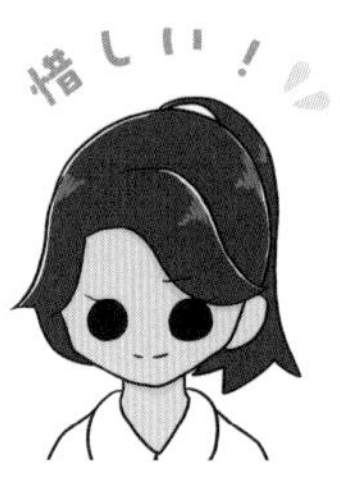

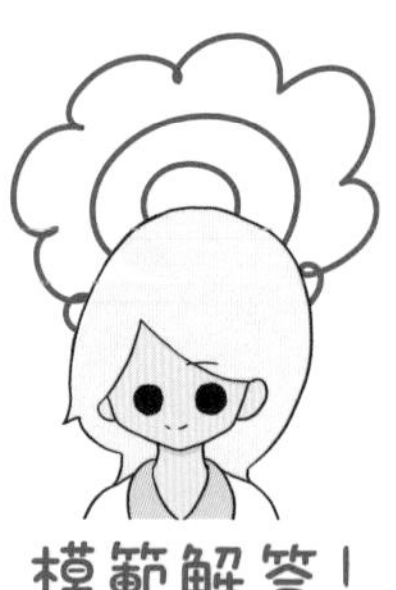

模範解答！

発熱があり、創部周辺に熱感・腫脹もあります。術後3日目なので、創部の炎症による発熱と思われます。昨日に比べるとやや熱感は軽減していますが、CRP（炎症や、組織細胞が破壊されると血清中に増加するタンパク質）もまだやや高いので、引き続き、腕や足の挙上やアイシングを継続します。他のバイタルサインは基準値内ですが、入院前の収縮期血圧は90台だったとのことで、やや高くなってきていますから、痛みや随伴症状などがないか、引き続き観察します。

ぱれちにの一言

バイタルサインの値によっては薬を使ったり、医師に連絡しないといけなかったりするから、事前に指示を確認しておくのも大切だよ。

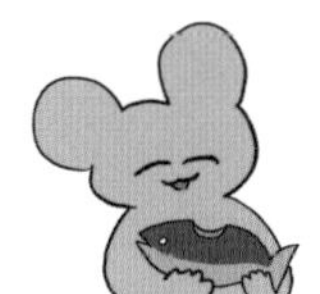

模範解答の根拠と知っておきたい知識

●バイタルサイン（脈拍、呼吸、体温、血圧、SpO_2）の基準値

❶脈拍

・50〜100回/分

脈拍は動脈を触知して測ります。「心拍」は「心電図モニターが心臓の拍動を測定して、たたき出した脈数」なので、**脈拍とは微妙に数値が違う**ことがあります。その人の循環動態を表しているのが脈拍です。

・頻脈：100回以上/分

ポンプでタイヤにあわてて空気を入れているような状態です。ポンプを十分に押し切れていないのにポンプを引き、また押すと、空気がポンプ内に溜まり切らず、タイヤに十分な空気が入りません。

これが**心臓で起こると頻脈**です。頻脈がひどくなるにつれて、十分な血

リハビリでめっちゃ汗かいたわ
あっー
34℃台て、て…低体温症!?
ビクッ
ちゃんと汗拭いた？

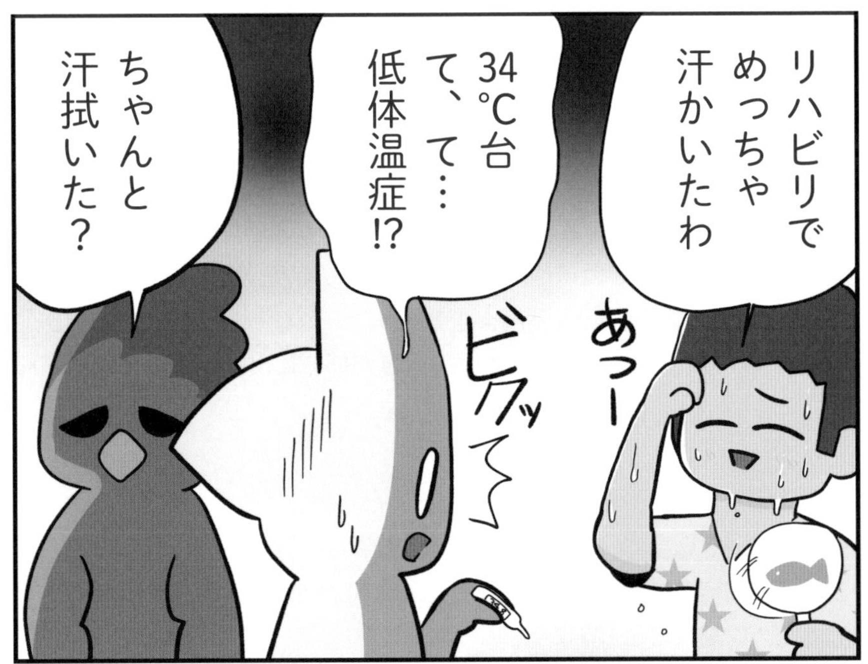

汗を拭き取ってから計測しないとダメ。

液を送り出せていない状態も悪化します。発熱や貧血、低酸素状態、心疾患などで起こります。

・徐脈：50回以下/分

ポンプ機能がゆっくりすぎて十分でないので、**身体中に血液が行きわたりません。**意識レベルが低くなったり、最悪、亡くなったりすることもあります。怖い。

❷呼吸

・呼吸回数：成人は12～20回/分

しんどいときを思い出してください。「**はぁはぁ……熱だ。でも夜勤だし、休みづれぇ……。課長に電話……怖……はぁはぁ……**」ってとき、呼吸回数は正常でしょうか？　おそらく頻呼吸ですよね。肺炎や発熱などでガス交換に異常があると、呼吸は早くなります。

逆に**呼吸が極端に少ないのも危険**です。麻薬などを投与して呼吸抑制が起こったときや、亡くなりそうなときは呼吸回数が少なくなります。

❸体温

・36～37℃程度

腋窩（えきか）の最深部に、体温計の先端を当てるように差し込み、できるだけ密着させて測ります。低体温、熱中症、手術時など、深部体温を測定するときは、温度センサー付きの尿道バルーンを使用したり、肛門から計測器を差し込んだりして測ることもあります。

なお、**麻痺側は血流が悪めのため、体温が低めに出やすいので注意**が必要です。

❹血圧（単位：mmHg）

・正常血圧：収縮期血圧129以下、拡張期血圧84以下

・高血圧：収縮期血圧140以上、拡張期血圧90以上

・低血圧：収縮期血圧100以下、拡張期血圧60以下

・ショック：収縮期血圧90未満

高血圧はあまり自覚症状がありません。しかし、血管に圧がかかると血管自体が硬くなってしまったり、破れて出血したりするリスクがあります。**低血圧**は離床時（**わかりやすく言うと風呂上がり**）や立ち上がったとき、フラ〜ッとなるアレです。血が足や手にたくさん回っていて、頭への血の供給が少なくなっているため、ふらつきにつながってしまうのです。低血圧がひどくなると、意識を失ってしまうこともあるので注意です。

❺ SpO_2（動脈血酸素飽和度）

・95％以上

「サチュレーション」とも言いますね。肺で取り込まれた酸素が血液中のHb（ヘモグロビン）としっかり結びついているかを評価します。高いに越したことはないのですが、ここには「**落とし穴**」があるのです。

落とし穴❶：プローブが正しく装着されていなくてもSpO_2を測定できるときがある

指に対して斜めにプローブが装着されていても、なぜかSpO_2を測定できる場合があります。あら不思議。でも、指先が冷たかったり、マニキュアを塗っていたりすると、**SpO_2の値が低く出る**ことがあります。あと、**ずっと同じ指につけていると、そこが褥瘡（じょくそう）（床ずれ）になったりする**ので、ときどきつける指を変えてあげましょう。

落とし穴❷：SpO_2値の変化にはタイムラグ（時間差）がある

気管吸引など呼吸に関する部位への処置を行うとき、SpO_2値をチェックすることはよくあります。しかし、**吸引した直後のSpO_2値は変化しません。**変化はワンテンポ遅れて来ます。これはSpO_2を身体の末端で測定しているためです。

「気管吸引を再度行うか」を判断する場合は、しばらく待ちましょう。SpO_2値の変化は約1分後に反映されることがあります。なお、循環の状態によって時間差は変化します。

落とし穴❸：SpO_2値100%は決して「よし完璧や！」ではない

酸素は身体に取り込みすぎると有害です。**不要な酸素吸入はやめたほうがよい**です。

特にCOPD（慢性閉塞性肺疾患）の患者さんは酸素を余剰に投与すると、CO_2ナルコーシスになって呼吸が止まることがあります。特別な治療を行っている場合以外は、酸素を増やしすぎないようにしましょう。「SpO_2値が99%＝呼吸状態は良い」のでしょうか？　答えは「**NO**」です。

例えば、「運動した後のSpO_2値が99%だった」のであれば、運動によって消費された酸素を補い、どんどん生産される二酸化炭素を処理するため、呼吸は必ず、速く＆荒くなります。**この場合の「SpO_2値＝99%」は、一生懸命に呼吸したから出た値にすぎない**のです。

いまから呼吸数測りますから普通の呼吸お願いします
はい
ガッツリ言うてもうてるやん

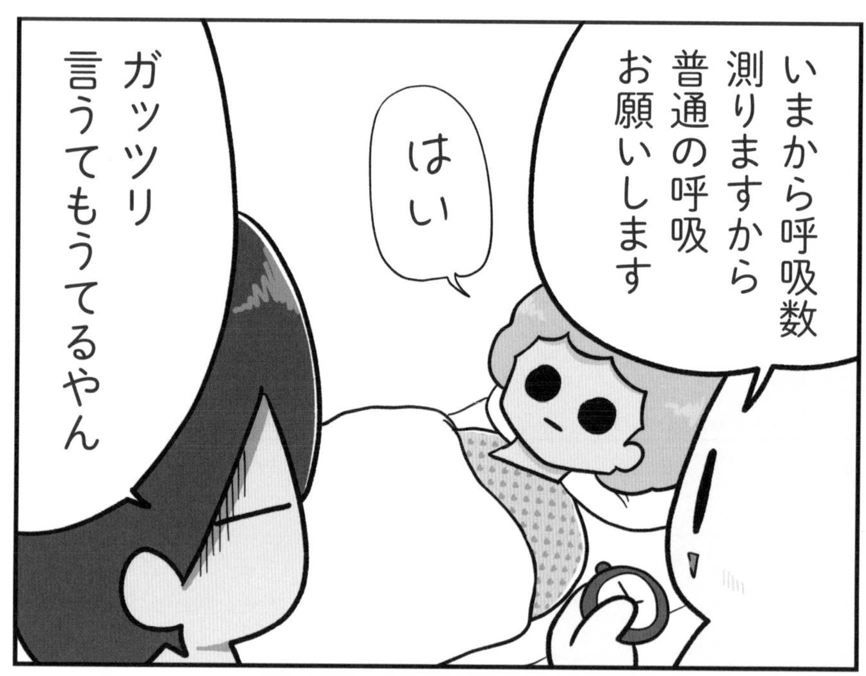

意識すると速くなるから、こっそり測ろう。

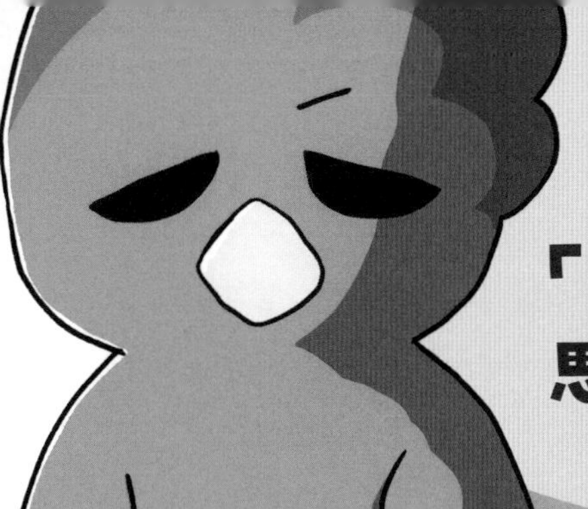

2-2

＼ 先輩の質問 ／

「発熱＝冷罨法」だと思ってない？

なぜこの質問をしているのか？

「**発熱の理由**」を理解したうえで冷やしているのか知りたいから。

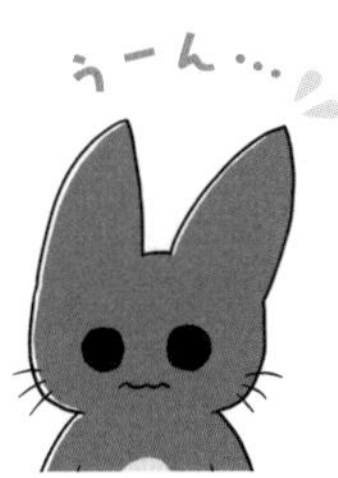

え!?　発熱といえば冷罨法（れいあんぽう）じゃないんですか？

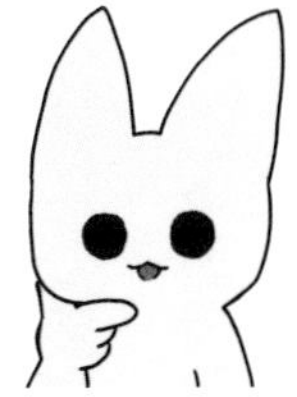

患者さん、ブルブル震えてるけど……。あなたは自分が熱を出したときや寒気があるとき、どうしてる？

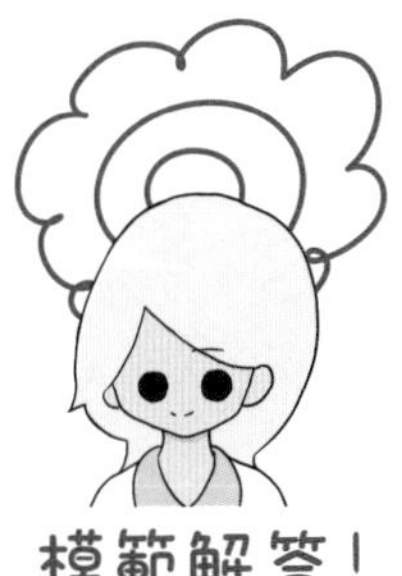

発熱していても、体温が上がっている時期には冷罨法はせず、保温に努めます。患者さんが発熱による体熱感を感じて、冷罨法を希望した場合は、安楽を目的に行います。

ぱれちにの一言　先輩や同期との仲は冷やさないようにしたいね。

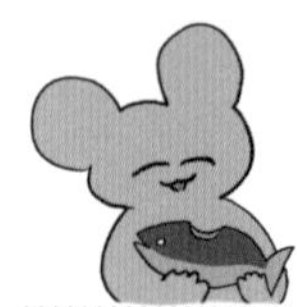

模範解答の根拠と知っておきたい知識

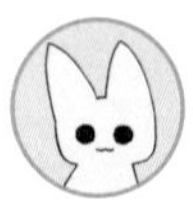

熱が出たときに、**悪寒**（寒気）や**シバリング**（ガタガタした震え。めっちゃ寒い）を経験した人は多いでしょう。そんなときに氷枕を持ってこられたら、火に油を注いじゃうね。

なんで熱が出ているのに寒気がするんですかね？

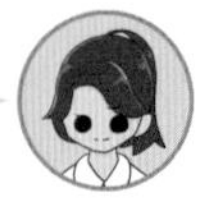

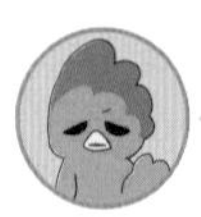

細菌とかウイルス感染で発熱すると、**体温の設定値（セットポイント）**が上昇するのよ。だから寒気を感じるの。身体はこの設定値の体温に近づけようとするから、筋肉を動かして熱をつくるわ。これが震えという症状になるの。だから、身体が頑張って体温を上げているのに冷やしてしまうと、いつまでたってもセットポイントまで熱が上がらないから、震えが収まらなかったり、逆にひどくなったりすることがあるのよ。

そういうときは、**設定された体温まで上がるのを手伝ってあげる**のがいいね。電気毛布とかで。

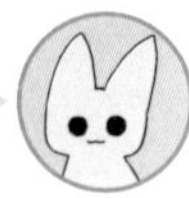

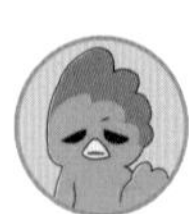

そうね。それで体温が設定値まで上がったら、今度は汗をかいたり、暑く感じたりするから、**そのときは冷罨法にしてもいい**よ。ただし、熱中症のような「**うつ熱**」は、外部環境の異常によって起こる高体温だから、セットポイントは上がらないの。だから、高体温なのに悪寒やシバリングが起こらないので冷罨法の適応となるのよ。

あと、当てるときは布カバーで覆って、**凍傷や火傷にならないよう**にしてあげてね。

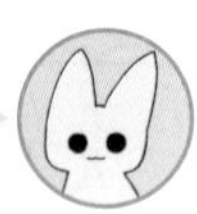

手術後の低体温

全身麻酔の手術後は、体温を調整する機能が低下するので、低体温(35℃以下)になりやすくなります。このようなときは、電気毛布などで温めてあげましょう。

低体温の悪影響

① シバリングが出て酸素の需要が増加する。
② 麻酔覚醒が悪くなる。
③ 出血しやすくなる。
④ 術後の感染が起こりやすくなる。
⑤ 不整脈
　などなど。

さ、寒い～
ブルブル
寒いですよね
でも熱があるので
冷やしましょう
拷問かな？
い

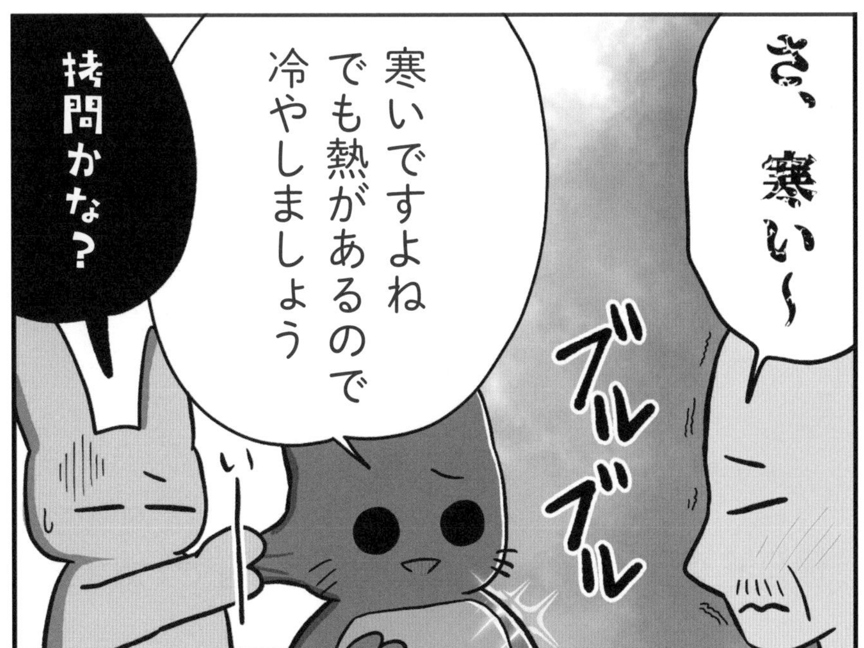

発熱は「冷やせばいい」ってもんじゃない。

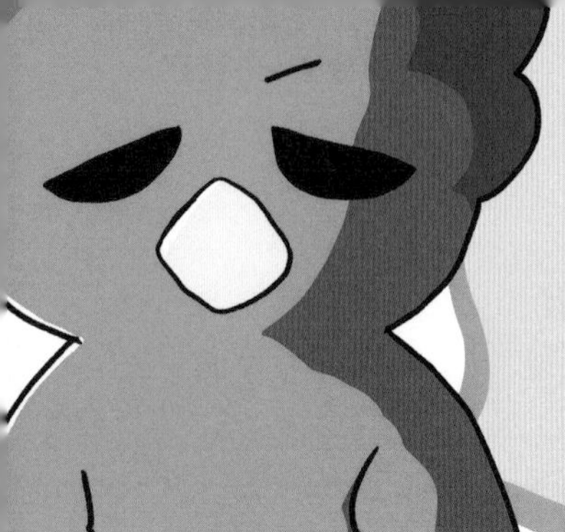

2-3

＼ 先輩の質問 ／

足でしか血圧を測れない人、どうしてる？

なぜこの質問をしているのか？

腕で血圧測定ができないときの対処法を知っているか確認したいから。

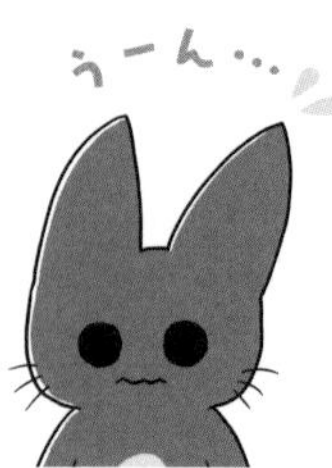

下腿で測ります。でも先輩、この患者さん、いつもより高い値が出るんです。
どうしてでしょう？

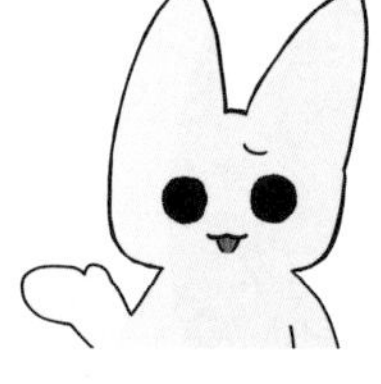

足で測ると、腕で測るときよりも 10 〜 30mmHg 高く出るんだよ。足での血圧が腕よりも低く出るときは、**足の血管が狭窄**（細く狭くなる）している可能性が考えられるよ。閉塞性動脈硬化症などだね。

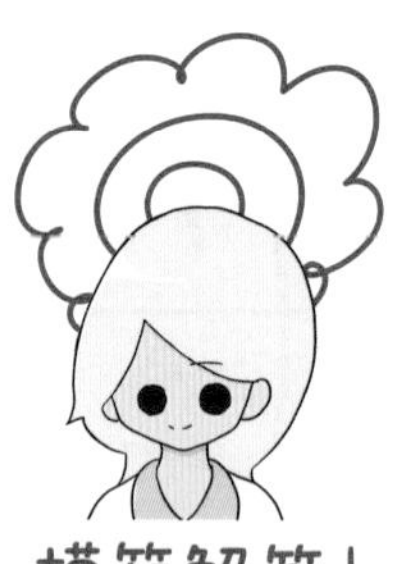

模範解答！

下腿にマンシェットを巻いて、足背動脈や後脛骨動脈に聴診器を当てて測ります。

ぱれちにの一言 関節にかぶっちゃうと正しい値が出ないから、気をつけてね。

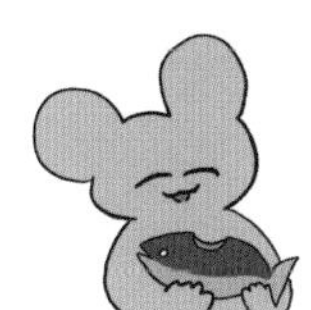

模範解答の根拠と知っておきたい知識

例えば、受け持ち患者さんが両腕を骨折していたり、片腕がなくて、もう片方の腕はシャントだったりすることもあります。このような場合、腕で血圧を測定できないので、足で測ります。マンシェットを**膝下の下腿**に巻きます。そうしたら、聴診器を**足背動脈**や**後脛骨動脈**に当てて測ってください。電子血圧計なら、足首よりやや中枢に寄せて、ゴム嚢（のう）（血圧を感知する部分）が**動脈に乗る**ようにしてね。そのとき、**指が2本入るくらいの力**で巻きます。締め付けすぎないようにしましょう。

足で測ると、腕よりも
10～30mmHg ほど
高く出やすいよ
足背動脈
電子血圧計なら足首のちょい上の動脈の真上にゴム嚢を当てて測ってね
カッ
そこだ！

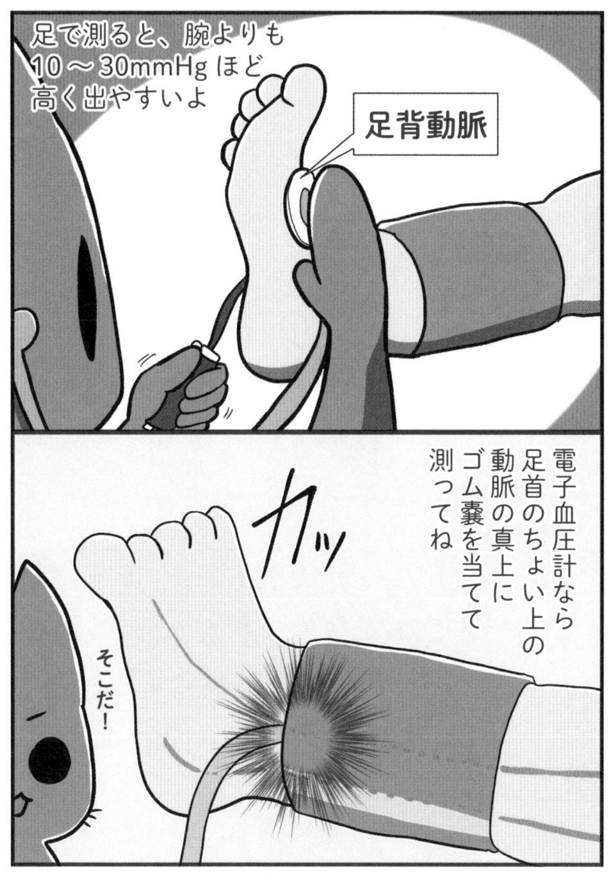

足でも血圧を測れるようにしておこう。

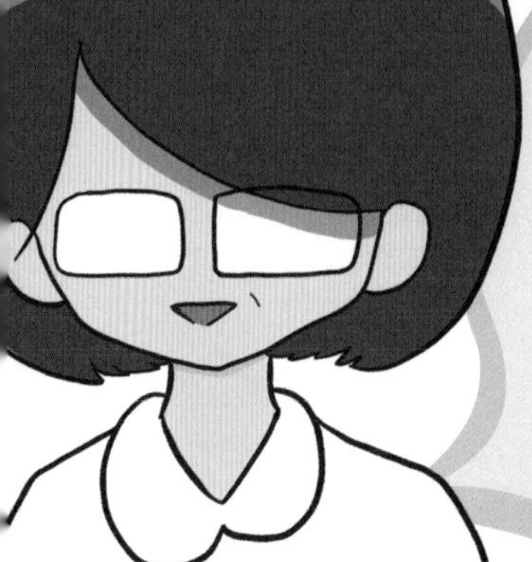

2-4

＼ 先輩の質問 ／

え？　血圧測定、そっちの腕でやっていいの？

なぜこの質問をしているのか？

「**血圧測定をしてはならない部位**」があることを理解しているか知りたいから。

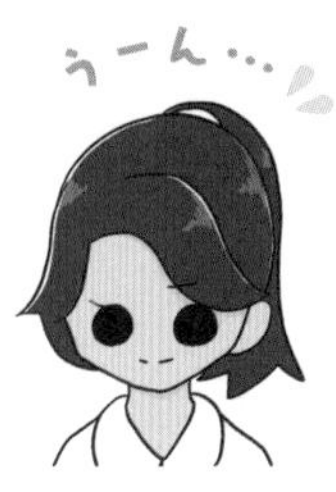

え？　何がダメなんですか？　傷も点滴もないですけど……。利き手だから、とか？

見た目は何もなくても、実はあかんときがあるのよ。その人の既往歴とか手術歴とかを調べると見えてくるわ。

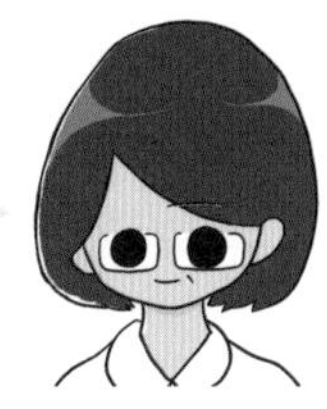

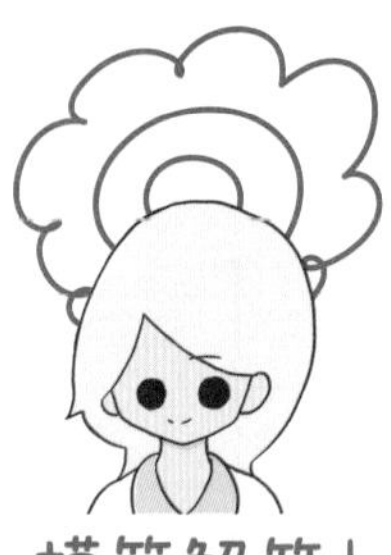

模範解答！

電子カルテで調べてきます。上肢の手術側だけでなく、シャントのある腕、乳房リンパ節郭清術をした側の腕、麻痺側、ルートキープされている腕も避けて測定しています。

ぱれちにの一言

シャント側で測定してしまい、シャントがつぶれて、手術しなければならなくなったケースもあるから、本当に気をつけて。

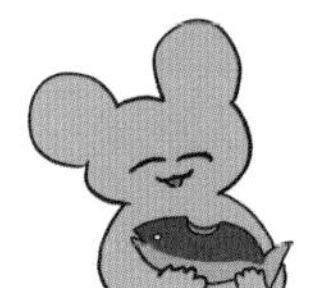

模範解答の根拠と知っておきたい知識

どうして、シャントのある腕で血圧測定をしてはいけないのですか？

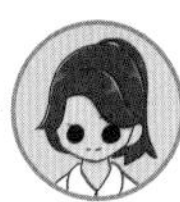

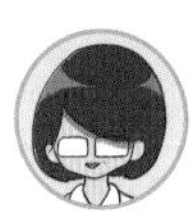

シャント側の腕をマンシェットで圧迫してしまうと、閉塞したり、狭窄したり、出血したりするリスクがあるからよ。**最悪の場合、血管のつまりを治す手術をしなければならなくなる**こともあるから、シャント側での血圧測定はダメなのよ。

では「乳房リンパ節郭清術後の血圧測定」は、なぜダメなんですか？

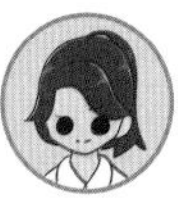

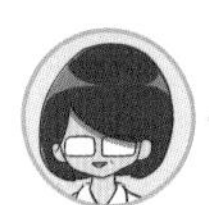

リンパ節の郭清範囲が広いほど、乳がん術後の**リンパ浮腫**（腕のむくみ）の発症リスクが高くなるの。また、リンパ節を郭清するときは、同時に周囲のリンパ管も切断されてしまうわ。だから、リンパ節郭清後はリンパ液の流れが停滞して、タンパク成分を多く含む組織間液が皮下組織に過剰に溜まるの。これにより、**むくみが生じやすくなる**のね。さらに、毛細リンパ管は表皮のすぐ下にあるから、外部からの影響を受けやすく、血圧測定時のマンシェットによる患側の圧迫は、**毛細リンパ管を壊してしまう恐れ**があるわ。壊れると、さらにむくみがひどくなってしまうのよ。

じゃあ、「麻痺側」はどうしてダメなんですか？

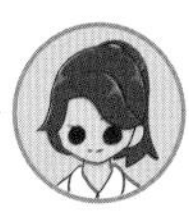

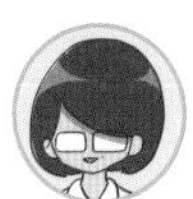

麻痺側は、末梢の循環が悪く、静脈血・組織液がうっ滞しやすい状況にあるの。血管の狭窄はなくても、麻痺があって動かしにくいことで運動量が少なく、循環血液量の低下が見られることで、健側よりも低く測定される可能性があるわ。でも、最近の研究結果から、**健側で点滴をしているような場合は、麻痺側で測定してもかまわない**とされているよ。

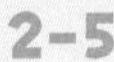

2-5

＼ 先輩の質問 ／

この患者さん、次はいつ観察しに行く？

なぜこの質問をしているのか？

この患者さんは**状態が変化しやすい時期**なので、どういうタイミングで**次に訪床しよう**と思っているのか知りたいから。

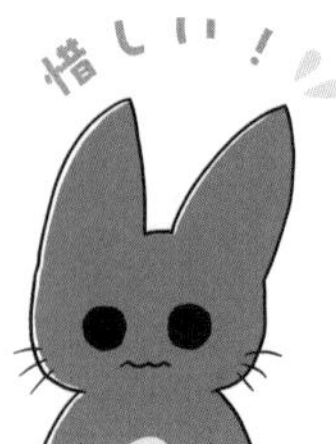

そうですね……。手術して間もないので、一通りバイタル回ったら行こうかなと思います！

具体的に、何時ぐらいになる予定なのか伝えておくといいよ。

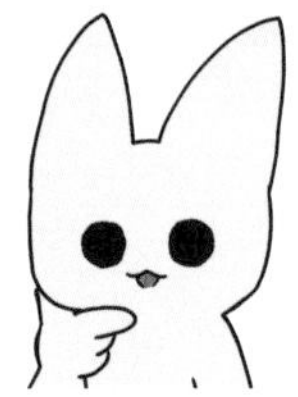

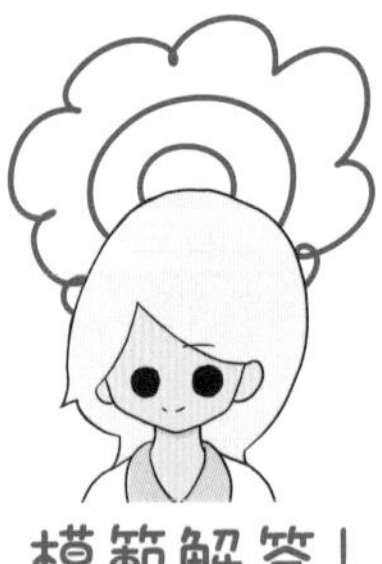

模範解答！

この患者さんは、手術1日目なので、バイタルが変動しやすく、術後の疼痛もあります。また、早めの初回離床を検討しています。私の受け持ち患者さんのバイタル測定を回り終えるのに、30分くらいかかると思いますので、**その後に再度、訪床しよう**と思います。

ぱれちにの一言 ちょっと顔色を見るだけでもいいから、気になる人はこまめに訪床しよう。

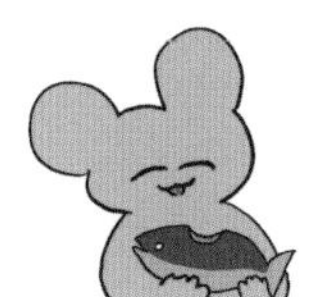

模範解答の根拠と知っておきたい知識

✚頻回訪床したほうがいい患者さん✚

☑オペの直後　☑輸血投与中　☑状態が不安定な人（急変リスクがある人）
☑症状を和らげるために薬を使っている人

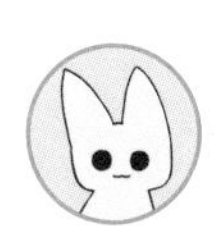

観察のタイミングや頻度、状態変化のリスクを考えるのはとても難しいこと。むしろ「この患者さん、次はいつ観察する？」と先輩に聞かれる前に「この患者さん、□□**な状態なので**△△**だと思います。なので○○分後にもう一度、訪床しようと思うのですが……**」と自ら言って確認するといいね。それを繰り返すうちに、少しずつアセスメントできるようになって、自分でも判断がつくようになっていくよ。

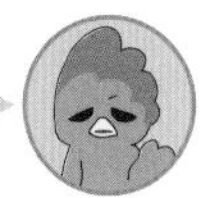

病院のマニュアルや**クリニカルパス**（入院中の予定をスケジュール表のようにまとめた計画書）にも、観察のタイミングや観察項目などが書いてあるので、参考にするのも良き！

また顔見せてね 待ってるからね すぐ来てや
ずっといててーや
また来ますよ 大丈夫です
寂しいんやな
孫を見送る おばあちゃん みたいや

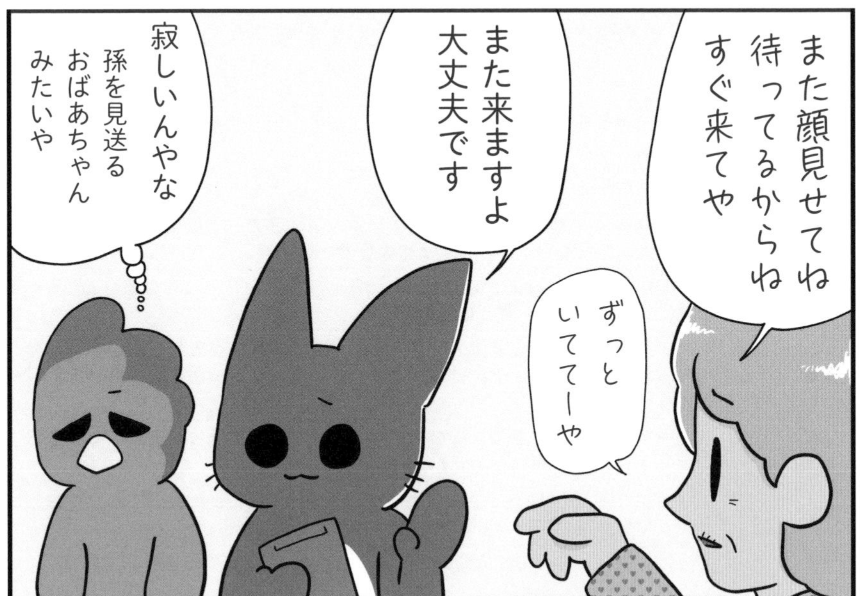

元気なうちに自分の祖父母にも、いっぱい会いに行ってあげてね。

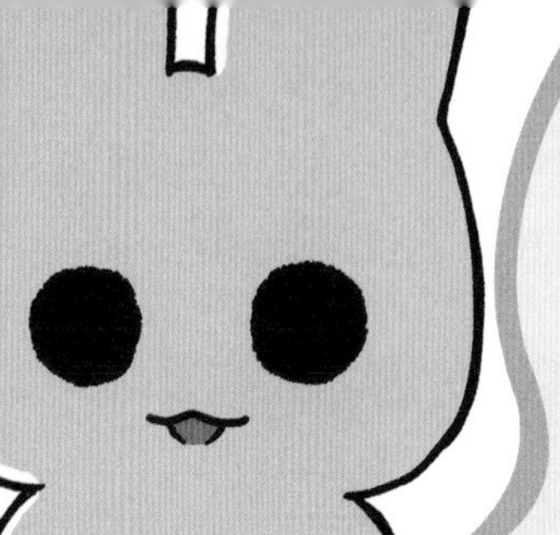

2-6

＼ 先輩の質問 ／

環境整備したの？ これで終わり？

なぜこの質問をしているのか？

まだ**環境整備に見落とし**があるから。

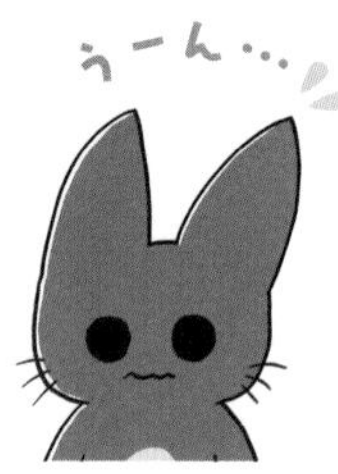

お、終わりじゃないです……。

このあと、治療経過により不要と思われる物品を片づけます。

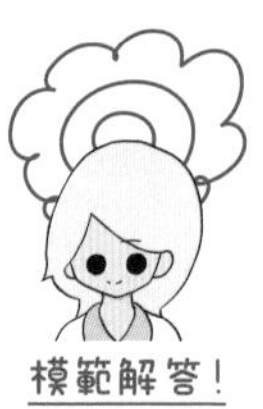

ベッド周り	床が水で濡れていたり、リモコンが落ちていたりしない？　あれ、なんかの錠剤じゃないの……？
室温	極寒や灼熱の部屋になってない？
明るさ	患者さんに直射日光が当たってない？　レースカーテンをしてあげて。生活リズムが狂わないよう、間接的な日光が当たるようにしてあげてね。
におい	汗とか、尿とか、便とか、嫌なにおいがしていない？　しているなら、窓を開けたり、消臭剤を使ったりしてみて。
騒音	ナースコールとか心電図モニターとか、機械の音がうるさくない？　周りの患者さんの声とかテレビとかはどう？　そんな中で患者さんはゆっくり寝られるかな？
プライバシー	カーテンやドアが半開きになってない？　開いてると、廊下にいる人と目が合うやん。そんな場所で寝られるかな？
備品	尿器ホルダーに尿器が入っているけど、尿が満杯だよ？　ブレーキのかかってない車いすが、無造作に置かれていて危ないよ。

こういったものを一気にかたづけるのは大変だから、その都度、かたづけるようにしよう。

ぱれちにの一言　自分の家は散らかってる人が、何か言っています……。

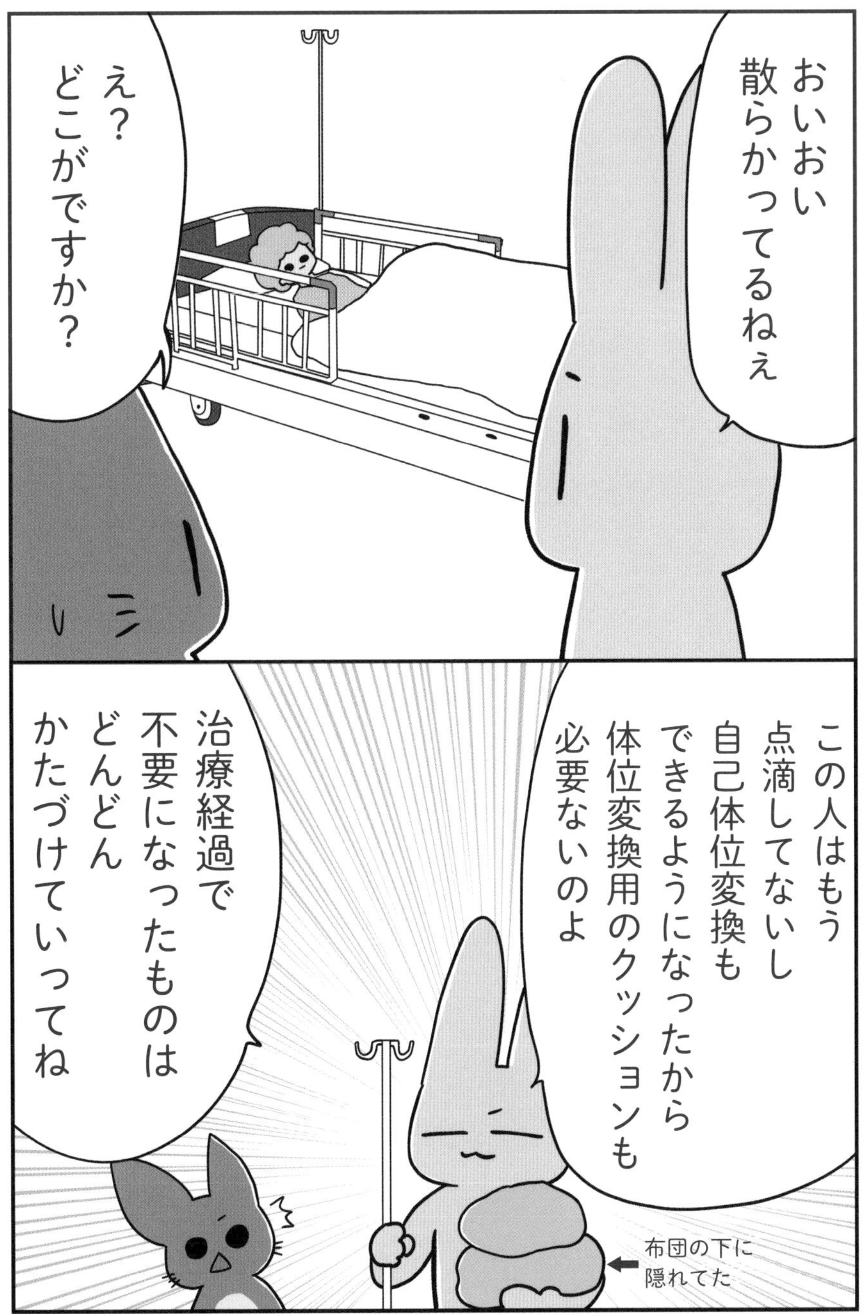

治療状況や日常生活動作に合わせて物品を置くよ。

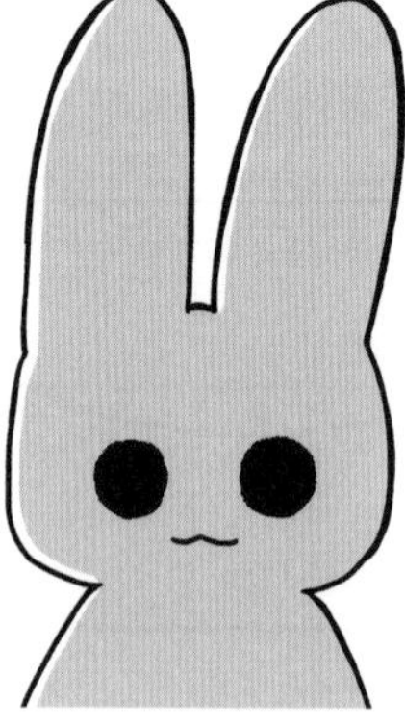

Lesson 3

注射、輸血

それ以上近づいたらこれを引っこ抜くぞ
やめてほしければビール飲ませろ
やめて…5回目でやっと入ったんだから…
話し合いましょう
あら――…

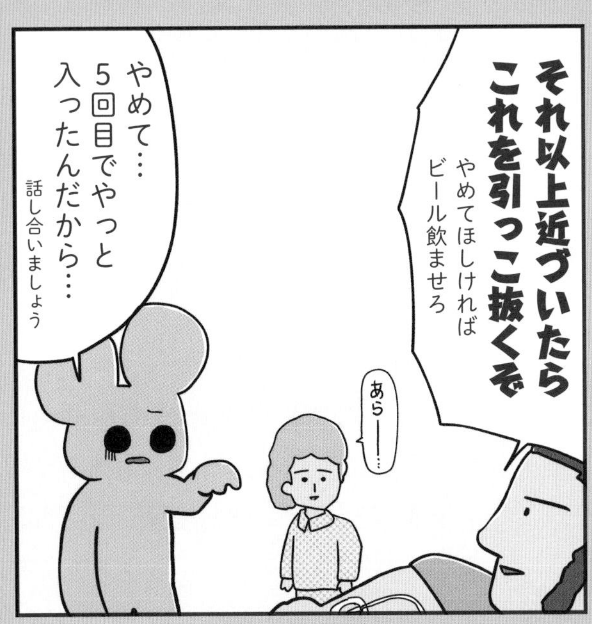

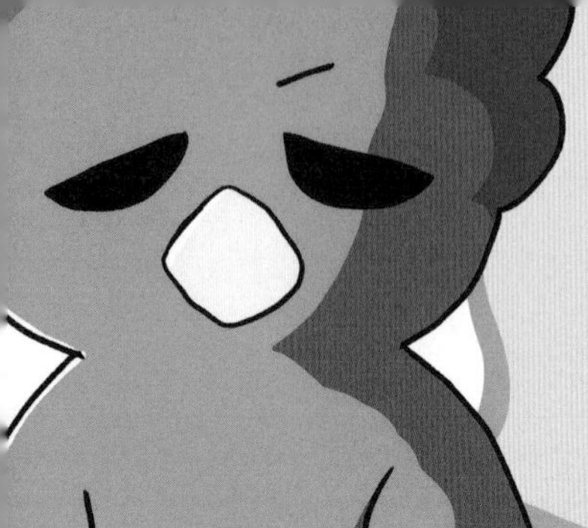

3-1

＼ 先輩の質問 ／

どこにルートキープしてる？

なぜこの質問をしているのか？

手足なら**どこでも点滴を留置していい**わけではない。その理由も含めて理解しているのか知りたいから。

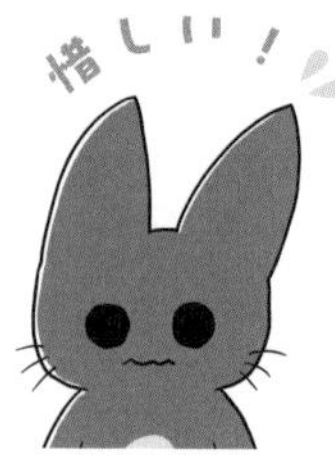

利き腕とは反対の左手、前腕あたりを狙おうと思っていました。

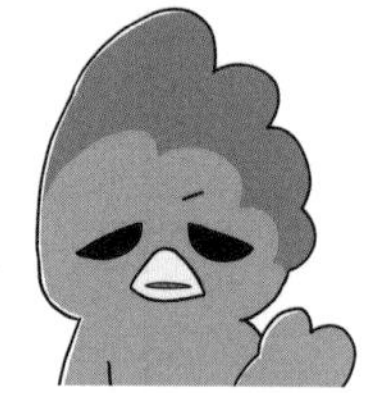

そうね。それがいいわね。ただ、他にも注意点があるから気をつけてね。

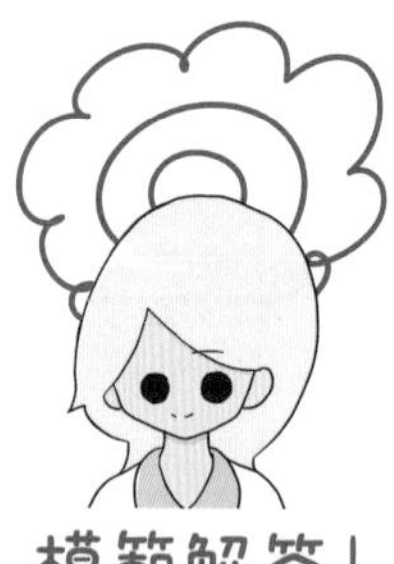

模範解答！

患者さんの利き腕とは逆の左前腕に留置します。関節や手背も避けて、生活しやすいようにします。シャント側、乳房リンパ節郭清術をした側、麻痺側も避けます。また、感染や血腫のある側も避けます。

ぱれちにの一言 良さげな血管があると、ついつい「そこにやろう」ってなるけど、禁忌（きんき）がたくさん隠れているかもしれないから、一度立ち止まって確認してね。

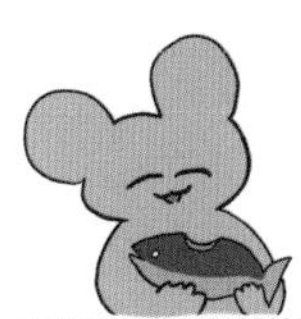

模範解答の根拠と知っておきたい知識

できるだけ患者さんが動きやすくて、日常生活に支障が出にくいところ、かつ固定しやすいところを穿刺します。

しかし、全然血管が見えない患者さんの場合は、**手背**や**上腕**、最悪の場合は**足**でルートキープすることも選択肢として考えられます。

穿刺する場所

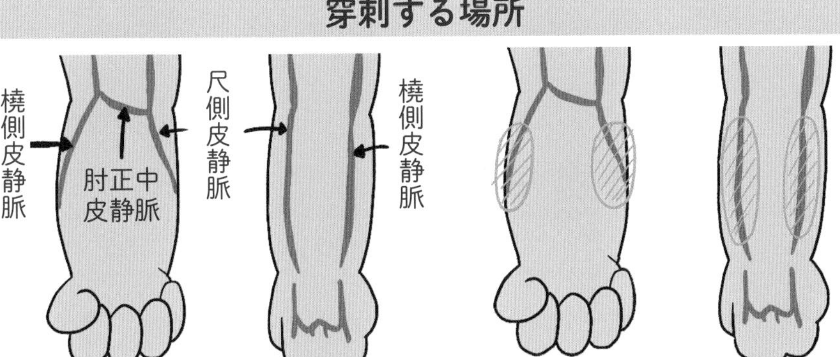

なお、**肘**を曲げられなくなるので、肘は避けます。また、神経損傷のリスクがあるので、**手首付近**も避けます。特に**親指付け根の橈側皮静脈**は、血管がよく見えますが避けましょう。

足に穿刺する場合

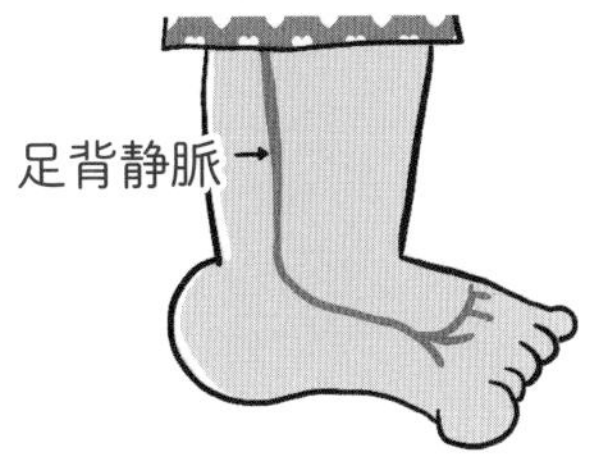

歩行が困難になったり、静脈炎、血栓のリスクがあるので、足は極力避けたいのですが、元気で、**腕だとすぐに自抜してしまう寝たきりの患者さんの場合などは、足を選択**することもあります。

滴下を合わせる体勢は大丈夫？

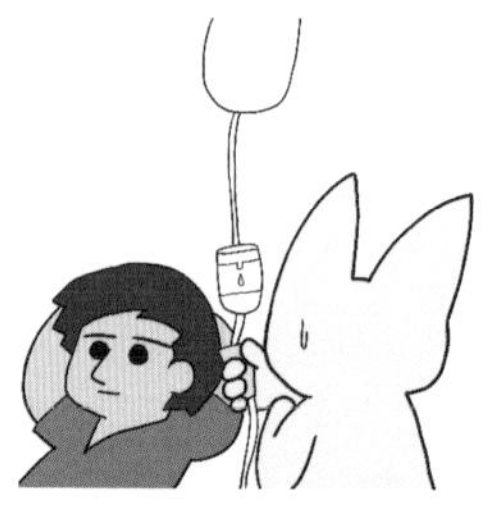

滴下速度を調整するときは、患者さんに腕を伸ばして楽にしてもらいます。患者さんが腕を曲げている状態（腕枕など）で滴下調整すると、**腕を伸ばしたときにとんでもない速度で点滴投与**され、インシデントのレポートを書く羽目になります。患者さんが立位なのか、座位なのか、臥位なのかでも速度が異なるので、**その患者さんが最も長く過ごすであろう体勢に合わせる**のがいいでしょう。こまめに滴下を見に行くことも忘れずに！

蛇行している血管にルートキープするときのテクニック

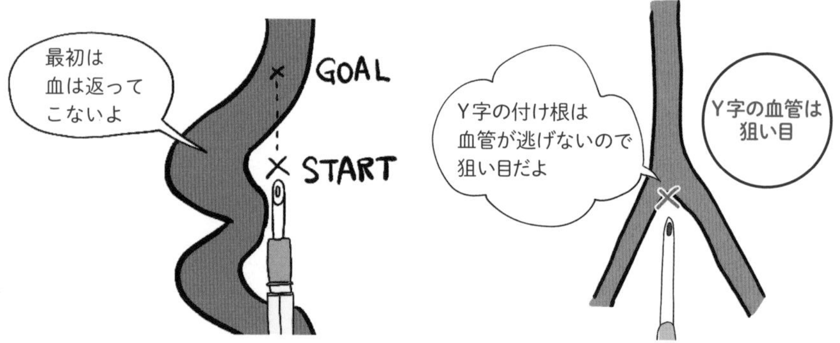

患者さんの血管がめちゃくちゃ蛇行していたり、血管が肘関節の近くにしか見つからなかったりして、「できるだけ末梢に点滴を留置したい……」場合は、**穿刺部をあえて「血管ではないところ」から始め、途中で血管内に到達させる**という方法もあります。このときは、針先が長いものを使うとやりやすいです。**Y字の血管の付け根は血管が逃げないので狙い目**です。痛みを減らすには、刺入時に皮膚を引っ張りながら刺すこと、針を抜いてから押さえることがポイントです。針を押さえながら抜くと痛いです。

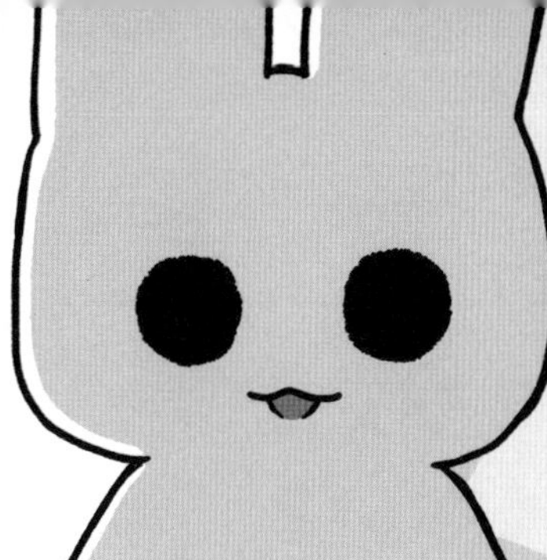

3-2

＼ 先輩の質問 ／

点滴が落ちない？何をチェックしてる？

なぜこの質問をしているのか？

いろいろな部分をきちんと見たのか確認したいから。

模範解答！　**点滴本体から刺入部まで**を、しっかりチェックします。

のんびりしよーっと
めっちゃ腕を曲げてる
実は刺入部が腫れている
ロックルートのロックがされたまんま
クレンメが閉じたまんま
チューブが体の下敷きに
三方活栓が変な方向を向いている
そりゃ落ちるわけないわなぁ
Oh…

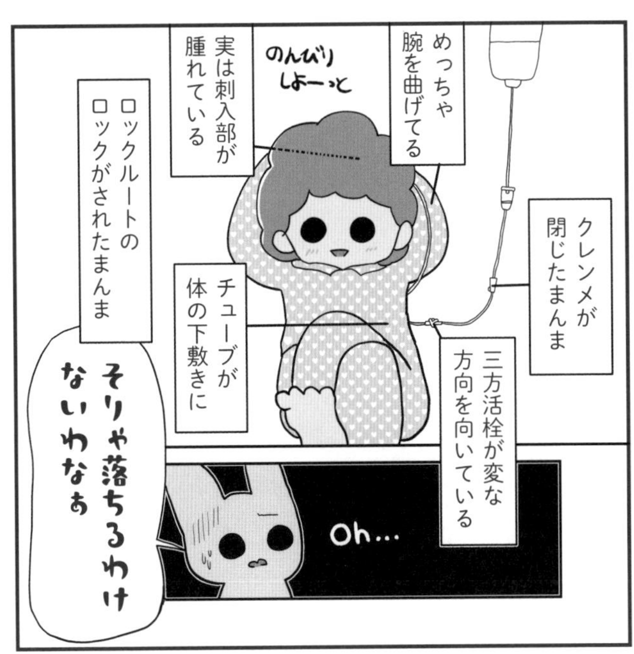

ぱれちにの一言　刺し入れ部から本体まで、ひと通りじーっと見て、指差し確認するといいよ。

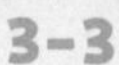

3-3

＼ 先輩の質問 ／

ねえ……
これ漏れてない？
減りも早くない？

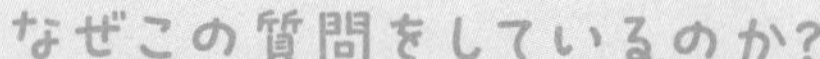

なぜこの質問をしているのか？

患者さんが**動かなくても漏れることがある**から。

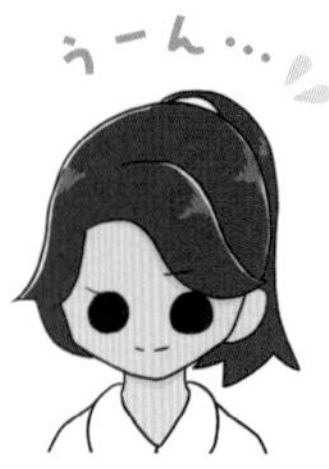

え？　この患者さんは全然、手足を動かしませんよね。だったら体動がないので、針先が動いて漏れることはないはずですけど……。

がっつり、漏れてるんだけど（白目）。ちゃんと、刺入部見てたの？
動いてなくても、漏れるリスクはあるんやで。

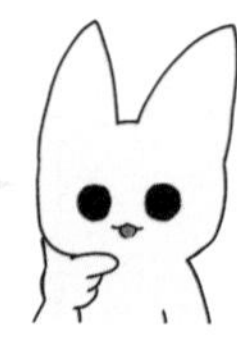

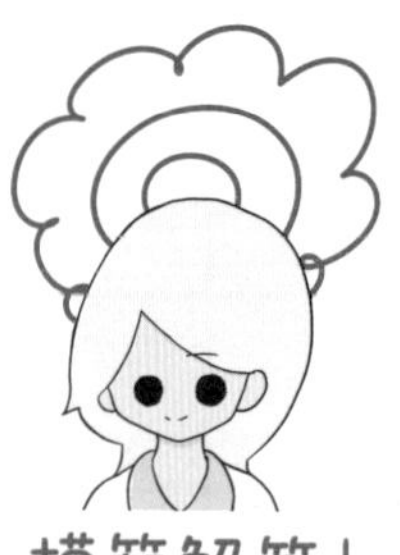

模範解答！

この輸液剤はビーフリード（糖質、電解質、アミノ酸などを含む輸液剤）でした。浸透圧が高く、血管損傷を起こしやすいものがあるから、留置しているだけで漏れるリスクがあるので、刺入部を確認すべきでした。

ぱれちにの一言　一日おきに漏れて入れ替えるの、心苦しいです。

ねぇ
これ
漏れてない？
スッ
馬鹿な!?
全然体動が
ない人なのに
なぜ漏れるんだ!?
ガーン
甘いな

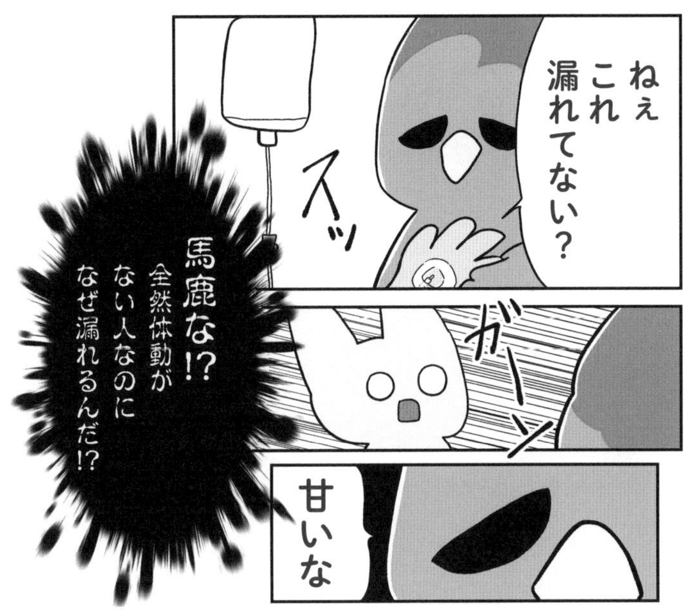

血管が弱い高齢の患者さんだと、留置して1日足らずで漏れることも少なくありません。それが続くようなら、**点滴の変更**を主治医に相談してもいいでしょう。

動いてないのに……血管外漏出しやすいケース

1 既往に糖尿病
2 高齢
3 栄養状態が悪い人
4 細い血管に留置されている
5 長期間、点滴が留置されている
6 浸透圧が高い輸液剤

また、輸液ポンプを使っていると、**漏れていても機械は気がついてくれません。**ズンズン点滴を投与（押し込めていく感じ）してしまうので、輸液ポンプを使っている患者さんも油断は禁物です。

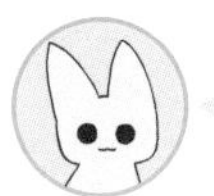

動かない患者さんも動いている患者さんも、観察すべきところはみんな一緒。**本体から刺入部まで、しっかり観察**しましょうね。

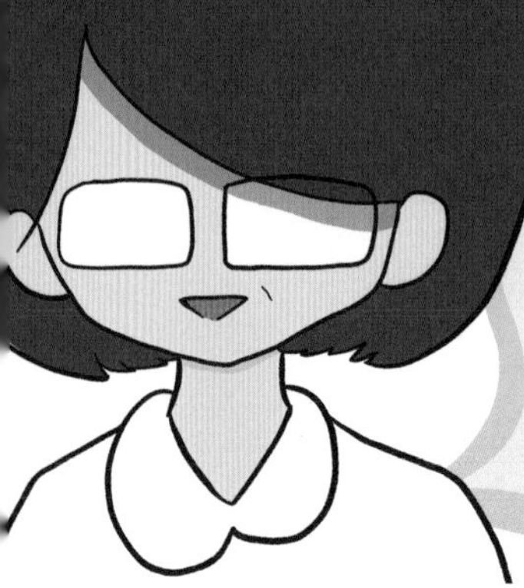

3-4

＼先輩の質問／

CVCとCVポートの違いってわかる?

なぜこの質問をしているのか?

なんか「**CV**」って略して、同期に得意げに話していたけれど、わかっているか心配だから……。

えっ?　CV……C(Cって何や?)?　えーっと……中心静脈に入ってる管で、そこから輸液をするやつです。ポートは、埋め込んでるところに針を刺して投与するやつです。

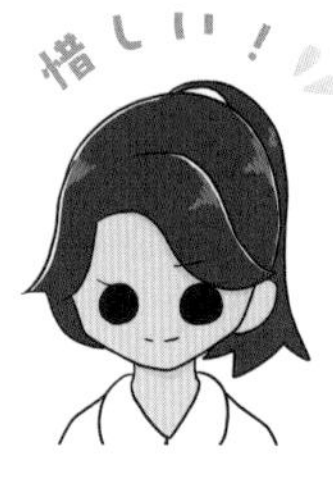

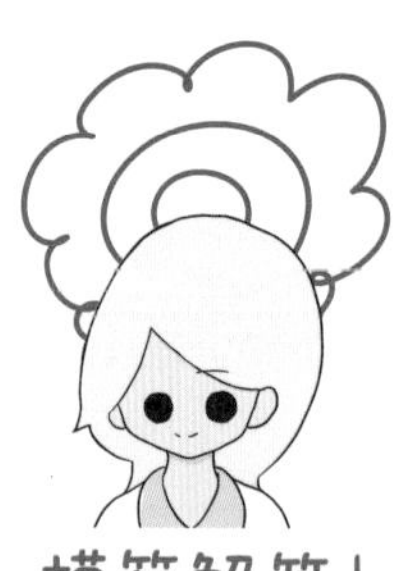

CVCは中心静脈カテーテルのことで、内頸静脈、鎖骨下静脈、大腿静脈などからカテーテルを挿入し、その先端を中心静脈に留置する方法です。CVポートは埋め込み型中心静脈カテーテルのことで、皮膚の下にポートと呼ばれる、針を刺す部分を埋め込み、先端が中心静脈に留置されたカテーテルに接続されている機器のことです。

ぱれちにの一言　先端が違うだけで、中身は同じだよ。

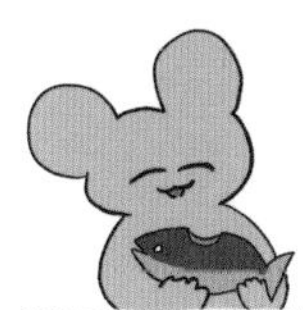

模範解答の根拠と知っておきたい知識

CVC（中心静脈カテーテル）

Central	Venous	Catheter
中心	静脈	カテーテル

点滴や静脈注射を行うため、主に内頚静脈、鎖骨下静脈、大腿静脈から挿入し、心臓近くの中心静脈に留置するカテーテルのこと。

適応

- 高カロリー輸液（TPN）など、末梢から投与してはいけない薬剤を使う場合
- 末梢のルートが確保できない場合
- 多くの薬を投与しないといけない場合（術後や重症患者）

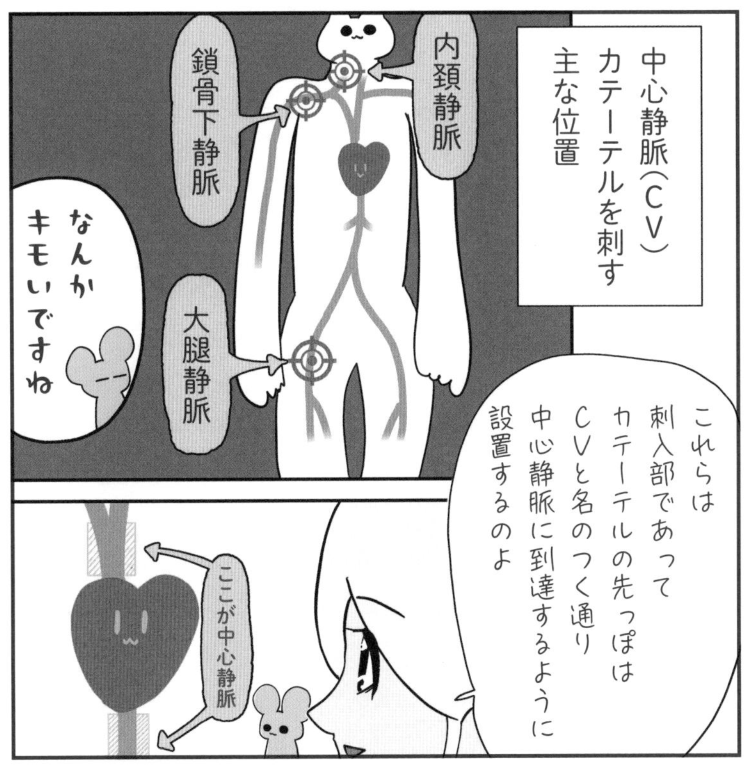

刺す場所（スタート地点）が違うだけで、ゴールはみんな一緒。

だから、「ちゃんと中心静脈にカテーテルの先端があるかどうか」という意味で**「〜cm固定でされているかどうか」**という申し送り事項があったりするのです。適宜確認が必要なのです。引っ張られて抜けかけていると、中心静脈ではない違う場所にカテーテルの先端があったりします。すると、静脈炎や血管外漏出などが起こってしまうリスクが上がります。

逆にカテーテルが深く入りすぎると、心臓を刺激して不整脈の原因になったり、穿孔してしまう可能性もあります。

●CVC留置時の注意

刺入部やカテーテル接続部は感染しやすいので、しっかりキレイな状態で管理したり、刺入部を定期的に消毒したりしましょう。

●CVCの穿刺時に注意すべき致死的な合併症

・カテーテル感染

カテーテル感染を起こすと血液の中で細菌が増えて、体のいたるところに影響が出て、命に関わることもあります。

・空気塞栓

CVのカテーテルに空気が入った場合も危険です。気泡は、まず心臓に流れていきます。ポンプ機能で気泡は若干かくはんされて小さくなるものの、小さくならなかった気泡は肺に流れ、肺動脈、肺静脈に詰まります。**命に関わるマジヤバな疾患**です。空気塞栓は脳や心臓でも起こる可能性があります。なので、CV留置時や点滴投与時は、空気が入らないように細心の注意を払います。

・気胸

鎖骨下静脈を穿刺する場合、鎖骨下静脈の下には肺があるため、胸膜を誤穿刺してしまうと肺実質を損傷し、気胸を合併する危険性があります。

・動脈穿刺

動脈を誤って穿刺した場合には、ドクドクと出血があり、止血のために**5分以上の圧迫**が必要となるので、介助につく看護師は滅菌ガーゼを多めに用意するなどの対応をとりましょう。また、血をサラサラにする抗凝固剤を内服中の患者さんの場合は、皮下血腫を形成したり、血胸（胸腔内に血液が溜まる）になる危険性もあるため、胸痛・呼吸苦・頻脈・SpO_2の低下・チアノーゼなどのバイタルサインや呼吸状態に特に注意しましょう。

万が一、大量に出血した場合は、下肢の挙上や輸液の調整、胸腔ドレーン挿入が必要なので、医師の指示に従い、対応しましょう。

●CVポート（埋め込み型中心静脈カテーテル）って？

CVポートとは、CVCの一部で、抗がん剤や高カロリー輸液の投与に使用します。CVCと違い、末梢を直径2〜3cmのポート（**リザーバータンク**）に接続し、外科的処置で皮下に埋没させます。

ポートの中心には**セプタム**と呼ばれるシリコンゴムが埋め込まれており、**ヒューバー針**と呼ばれる専用の針を皮膚の上から刺入し、カテーテルを通じて中心静脈内に薬液を注入します。

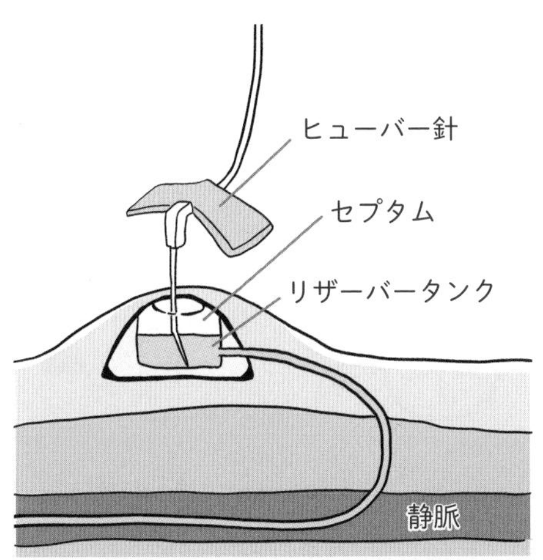

ポート留置には外科的処置が必要。30分〜1時間程度の局所麻酔による手術です

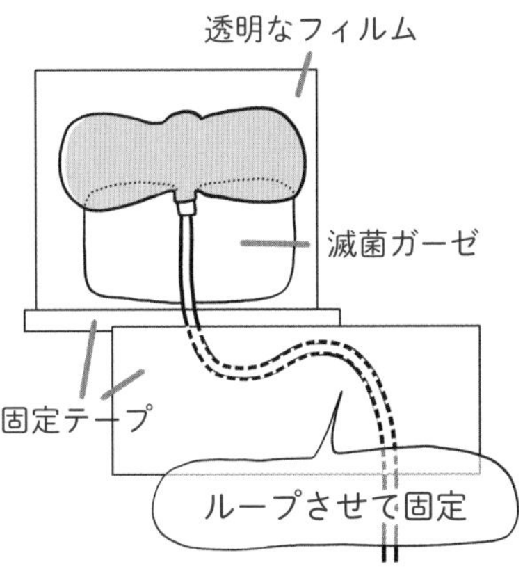

CVポート刺入部の固定方法

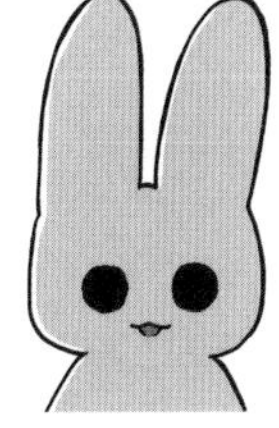

刺入部から薬液が**漏れていないか**、針が**浮いていないか**、ポート周囲の皮膚が**赤くなったり、腫れていないか**、見ておいてね。

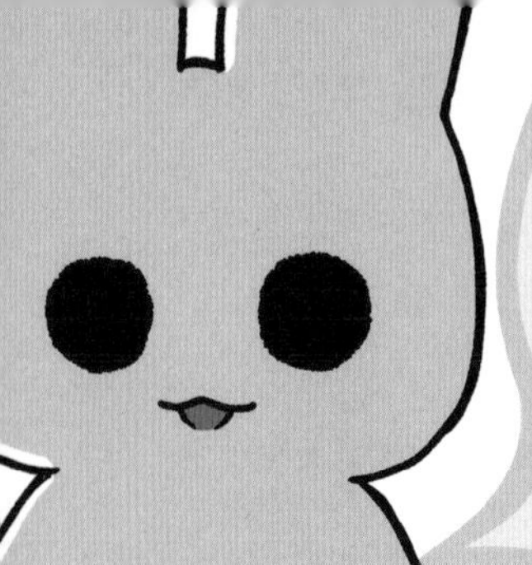

3-5

＼ 先輩の質問 ／

PICC（ピック）って何かわかる？

なぜこの質問をしているのか？

PICCの数が少ない病棟もあり、よく知らない可能性があるから。

うーん…

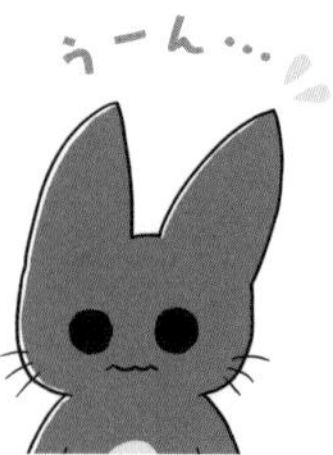

腕に入ってる点滴ですよね。でも、末梢に入っているいつもの点滴とどう違うのか、あまりわかってません……。

ギターのピック
じゃないんですか？
はい？

模範解答！

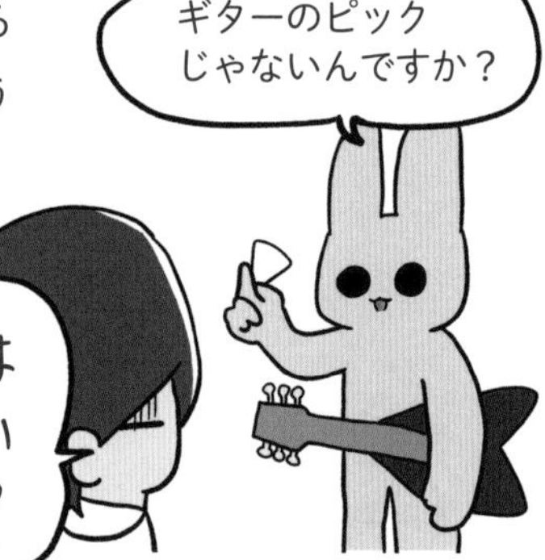

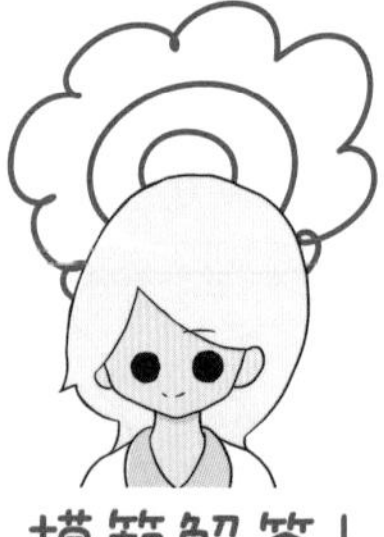

PICCは、尺側皮静脈、橈側皮静脈、肘正中皮静脈などからカテーテルを挿入し、先端を中心静脈（上大静脈）に位置させるカテーテルのことです。要するに、腕から挿入する中心静脈カテーテルのことです。

ぱれちにの一言　前項のCVC（中心静脈カテーテル）とPICCの違いをよく把握しておくといいね！

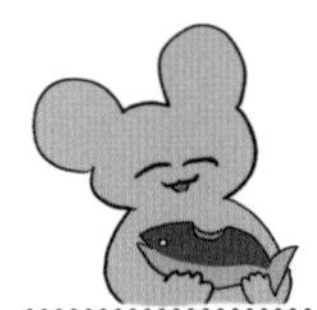

模範解答の根拠と知っておきたい知識

PICC（末梢挿入式中心静脈カテーテル）

Peripherally	Inserted	Central	venous	Catheter
末梢に	入っている	中心	静脈	カテーテル

※PICCは「venous（静脈）」が省略されています。

PICCのメリットは、患者さんが「**楽である**」「**痛くない**」「**安心して手技を受けられる**」といったことです。前述した中心静脈カテーテル（CVC）だと、鎖骨付近や首、太ももの付け根にある血管からのカテーテル挿入なので、患者さんの負担が大きいのです。また、動脈や肺を誤って傷つけてしまう重大な事故の危険性があります。とはいえ、PICCにも**注意点**はあります。

注意点

- ひじの屈曲で血栓が生じる（深部静脈血栓症：DVT）リスクがある。
- 閉塞を起こしやすく、滴下速度が変動しやすい。
- 体動で挿入部がこすれると、静脈炎を起こしやすい。

PICCの適応はCVCと同じです。以下にまとめておきます。

PICCを用いるケース

- 食事がとれず、栄養の輸液を使う場合
- 抗がん剤や抗生剤など「刺激の強い薬剤」を使用する場合
- 静脈への注射を頻繁にしなくてはならない場合

など。

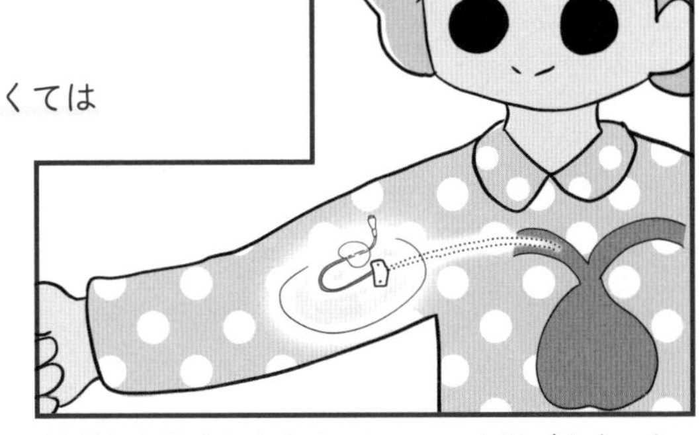

腕だから防水しやすく、シャワーも浴びやすいよ。

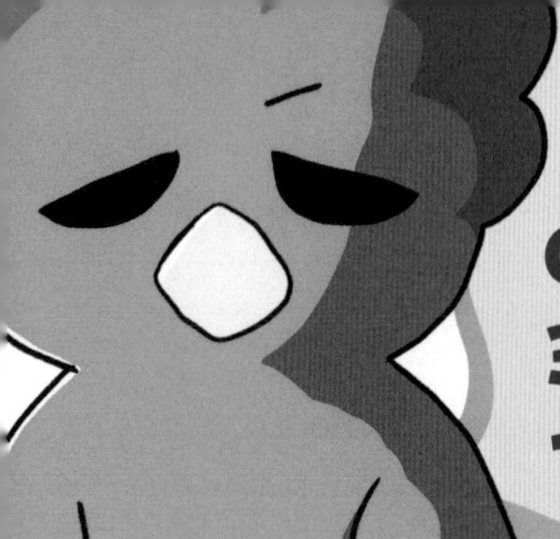

3-6

＼ 先輩の質問 ／

CV（中心静脈）ルートは3本あるね。何をどれにつなげるかわかる?

なぜこの質問をしているのか?

CVには「**シングルルーメン**」「**ダブルルーメン**」「**トリプルルーメン**」の3本のルートがあり、中には4本のものもある。接続するにはCVの構造を理解している必要があるから。

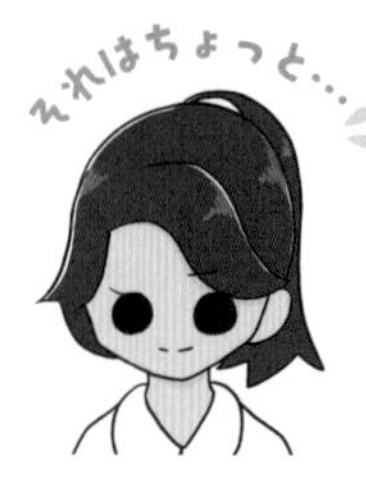

えっ?　どれもCVで中心静脈に届くから、どれでもいいんじゃないんですか!?

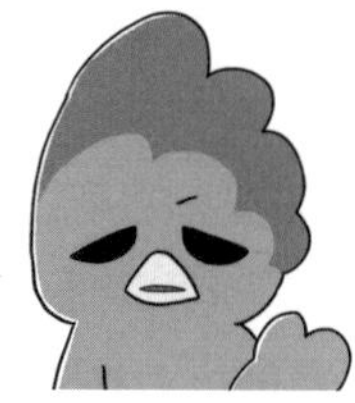

どれでもいいってわけではないの。
ちゃんと理由があるのよ?

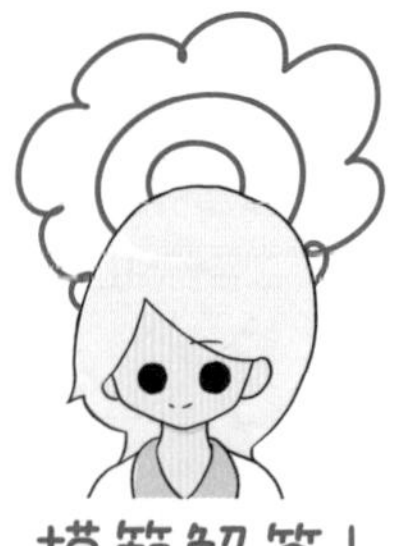

模範解答!

それぞれ、投与経路、静脈に届く部分が違います。メインの補液やIVH（在宅中心静脈栄養）はディスタル（遠位）を、昇圧剤などは薬液が最初に血中へ届くプロキシマル（近位）またはメディアル（中間）を選択します。

ぱれちにの一言　見た感じは「どれも一緒じゃん」って思うよね。でも、身体の中ではそうじゃないんだな、これが。

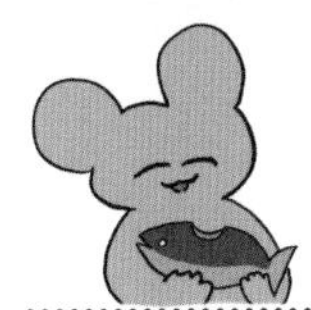

模範解答の根拠と知っておきたい知識

CVは、つなぐところによって出口が異なります。

- **ディスタル（遠位）**：挿入部位から一番遠く、心臓に最も近い穴です。体外に出ているルートの長さは一番短く、出口の穴は最も大きくなります。メインの補液やIVHを投与します。
- **メディアル（中間）**：真ん中にある穴です。
- **プロキシマル（近位）**：挿入部位に一番近く、心臓から最も遠い穴です。体外に出ているルートの長さは一番長くなります。薬剤が一番早く血中に流れ出るので、**最も効いてほしい治療的薬剤**（昇圧剤など）を投与します。

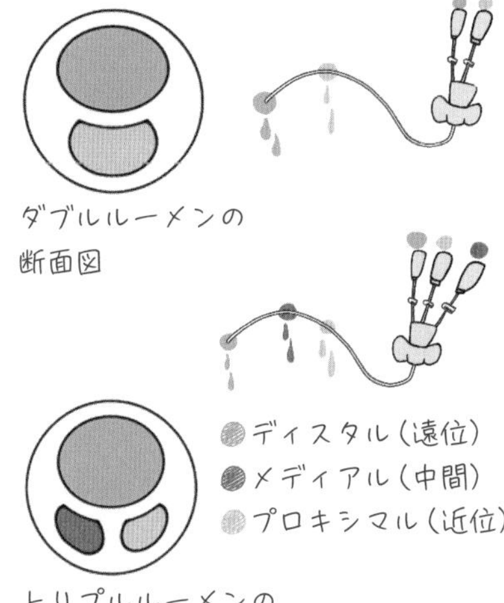

内腔の数が少なければ少ないほど、感染の危険性も低くなります。**カテーテルは、内腔の数が必要最小限のものを選択**しましょう。

ディスタル（遠位）は太いため、メインルートのほか、粘度の高い薬剤や脂肪乳剤などを点滴する場合にも選択されます。

CVを**ヘパリンロック**（血液凝固防止）するときは、少しだけ逆血を確認します。少しだけと言ってもチューブ内までです。シリンジまで血を引いてしまうと、ロックしてもチューブ内に残った血が固まって、血栓につながるのでダメです。

逆血を確認したらヘパリンを入れていきますが、このときコツが一つあります。陽圧ロックをするのですが、ヘパリンを入れるとき「少し入れて止める、少し入れて止める」を繰り返します。小出しにする感じですね。そうすると**ルートが詰まりにくい**と言われています。

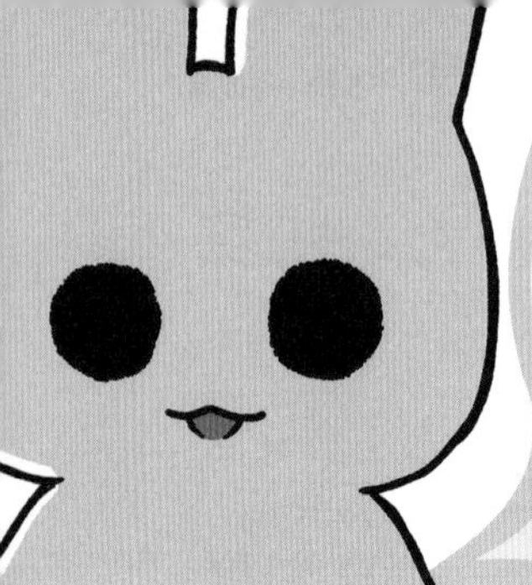

3-7

＼ 先輩の質問 ／

点滴ルート、放っておくとどうなるかわかる？

なぜこの質問をしているのか？

点滴ルートを放っておくと何が起こるのか、理解してほしいから。

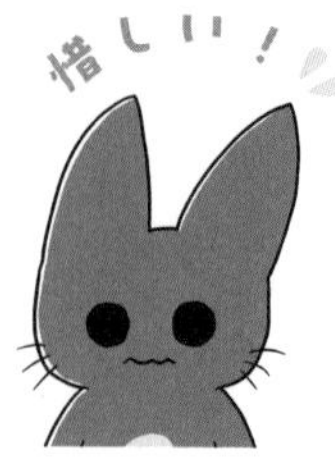

刺入部に感染が起こって、赤くなったり、痛みが出たりします。

そうだね。それで熱が出て、入院期間が延びた人を何人か知ってるわ。いつルートキープしたものなのか、把握しておかないとですね。

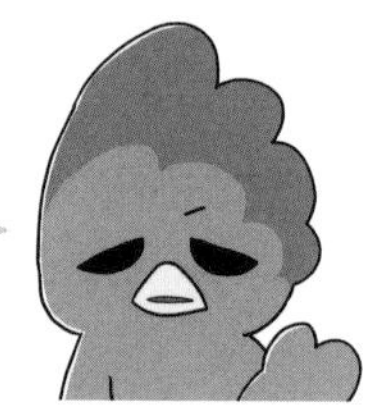

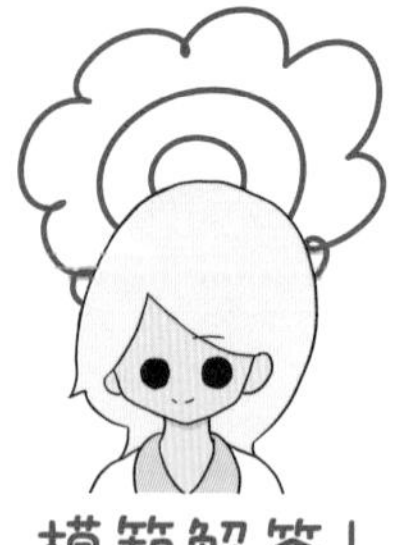

模範解答！

主に、点滴刺入部に**発赤**や**疼痛**が局所的に起こりますが、まれに**発熱をともなう感染症**を引き起こしてしまうこともあります。

ぱれちにの一言

ビニールテープなどで「次回〇〇日に交換」のようにルートに貼っておくと、交換忘れの予防になるよ。

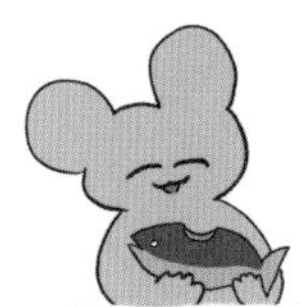

模範解答の根拠と知っておきたい知識

点滴ルートでも点滴の針でも、放っておいたら感染症を引き起こしてしまいます……。下にまとめたのは、CDC（アメリカ疾病予防管理センター）のガイドラインに記載されていることですが、**あくまでも目安**なので、病院や施設によってそれぞれ基準があるでしょう。その基準を守るようにしてください。

末梢静脈

❶静脈炎のリスクを減らすため、**96時間**以上は末梢静脈カテーテルを留置しないほうがよい。

❷カテーテルの入れ替え時に、末梢静脈カテーテルの輸液ラインを交換するほうがよい。

中心静脈

❶輸液ラインとカテーテルの接続部の消毒には、消毒用エタノールを用いる。

❷曜日を決めて週1～2回、定期的に輸液ラインを交換する。

❸脂肪乳剤の投与に使用する輸液ラインは、投与開始後24時間以内に交換する。

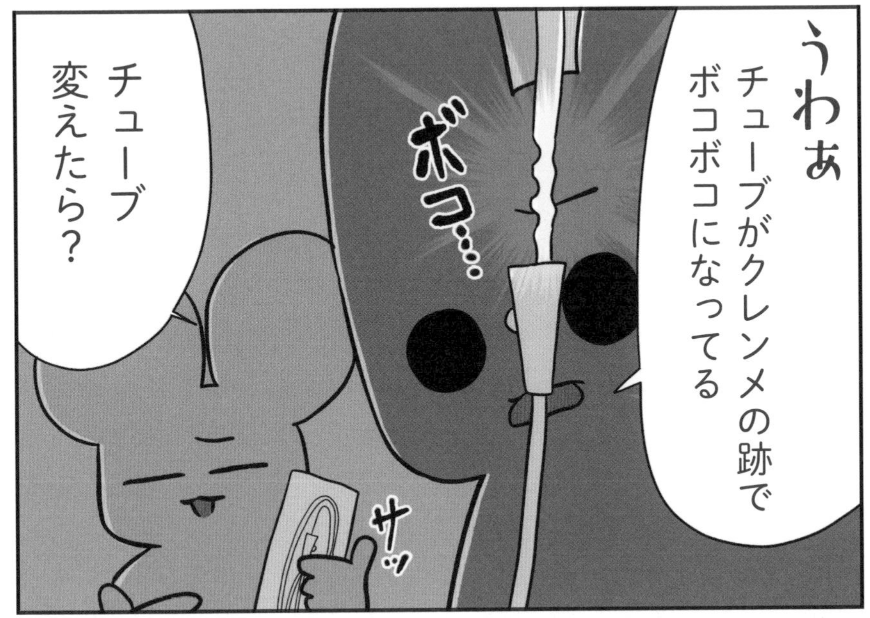

交換頻度の決まりはあるけど、臨機応変に変えてね。

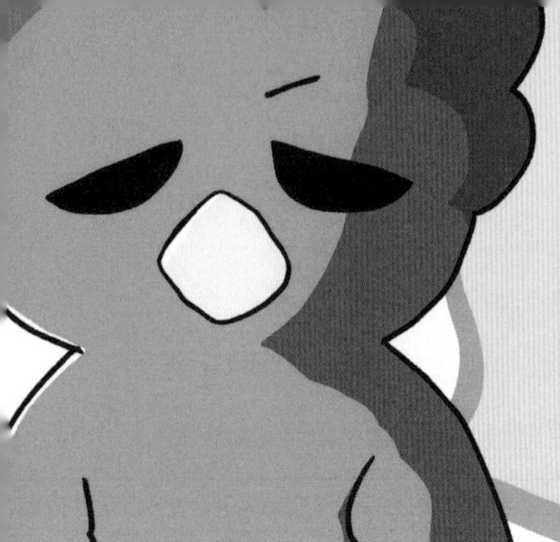

3-8

＼ 先輩の質問 ／

この点滴、ポンプか手動かどっちかわかる?

なぜこの質問をしているのか?

「ポンプを使うべきか、使うべきではないか」の使い分けをちゃんと理解しているか知りたいから。

滴下速度が変動しても大丈夫そうな薬剤は、手動で落としてもいいと思っています。インスリンとかカリウムとかはヤバそうなので、ポンプで投与したほうがいいと思います!

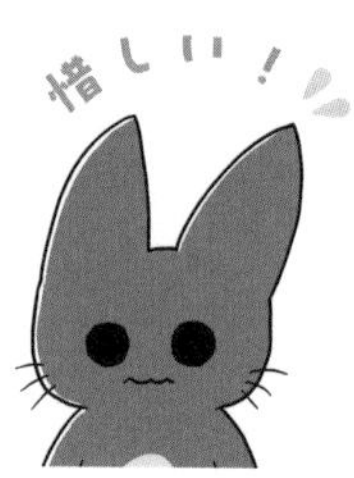

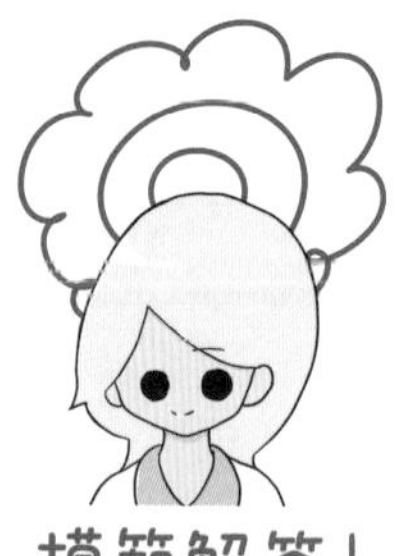

模範解答!

ポンプ(輸液ポンプやシリンジポンプ)は、投与速度や流量を一定に、正確に管理する必要があるときに使用します。ポンプを使う理由は、厳密な管理を必要とする薬剤を使用する場合、看護師が手動でクレンメを調節しても対応できないことがあるからです。

ぱれちにの一言

輸液ポンプは数に限りがあるから、何でもかんでもポンプを使っていると、いざというとき足りなくなるよ。いつ使うべきか押さえておこう。

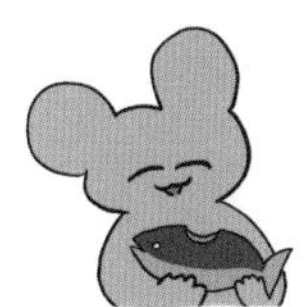

模範解答の根拠と知っておきたい知識

ポンプを使う4つのケースを記します。

❶ 輸液流量の厳密な管理が必要なとき

化学療法、中心静脈栄養、インスリン入りの輸液、脳降下薬使用など、**24時間で均等に投与したい場合**や、**指示された速度で正確な投与**が必要な場合に使用します。

❷ 輸液のバランス管理が重要なとき

集中治療期にある患者、高齢者、心疾患患者、乳幼児など、**出納バランス**に応じてコントロールしないと、全身状態の悪化につながりやすい患者さんに使用します。

❸ 輸液の流量を一定に保ちたいとき

シリンジポンプを使用した微量点滴を側管から行うときは、微量点滴の投与速度に影響を与えます。そのため、一定の速度を保つためにポンプを使用します。

❹ 輸液ルートのクレンメの手動調節だと滴下管理が困難な場合

末梢静脈ラインを関節付近に挿入している場合、**患者さんの体動で滴下加速度が極端に変化する**ため、ポンプを使用します。

さて、1時間に40ミリリットル（mL）の指示だから
カリウム入り
カリウム入りを手動で行っちゃダメーーーー
バッ

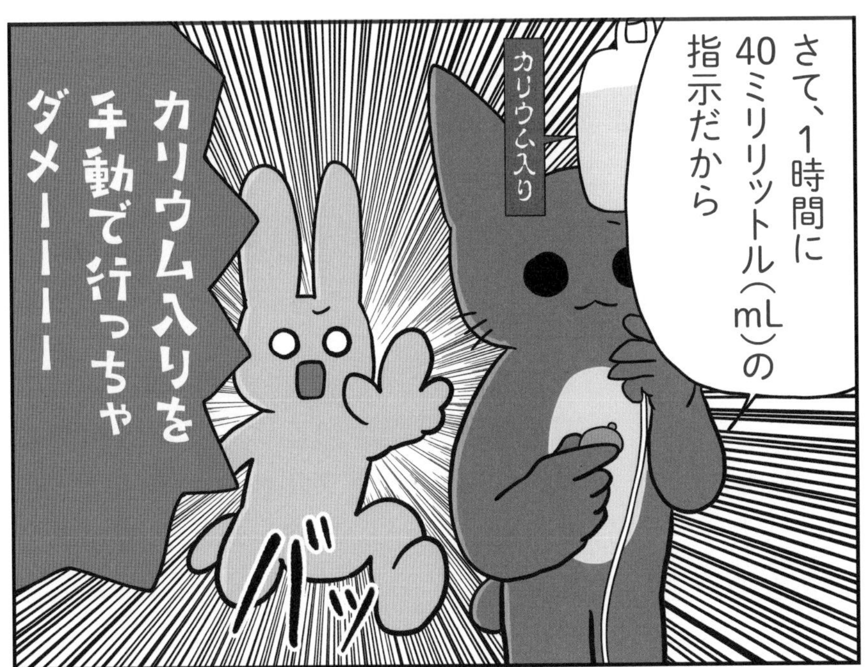

最悪、死にます。

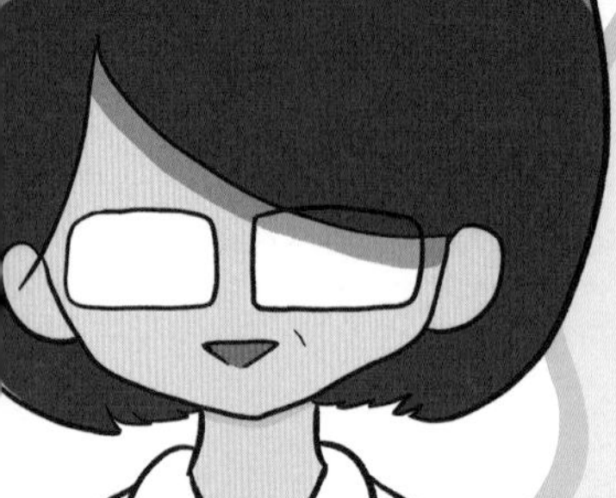

3-9

＼先輩の質問／

輸液ポンプ、シリンジポンプを使うとき、気をつけないといけないことは?

なぜこの質問をしているのか?

機械任せにしていないか確認したいから。

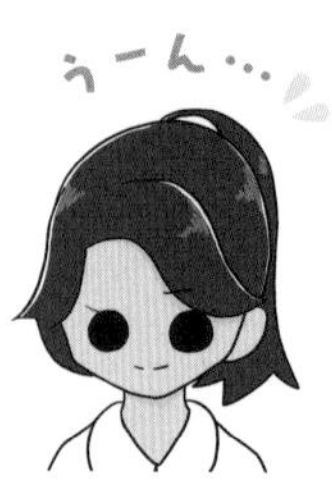

ちゃんと動いているか、指示された速さで設定されているか確認します。あれ、**1台50万円ぐらいする**んですよね……壊さないように気をつけてますよ。（ドヤ！）

じゃあ、安かったら壊してもいいんかい？

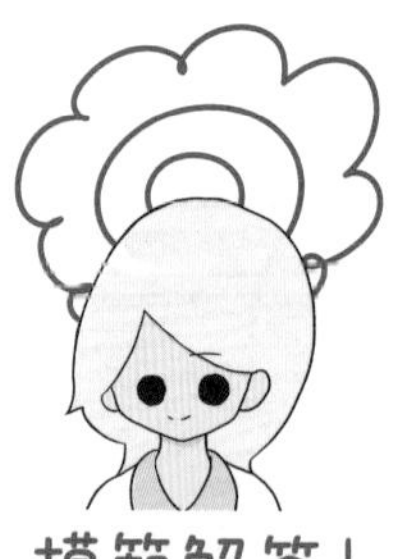

模範解答！

機械を信じすぎないことです。残量や点滴漏れなどのトラブルがないかなど、自分の目でしっかりと確かめる必要があります。

ぱれちにの一言

とても賢い機械だけど、管理をしっかりしておかないとトラブルにつながるから注意が必要だよ。

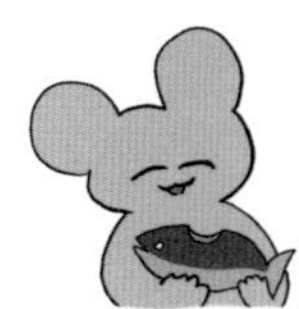

模範解答の根拠と知っておきたい知識

●輸液ポンプの注意点

・流量を正しく設定しているか

輸液開始時、輸液停止後の再開時には、予定量、流量を必ず確認します。使用中は、積算（投与し終わった量）だけで信用することなく、輸液バッグ内の残量をチェックします。

・クレンメは輸液ポンプの下にあるか

一部の輸液ポンプでは、クレンメが輸液ポンプの上にあると、閉塞アラームが作動しないことがあります。そのため、必ず輸液ポンプの下にクレンメを設置します。

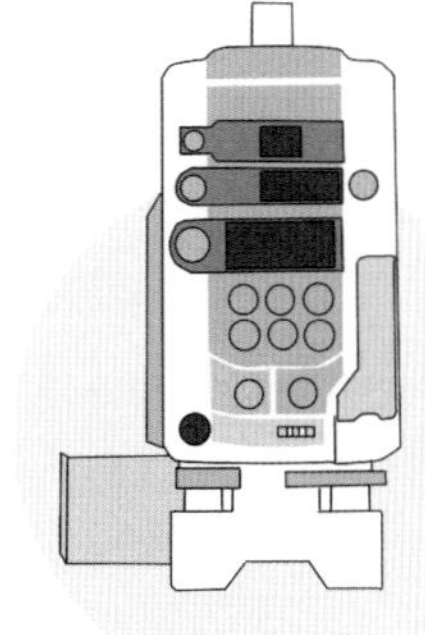
輸液ポンプ

・輸液ルートは確認したか

輸液ルートに屈曲や圧迫、接続部の緩みがないか、刺入部にトラブル（漏れや腫れなど）がないかを確認します。アラームが鳴らないときがたまにあるからです。

・輸液ルートは閉塞していないか

輸液ルートが身体の下敷きになったり、閉塞したりしていると、予定量の輸液が滴下されず、接続部が外れるなどの原因になるからです。

・ポンプのドアを開けるとき、クレンメを閉じているか

クレンメを閉じないでポンプのドアを開けると、フリーフロー※が起こるため、必ずクレンメを閉じてからドアを開けます。

※：薬剤が全開状態で自然落下投与されてしまうこと。

●シリンジポンプの注意点

輸液ポンプと同様に、シリンジポンプも閉塞時には閉塞アラームが鳴ります。閉塞アラームが鳴ったら、「ルートが確実に接続されているか」を確認します。

「三方活栓がロックされたまま」の状態だったり、「ルートがねじれて閉塞」していたりする場合もあるので、**ルートをたどって確認することが大切**です。

閉塞アラームが鳴ったとき、あわててシリンジポンプをすぐに解除してはいけません。なぜなら、閉塞されていた分の薬剤が押されて溜まっている

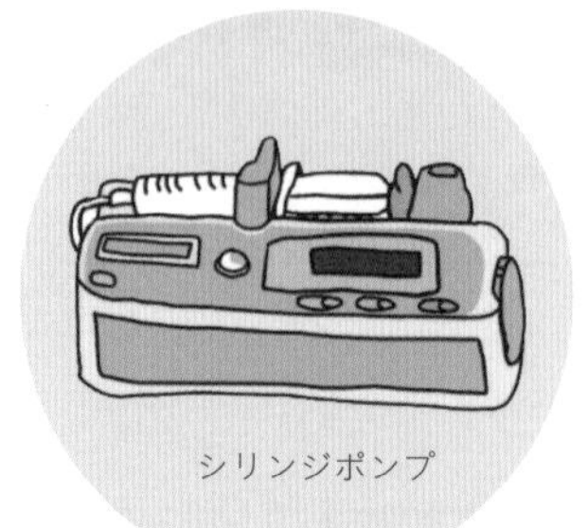

状態なので、**解除すると「ドバッ」と薬剤が投与されてしまうから**です。閉塞アラームが鳴ったら、まずはルートを確認し、接続部分を外して、押し出された薬剤を排出します。

シリンジポンプで投与される薬剤には、投与量が微量で、正確な管理が必要なものもありますから注意しましょう。

●「サイフォニング」を避ける

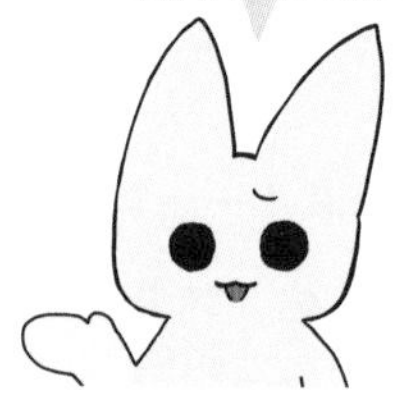

シリンジポンプが患者さんより高いところにあり、シリンジの押し子を抑えていない場合、**落差で薬液が大量注入されてしまう**ことがあります。これを「**サイフォニング**」と言います。サイフォニングを避けるため、患者さんと同じ高さにシリンジポンプをセットしておこう。

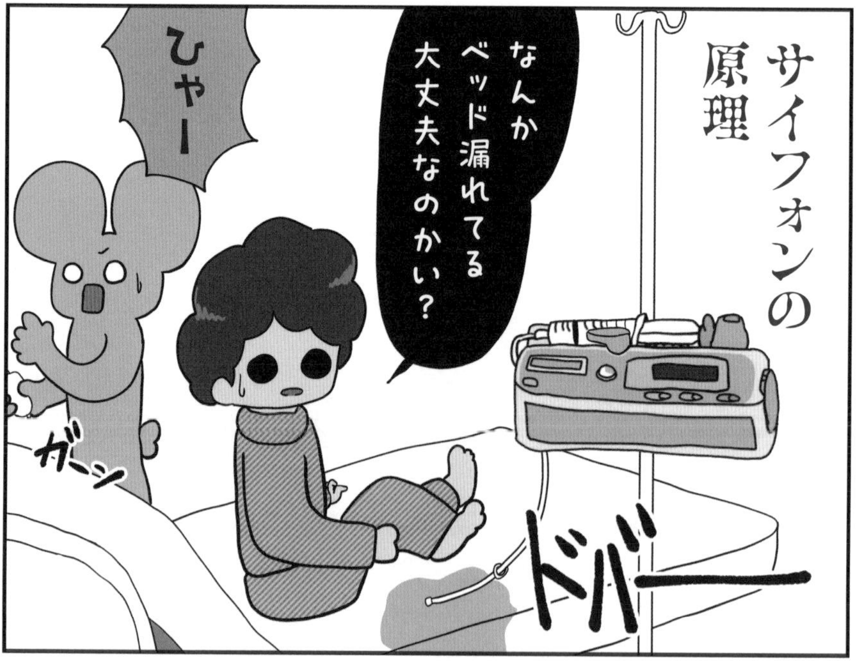

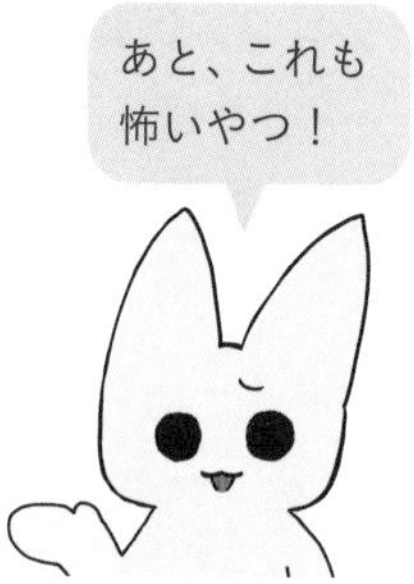

サイフォニングの「洪水」に注意。

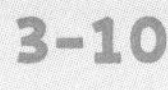

3-10

＼ 先輩の質問 ／

輸血はどのルートから投与する?

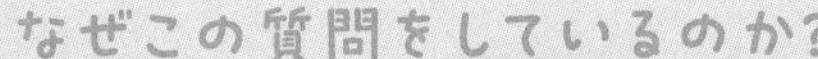

なぜこの質問をしているのか?

❶ 輸血には**決められたルート**があるから。

❷ 輸血は**リスクを理解**して投与しないと危険だから。

他の点滴と混ざらないように単独投与します。もしくは本体の滴下を止めて、側管から投与します。このとき、アレルギー反応がないか確認します。

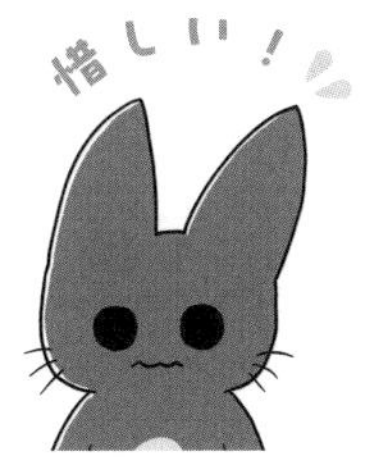

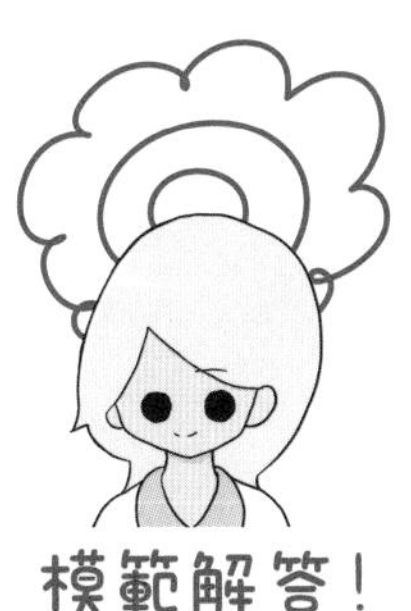

他の輸液製剤と混ざるとさまざまな反応が出て、正常に投与できない危険があるので**単独投与**します。その際、太くて漏れの可能性が少ない血管を選択し、**針は18～20G**で確保します。投与時、アレルギー反応がないか確認し、こまめに観察します。

ぱれちにの一言　脂質製材も単独ルートだよ。

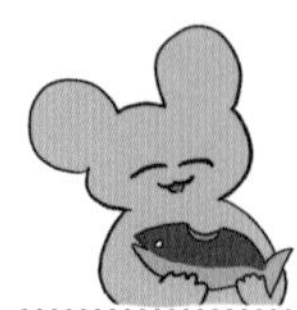

模範解答の根拠と知っておきたい知識

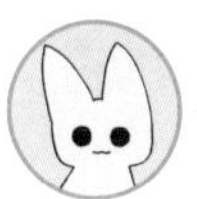

そういえば、この人、**輸血の同意書**もらってるか確認した？

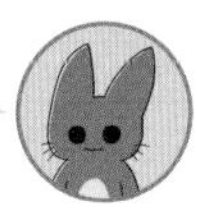

あっ、カルテ確認します。

●そもそも輸血する前に確認しておかないといけないこと

❶ 輸血同意書があるか

❷ 交差試験の結果に問題がなかったか

❸ 投与量と速度

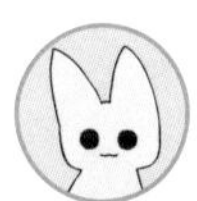

「単独ルート」「漏れにくい部位」「太めの針」を忘れないでね。

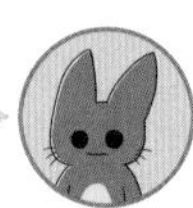

でも、患者さんによっては、血管が極細の人とかいるじゃないですか。そういう人はどうしたらいいんですか？

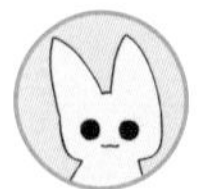

そういうときは医師に相談して、20G より細い針で確保したり、場合によっては中心静脈ルートから行ったりすることもあるわ。

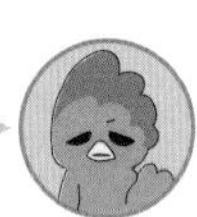

副作用にも注意してね。投与開始直後が特に発生するよ。だから、患者さんの側を**5分間**は離れず、観察しよう。患者さんの観察は、施設ごとにルールがあると思うけど、適切なタイミング（輸血開始前、開始後5分間、開始15分後、1時間後、終了時）で行ってね。

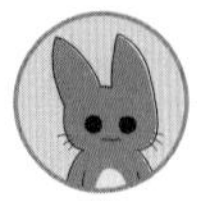

投与速度や刺入部トラブル、患者さんの異変などがないかも確認しておきます。

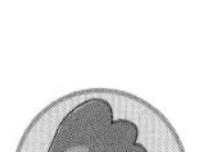

投与してすぐ、「さ、寒いわ、看護師さん……（ブルブルブル）」って、ものすごく震えだした患者さんがいました。そのときは**すぐに輸血を中止**して医師に報告できたから事なきを得たけど、そういうことがあるから副作用の観察は大事なのよ。

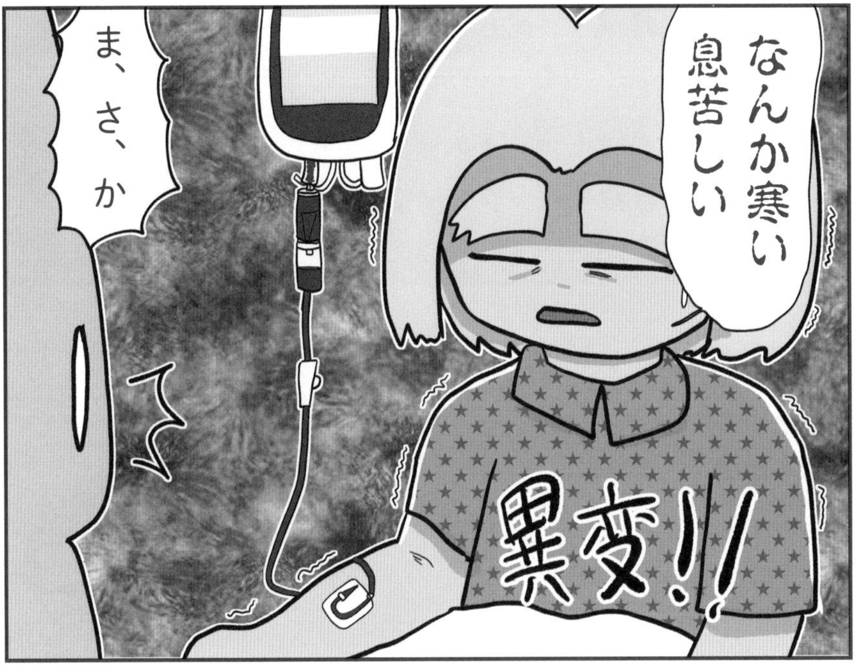

なんか寒い
息苦しい
ま、さ、か
異変!!

輸血時は副作用が出ていないか注意深く観察！

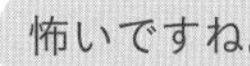

怖いですね。

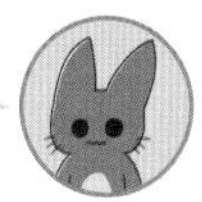

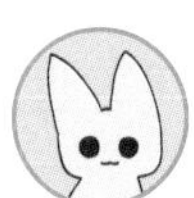

輸血は臓器移植の一種っていうイメージだからね。たとえ自己血輸血であっても油断は禁物だよ。

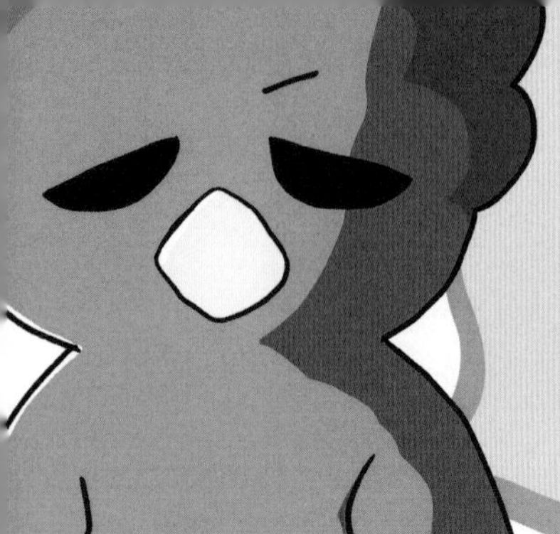

3-11

＼ 先輩の質問 ／

どうやって血液バッグにルートを刺してる？

なぜこの質問をしているのか？

血液バッグは点滴バッグと構造が異なるので、刺すのに工夫が必要だから。

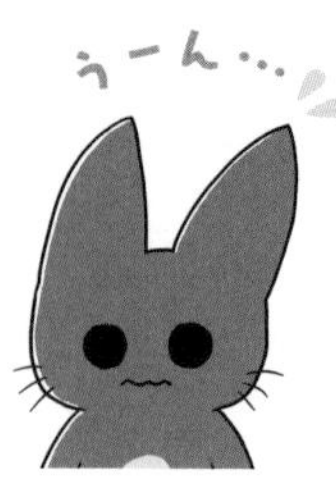

点滴台に置いて、慎重にまっすぐ刺しています。ドキドキして手が震えると思うので、深呼吸して一気に刺します。緊張するので、先輩はあっちに行っててください。

めちゃくちゃ手が震えとるやん……。

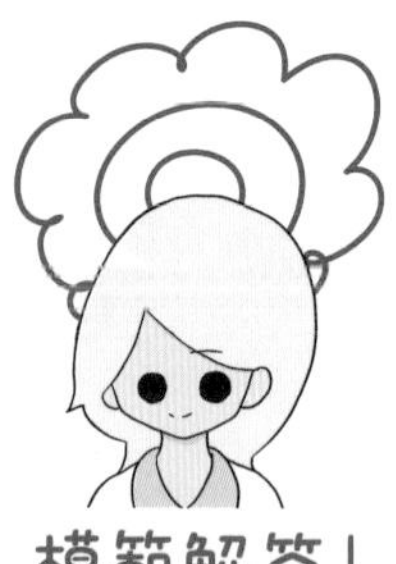

模範解答！

輸血セットのプラスチック針を、血液バッグの接続部にまっすぐ根元まで刺します。そうしないと、**バッグを突き破ったり、血液が漏出したりしてしまう**からです。刺すときは手袋とガウンを着て、血液曝露しないようにします。

ぱれちにの一言

10年以上やってますが、輸血バッグにルートをぶっ刺すときは、いまでもドキドキ緊張します。

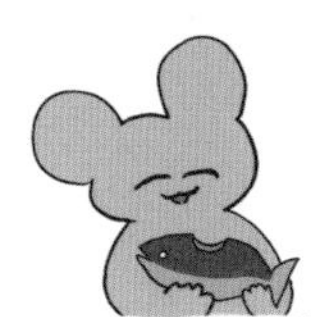

模範解答の根拠と知っておきたい知識

血液バッグにルートを刺すときは、血液バッグを必ず**平らな場所**に置いてから、**スパイク針を少しひねりながらまっすぐ差し込みます。**うっかり点滴スタンドに吊り下げてから差し込むと、血液の漏出や針先による血液バッグの破損の原因となるからです。

間違えて貫いてしまい、血がボトボトと床に落ちていくのを見たときは血の気が引きました（私の話）。慣れるまでは先輩に横についてもらって、ゆっくり、確実にセットするのをお勧めします。

また、無事にセットできたとしても、点滴台に1滴や2滴、血液がポタッと落ちてしまうときがあるので、ガーゼなどの上でセットすると安心です。

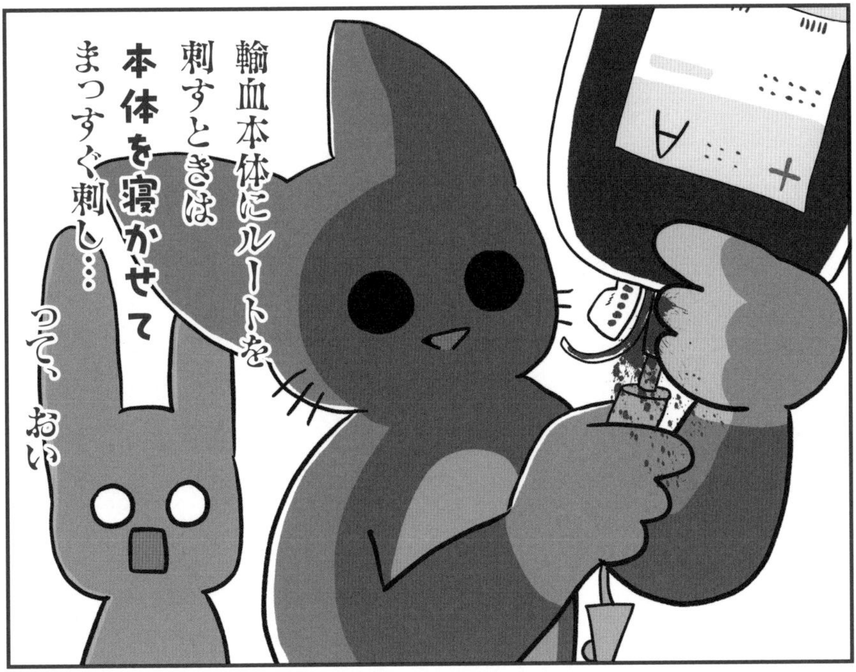

輸血本体にルートを
刺すときは
本体を寝かせて
まっすぐ刺し…
って、おい

ものぐさは事故の元。

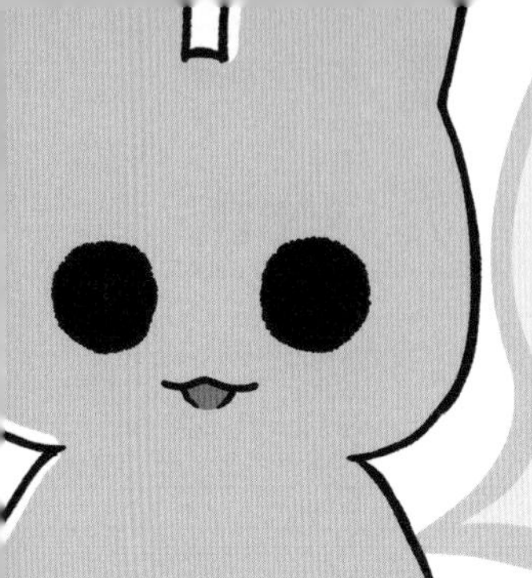

3-12
＼ 先輩の質問 ／

患者さん……間違えてない？

なぜこの質問をしているのか？
正しい方法で患者さんの本人確認をしているか知りたいから。

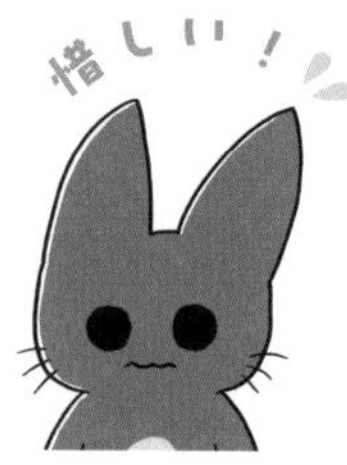

え……？　患者さん本人が「はい」って間違いなく言いましたけど？

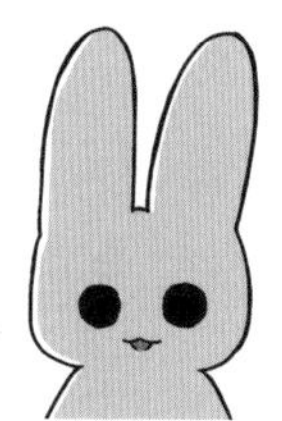

人は不思議なことに、自分の名前が呼ばれてなくても「はい」って言っちゃうことがあるの。

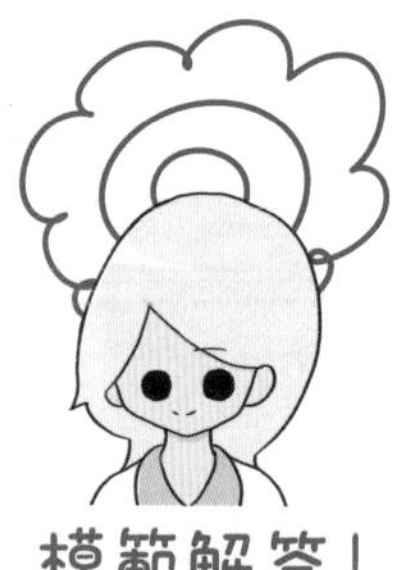

模範解答！

患者さんは、たびたび自分の名前を確認されますが、呼ばれている名前は、よく聞こえていなくても「当然、自分の名前だろう」と思い込んでいることがあります。ですから、呼ばれた名前が自分の名前でなくても、それに気がつかず「はい」と言ってしまうことがあります。本人確認をするときは、自分の名前をフルネームで患者さん本人にはっきり言ってもらいます。言えない場合は、ネームバンドを必ず確認します。

ぱれちにの一言　健康な人の腎臓を摘出してしまう事故とかもありましたね。恐ろしい……。

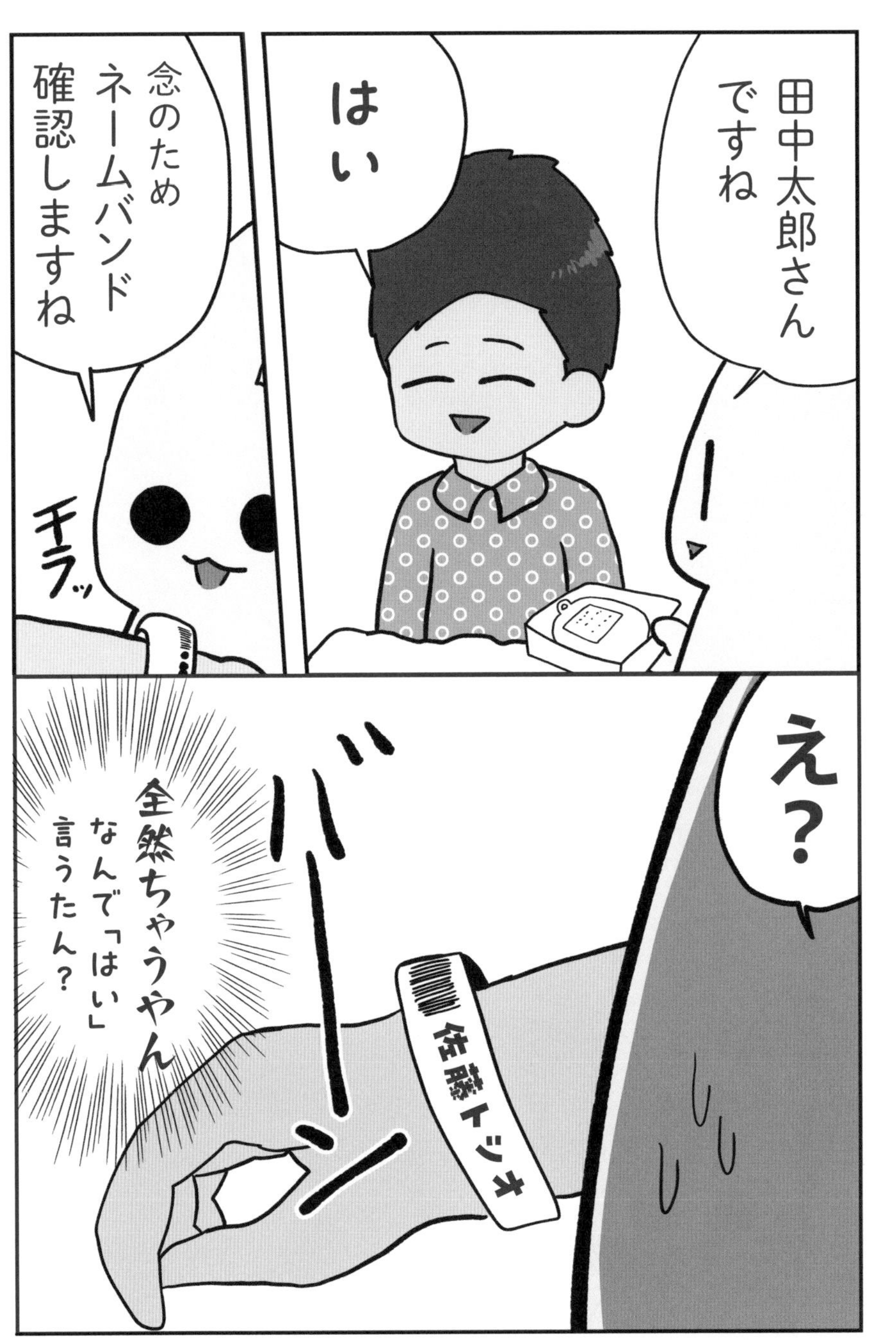
田中太郎さんですね
はい
念のためネームバンド確認しますすね
チラッ
え？
バーン
佐藤トシオ
全然ちゃうやん
なんで「はい」言うたん？

あなたは、誰？

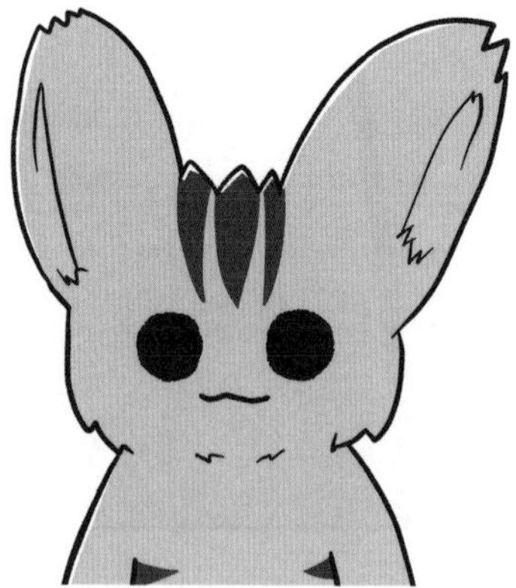

Lesson 4

薬剤

薬持ってきました
うわっ
すごい量
ドーン
えー
ヒートを１錠ずつ切り分けている状態

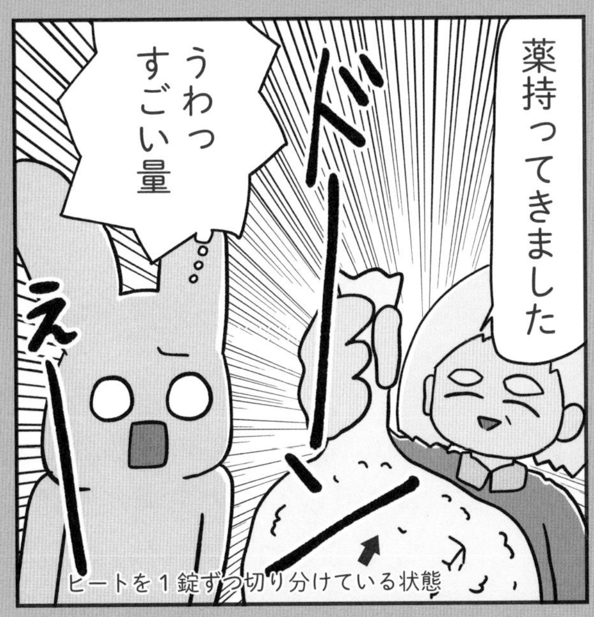

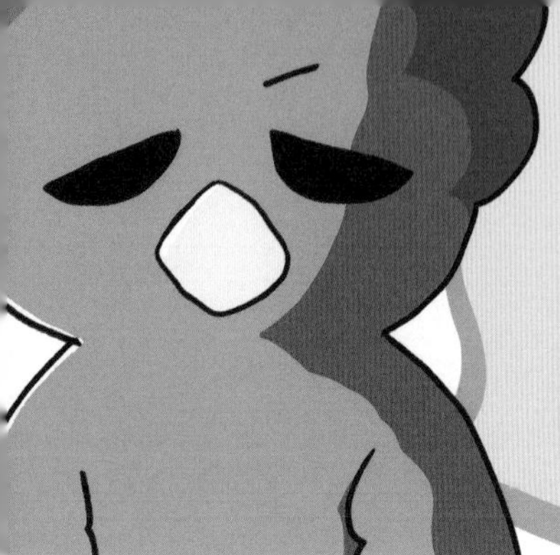

4-1

＼ 先輩の質問 ／

これ、何の薬？ 副作用はわかってる？

なぜこの質問をしているのか？

❶ **投与する理由**をわかっているか知りたいから。
❷ **副作用で何が起こりうる**のかわかっているか知りたいから。

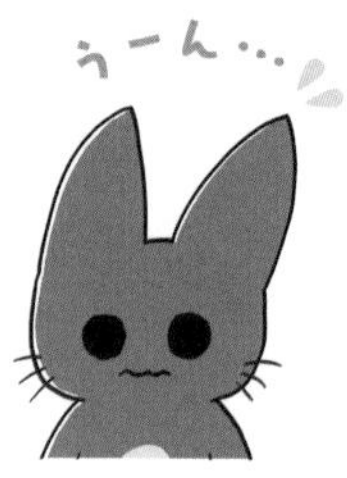

この薬は、患者さんが家から持ってこられました。近所のかかりつけ医で処方されたそうです。「血圧が高め」って言っていたので、血圧を下げる薬やらなんやらが入っているんだと思います。たぶん……。

たぶん？？？

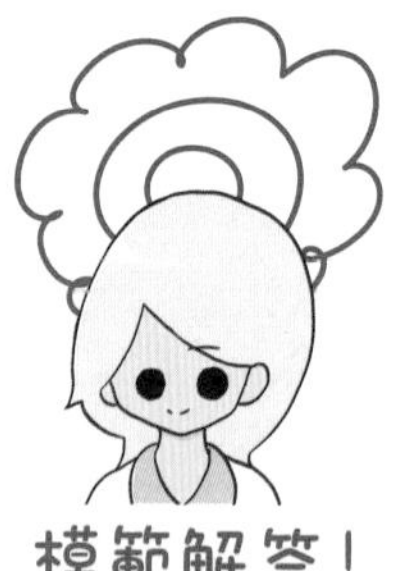

この薬は**降圧剤**です。**内服前に血圧を測定し、内服しても大丈夫か確認**します。普段よりも血圧が低い場合は、医師に確認します。

ぱれちにの一言　よく使う「生理食塩水（生食）」だって、使いすぎたら低カリウム血症になるリスクがあるよ。

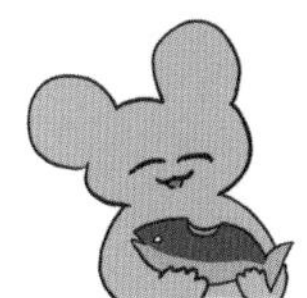

模範解答の根拠と知っておきたい知識

内服薬や点滴などは、「どうしてそれを投与するのか」を知らなければなりませんし、どんな薬にも作用と副作用がありますから、「もし、副作用症状が出たら……」と予想しながら観察することが重要です。そうすれば、**異常を早期に発見できる**からです。

また、患者さんから「なぁ、これ何の薬なん？」と聞かれたときに答えられないと、「**え？　ワシはいま、何を投与されとるんや……この人、大丈夫かな？**」と、不安を与えたり、不信感を抱かれてしまう原因になります。大まかでもいいので、その薬の効果を説明できるようにしておきましょう。

なお、製薬会社がつくった薬の「添付文書」には、薬のくわしい情報がいっぱい載っていますが、結構、細かい情報なので、全部読むのは大変です。時間がなければ、まずはカルテや「薬の辞書」で、簡単に薬の作用と副作用だけでも見ておくとよいでしょう。

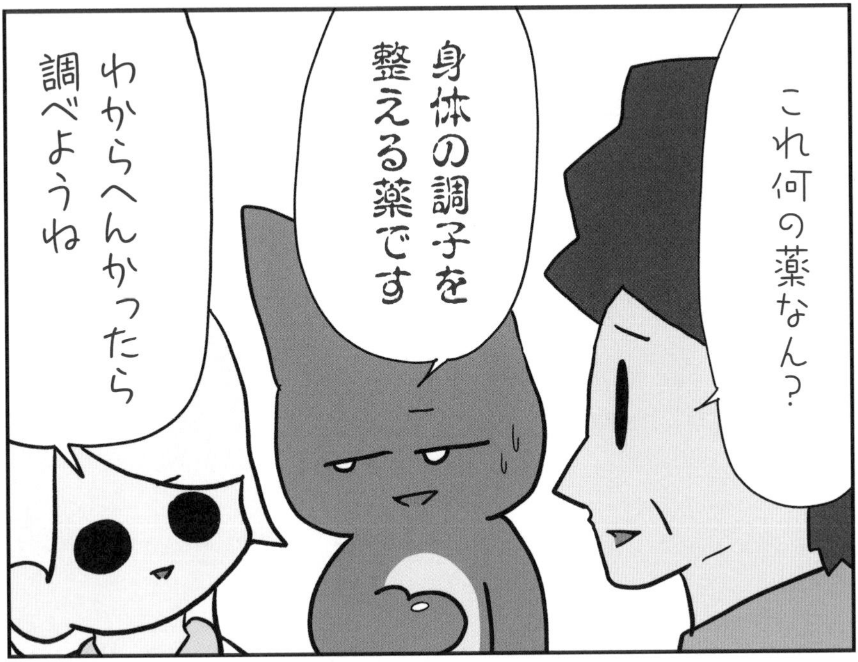

これ何の薬なん？
身体の調子を整える薬です
わからへんかったら調べようね

てきとーなことを言わない。

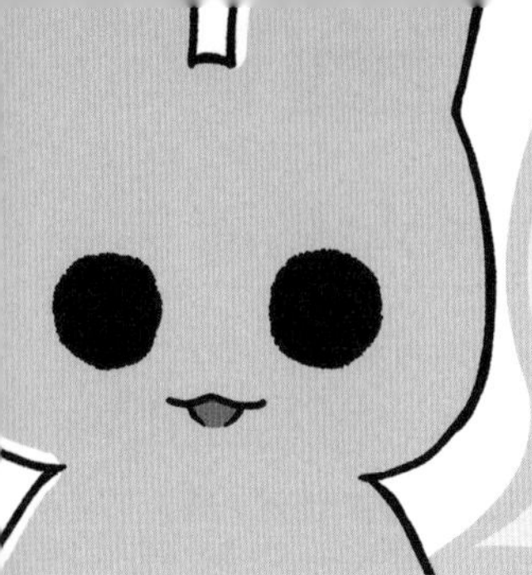

4-2

＼ 先輩の質問 ／

なんでこの患者さんには、この抗菌薬を使うのかな？

なぜこの質問をしているのか？

患者さんによって、**基礎疾患などの背景は異なる**から。

肺炎の炎症を抑えるためです。なぜ数ある抗菌薬の中でこの薬剤を選択したのかと問われると、それは医師の範疇なのでよくわかりません。医師のサジ加減でしょうか？その質問は看護師である私よりも、薬剤師や主治医に直接聞いたほうが早いんじゃないでしょうか？

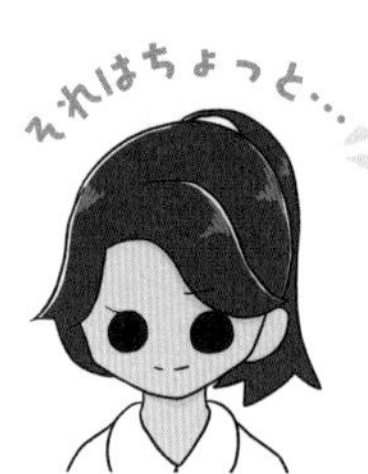

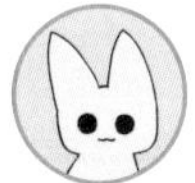

まあ、だいたい合ってるけど……あの、何かあったん？（なんか機嫌悪いな）

朝ご飯を食べ損ねたんですよ。

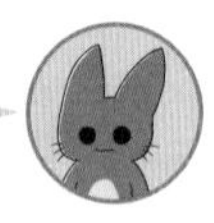

ぱれちにの一言

抗菌薬の中には、輸液本体を止めないといけなかったり、投与時間が独特だったりするものがあるから、気をつけてね。

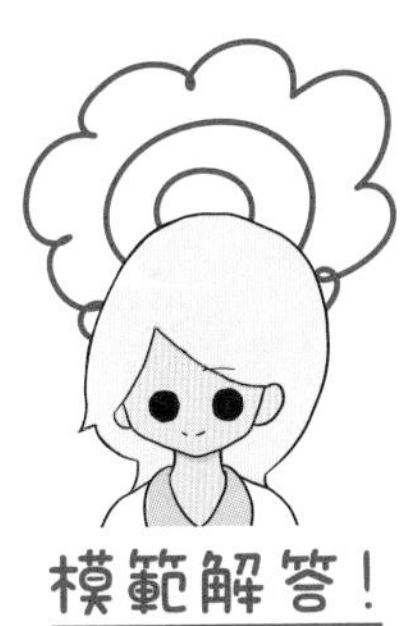

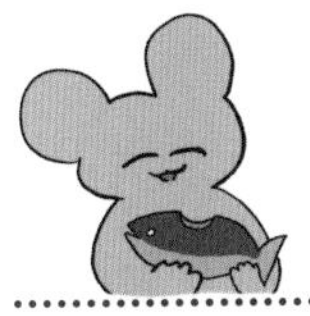

肺炎の炎症を抑えるために抗菌薬を点滴しています。しかし、まだ菌の種類を特定できていないので、いまは「だいたいコイツかな？」と調べている段階です。少しずつ狙いを定めて、菌を特定します。ただし、この患者さんはセフェム系のアレルギー歴があるので、そこは避けて選択します。アレルギー反応が出やすい体質かもしれないので、症状をより慎重に観察していきます。

模範解答の根拠と知っておきたい知識

抗菌薬を投与する理由の一つは、「創部の感染や誤嚥性肺炎などの炎症を改善するため」です。感染症を発症し、抗菌薬を最初に投与する時点では、多くの場合、原因となる病原体が確定していません。

そのため、「恐らくこんな菌がいるだろう」と予想し、まずはそれらすべてを倒せるような抗菌薬が選択されます。

採血や血液培養の結果、**「原因はお前か！」**と病原体がわかれば、その病原体に効果がある抗菌薬が改めて選ばれます。なお、もう1つの理由は「術後の感染症予防」です。

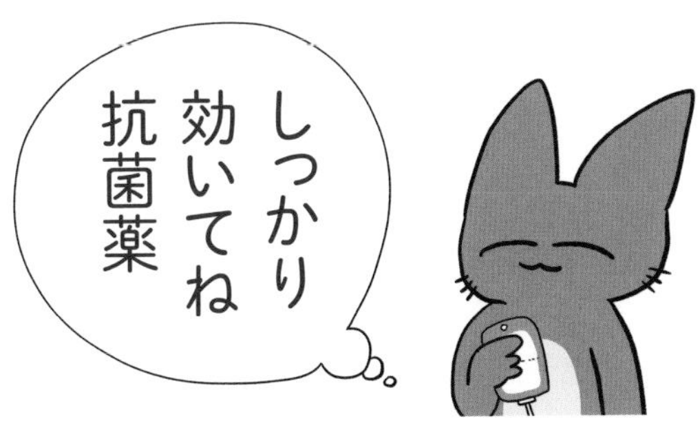

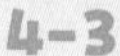

4-3

＼ 先輩の質問 ／

あ、この人、抗菌薬初回投与だよね?

なぜこの質問をしているのか?

その患者さんに初めての抗菌薬を使うときは、**どんな薬剤アレルギーが出るかわからない**から。

す、すみません！　すぐにバイタル測ってきます！しばらく付き添って、アレルギー反応がないかどうか見ておきます。てゆーか、初回投与なら、どっかに「初回投与」って書いておいてほしいものだわ。こういうことが、こんなヒューマンエラーを起こす原因になるのよね。ブツブツ……。

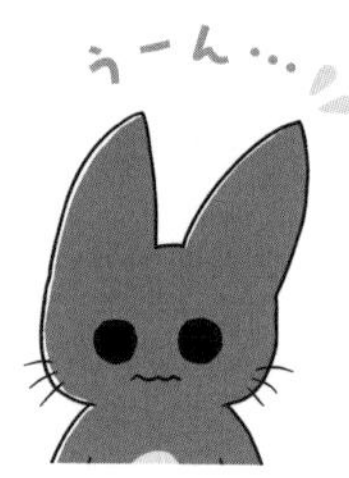

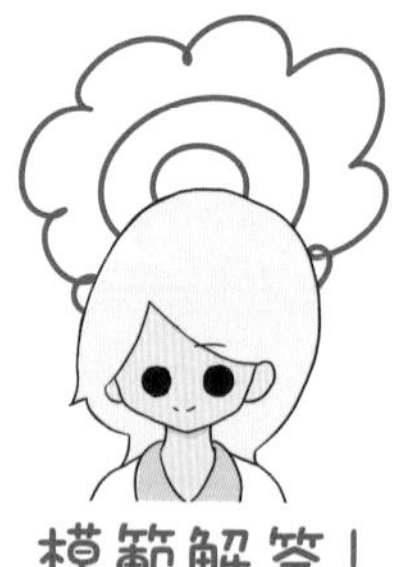

模範解答！

初回投与の開始時は5分間付き添って、アレルギー反応がないか観察します。発疹や掻痒感などが現れた場合は、すぐに投与を中止して応援を呼び、主治医に報告して指示を仰ぎます。出現した症状の変化を見ていきます。

ぱれちにの一言

初回投与でも薬のラベルには「初回投与」って書いていないことがあるから、カルテでしっかり確認しようね。

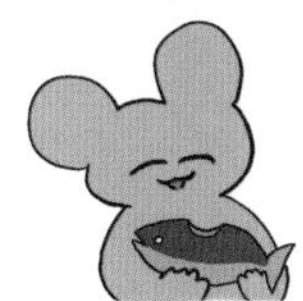

模範解答の根拠と知っておきたい知識

「薬剤アレルギー」とは、特定の薬剤に免疫機能が過剰に反応し、有害な症状が出現することです。**薬疹**や**呼吸苦**、**肝機能障害**、**腎機能障害**など、症状はさまざまです。

なんか
赤い点々が
できて
かゆいわ
あせもですかね

※薬疹だった

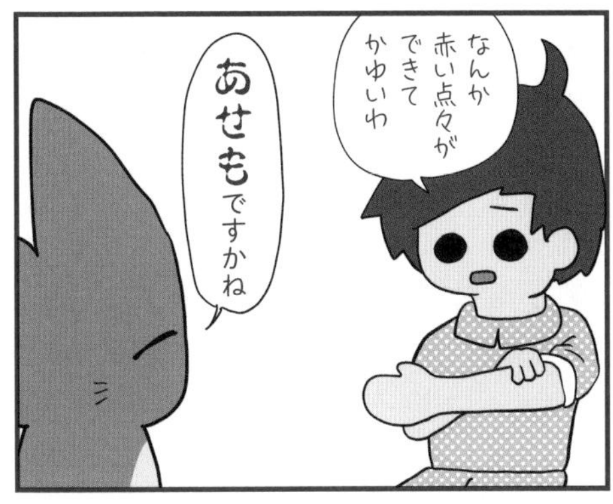

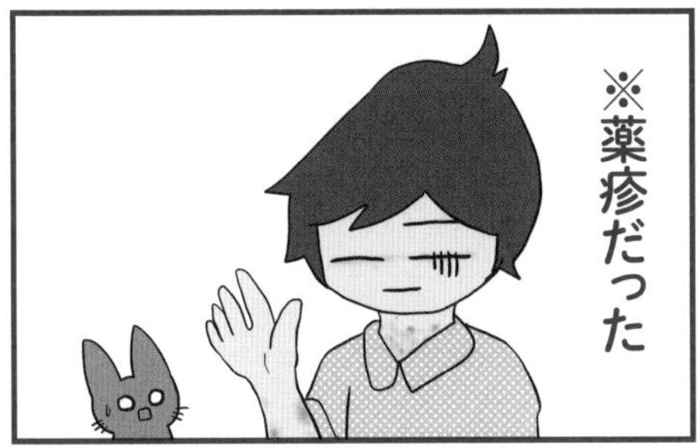

●アレルギーの症状

鼻の症状(9.6%)	くしゃみ、鼻水、鼻づまり
口の症状(22.8%)	口内の違和感、唇の腫れ
皮膚の症状(94.7%)	かゆみ、蕁麻疹、紅潮
ショック症状(10.4%)	意識喪失、虚脱、唇や爪が蒼白い
眼の症状(30.3%)	かゆみ、充血、まぶたの腫れ
呼吸器の症状(15%)	声のかすれ、喘鳴(ぜいめい)、咳、息がしにくい
消化器の症状(24.2%)	腹痛、嘔気、下痢

出典：NTT 東日本関東病院看護部/ 編著『1 年目ナースが先輩からよく聞かれること』(照林社、2021 年、p.117)

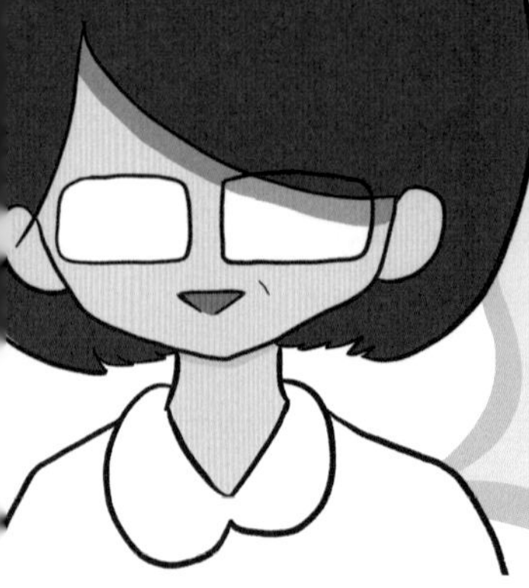

4-4

＼ 先輩の質問 ／

その抗生剤を使うとき、点滴の本体を止めてる？なぜ止めるかわかる？

なぜこの質問をしているのか？

その抗生剤を投与するときは、本体の点滴を止めないといけないのだが、その理由まで知っていてほしいから。

『混ぜたらあかん』っていうのはわかってましたが、なぜなのかはよくわかってません。キッチンハイターに書いてある「混ぜるな危険」的なものですよね？　配合変化して、体に良くないことが起こるんでしたっけ？

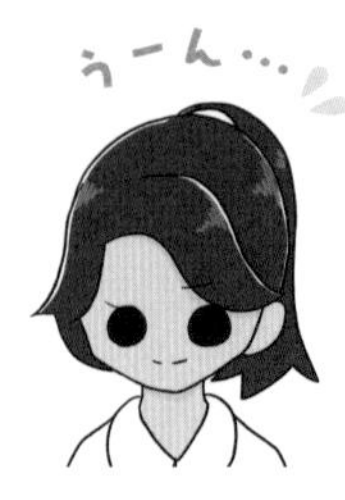

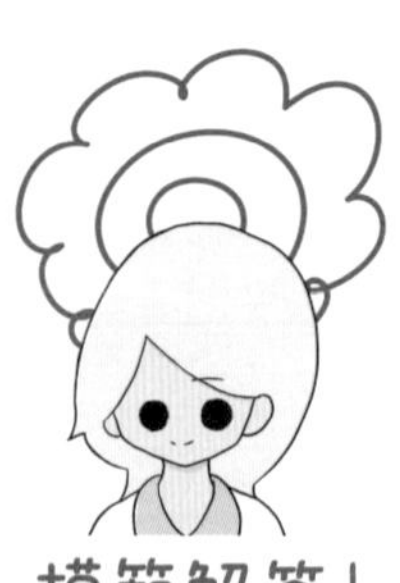

模範解答！

止めています。点滴の中には、他の薬と混ざることで配合変化が起こって、薬効が変化したり、結晶化したりすることがあるからです。主作用が十分に得られなかったり、変な副作用が出たり、最悪、肺や腎臓に結晶が溜まって急変、死亡例も報告されています。

ぱれちにの一言　抗生剤には「混ぜないで」という記載がないから、慣れないうちはカルテを見たり、先輩に聞いたりして確認してね。

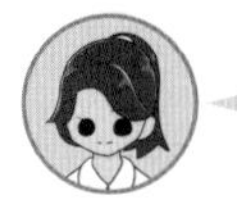

こわっ！

人間関係も複雑だけど、**お薬同士でも合う、合わへんがある**んやなぁ……。仲良くしたらいいのに、いがみあってさ。結果、職場環境が悪くなって自分の首を絞めてるのに気づかない。みんな仲良くっていうのは、どこの世界でも無理な話なのよねぇ。（遠い目）

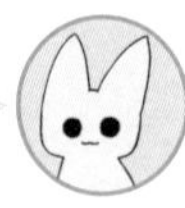

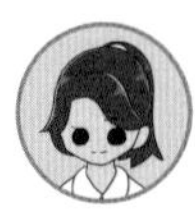

先輩、過去に一体何があったんですか？

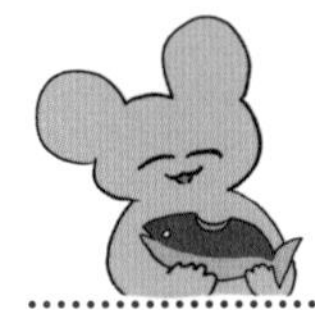

模範解答の根拠と知っておきたい知識

お薬には「**共演NG**」があるのです。芸能界みたいですね！　ここでは、お薬のゴシップにくわしい、某マネージャーさんに来ていただきました。

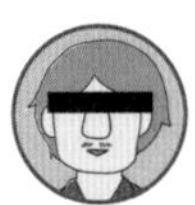

知っていることをいろいろ話しますね。

✕ 点滴の「共演NG」 その1　「セフトリアキソン静注（ロセフィン）」と「カルシウム（Ca）含有製剤※」

※カルシウム（Ca）含有製剤ってどんなの？
ビカーボン®、フィジオ®、ビーフリード®、エルネオパ®、カルチコール® とかのことね。

昔、何があったのかはわからないのだけど、仲が悪いから**現場では、場が凍りついて大変**です。つまり、「結晶」ができちゃうのよね。いや、うまいこと言おうとかじゃないですが。むしろ仲が良すぎて、くっついて結晶ができちゃうから共演NGなのか……って噂も。結晶ができてしまうと、それが**血栓の元**になったりするので、めっちゃ危険なんですよ！

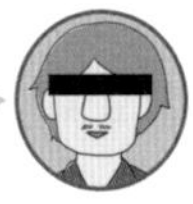

✖ 点滴の「共演NG」その2　「イントラリポス」と「電解質やアミノ酸の入った点滴（だいたいの補液には入っている）」

これも前と一緒です。イントラリポスは、**ねちっこい**ので有名です。共演NGを出されている点滴が多すぎて、いまではひとりぼっち（単独投与）の状況です。これも、結晶ができると肺塞栓症のリスクがあるからです。点滴だけでなく、**内服薬**でも**ドロドロした関係性**が繰り広げられています。その例を紹介しましょう。

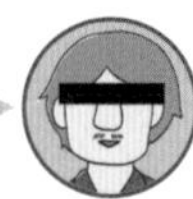

✖ 内服薬の「共演NG」その1　「デパケン」と「メロペン」

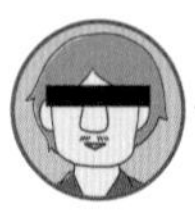

デパケンはてんかんの薬で、メロペンは抗生剤なんですが、この2つが合わさると、**てんかん発作**を起こしやすくなってしまうのです。

✖ 内服薬の「共演NG」その2　「抗真菌薬」と「ワーファリン」

ワーファリンは血液をサラサラにする薬なので、血が止まりにくくなります。**抗真菌薬**の一部はワーファリンのこの作用を増強して、大量出血しちゃうことがあるので、**絶対に共演NG**なものがあります。また、共演NGとまではいかないけど、ワーファリンは**抗菌薬との共演にも注意**しないといけないよ。なぜ、抗菌薬は悪い菌だけじゃなくて腸内の細菌にも作用するからです。そうするとビタミンKの産生が低下して、ビタミンKが欠乏してしまいます。そうなると今度は、血が固まるまでにかかる時間（**プロトロンビン時間**）ってのが長くなっちゃうの。これって血がサラサラになるのと同じなんだよね。だから、**抗菌薬とワーファリンを併用**すると、余計に血がサラサラになって、出血時に大変なことになりかねないから共演注意なのよ。

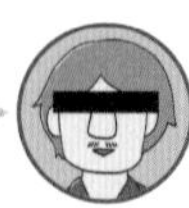

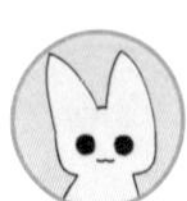

共演NGは他にもたくさんあります。共演NGとまではいかないけど、**ちょっと仲悪めな感**じ、とかもあるんですよね。これは薬の添付文書に併用禁忌とか併用注意とかって載っていたりするので、気をつけて見ておいてね。

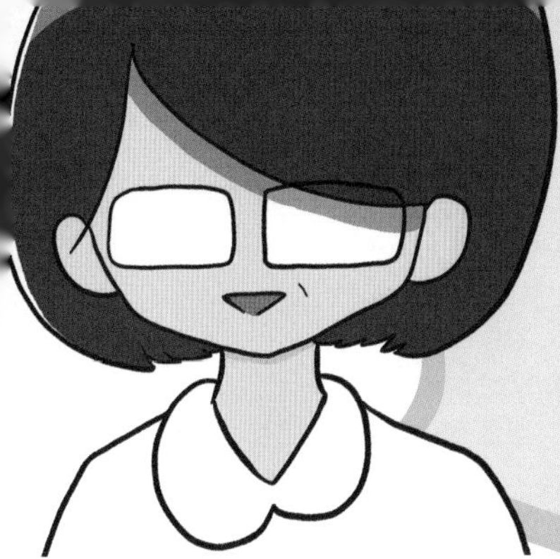

4-5

＼先輩の質問／

インスリンを使っている患者さんは、何に気をつけないとダメ？

なぜこの質問をしているのか？

インスリンを使っている人の注意点、わかっているか知りたいから。

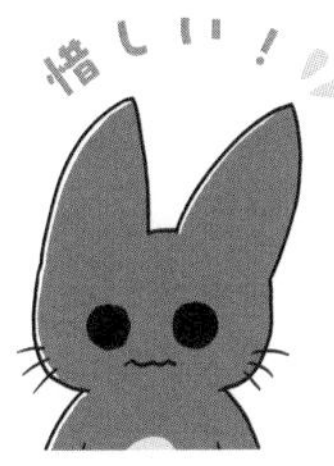

「低血糖です！（ドヤァ）」。え？　それ以外ってあります？　インスリンって血糖を下げる以外に効果あります？　低血糖以外に何かあったかなぁ……低血糖、低血糖、低血糖……ああ、考えすぎて私が低血糖になりそうです。先輩、アメください。

あなたさっき、昼食をたらふく食べてきたところじゃない……。

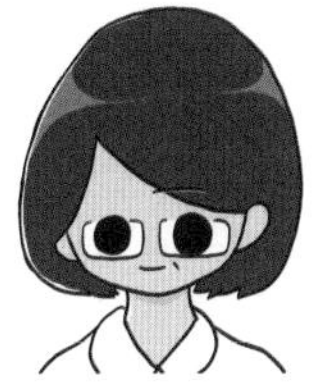

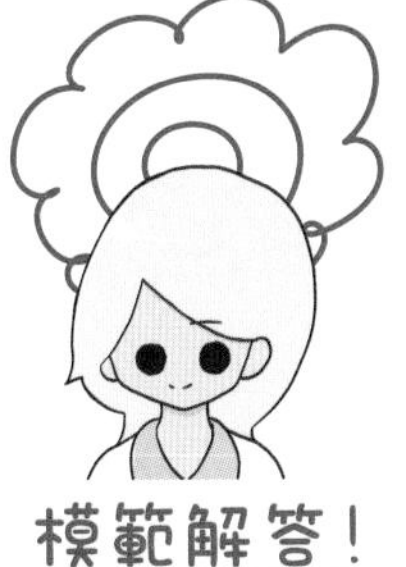

模範解答！

インスリンの主な副作用である**低血糖に注意が必要**です。冷や汗や意識レベルの変化を主に観察します。

ぱれちにの一言　患者さんが冷や汗をかいていたら、こっちも冷や汗ものだよね。

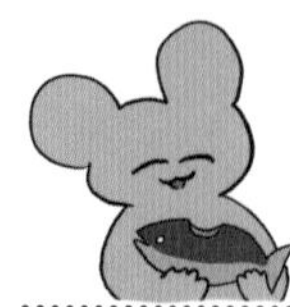

模範解答の根拠と知っておきたい知識

インスリンは効果もいろいろです。「ガーッ」と効果が出て、すぐに効き目が切れる“**短距離選手**”みたいなものから、ず――っと長く効く“**長距離選手**”みたいなものまであるよ。どちらも低血糖には注意が必要なんだけど、特に短距離選手を打ち込むときは、低血糖症状に気をつけてね。ほんと、ご飯を配る**「直前」**に打つんやで！

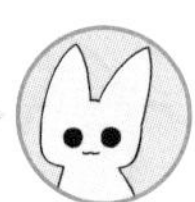

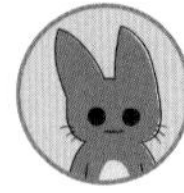

日によってご飯の摂取量にムラがある人とかは、インスリンを打つのが怖いです。

先生にもよるけれど、ご飯の摂取量に応じて、食後に打つケースもあるよ。先生に相談して、**打ち方を検討してもらう**のも手ね。ちなみに、糖尿病の患者さんは感染症にかかりやすいんだけど、感染症などでまったく食べられなくなっても（シックデイ）、インスリンは半分程度、継続するよ。

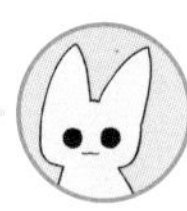

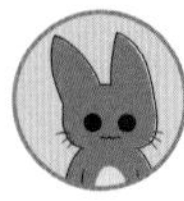

一度、先生に相談してみます。

皮下結節の形成にも注意が必要よ。皮下結節はインスリンによってできる脂肪の塊のこと。**そこにまたインスリンを打つと、効果が十分に得られない**の。だから皮下結節の形成を防ぐため、同じところにばかりインスリンを打たずに、日によって打つ場所を変えたりしましょう。

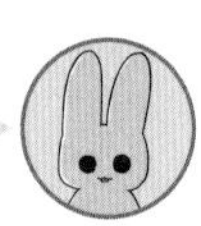

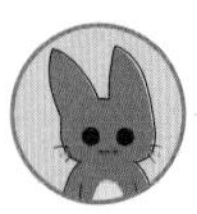

わかりました。

インスリンはお腹だけじゃなくて、**大腿部**や**臀部**、**上腕**にも打てるからね。患者さんの状況に応じて、打つ場所を変えてください。

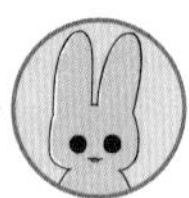

だらだら
これは…
低血糖の冷や汗…
息子が今日
大学の合格発表の
日でさ
不安で不安で
そっち!?
低血糖は
大丈夫でした

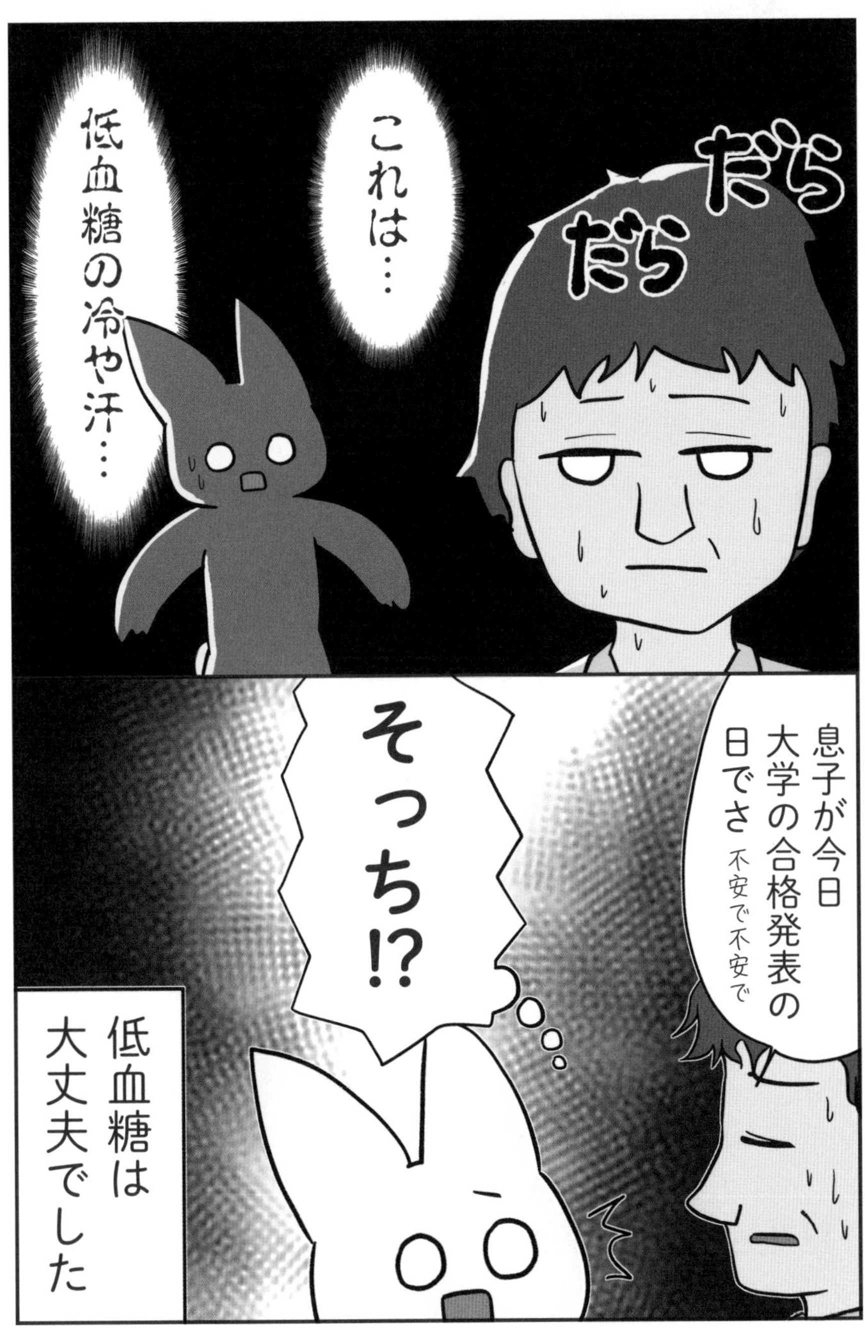

息子さん、合格してるといいですね（親目線）。

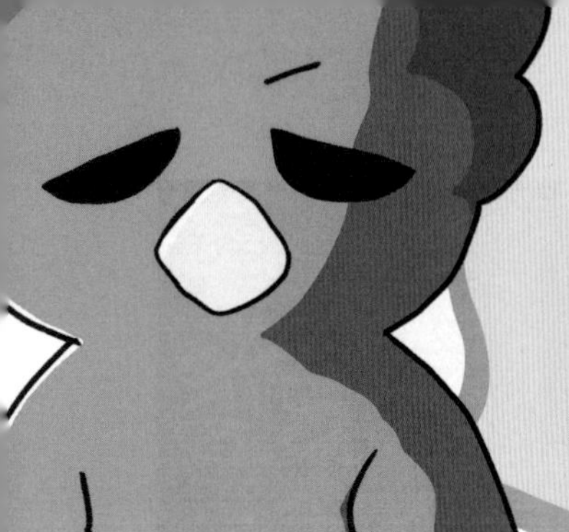

4-6
＼ 先輩の質問 ／

痛み止めの違い、わかる？

なぜこの質問をしているのか？
いろいろある痛み止めの違いをわかってるか知りたいから。

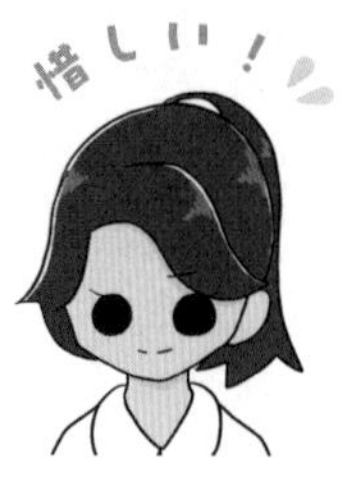

NSAIDs（非ステロイド性抗炎症薬）とアセトアミノフェンがあります。NSAIDsは胃を荒らす副作用があって、アセトアミノフェンは腎機能が悪い人向けってイメージです。

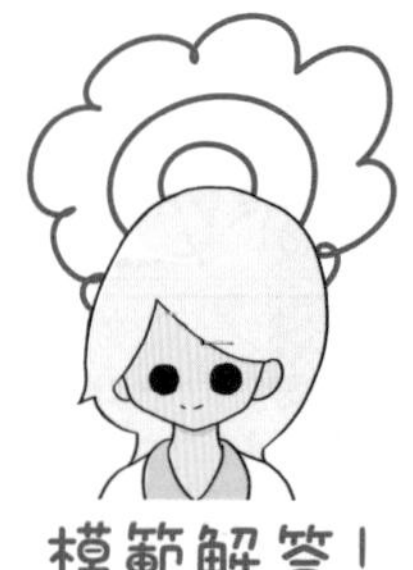

鎮痛剤はNSAIDsとアセトアミノフェンに大きく分かれていて、患者さんの**年齢**、**体重**、**腎機能**に合わせて、どちらを投与するか決めます。投与しても痛みが強い場合には、**NSAIDsとアセトアミノフェンを併用**することもあります。それでも痛みが強い場合は医師の指示を仰ぎ、**オピオイド**を投与します。

ぱれちにの一言 たくさんあって覚えるのが大変だけど、使う頻度がめちゃんこ多いから、押さえておいてね。

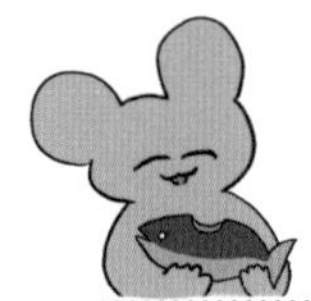

模範解答の根拠と知っておきたい知識

• NSAIDs（非ステロイド性抗炎症薬）

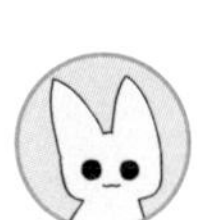

NSAIDsはNon Steroidal Anti Inflammatory Drugの略です。長っ。各単語の頭文字をとって**「えぬせいず」**って読みます。英語が得意な人は知ってたかな？　このNSAIDsが出る前は「ステロイド性抗炎症薬」ってのがあったんだけど、いろいろ問題が起こって、頭に「非」がついた新しい薬が使われるようになりました。それが、このNSAIDsです。

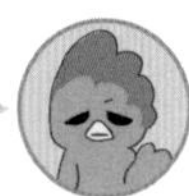

NSAIDsはロキソニンやジクロフェナク、点滴のロピオンなどね。患部に直接作用して炎症をやわらげ、痛みや熱をマシにしてくれるよ。

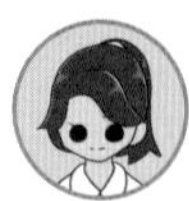

副作用は何ですか？

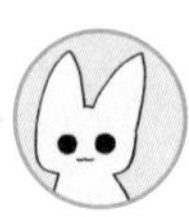

有名なのは、**胃の粘膜を荒らしたり、腎機能障害を起こす副作用**だね。だから、胃腸が弱い人や腎機能が悪い人はNSAIDsを避けることが多いね。たとえ粘膜や腎機能に問題がない人でも、**内服するときはコップに多めの水**を入れて飲んでね。水なしで1錠『ゴックン』とか、ダメ絶対！

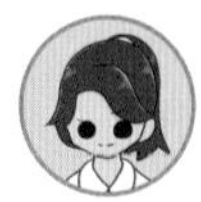

この前、電車の中で急に頭が痛くなったので水なしで飲んだら、何だか喉の奥や胃のあたりが痛かったんですが、そういうことやったんですね。もう、やめとこ……。

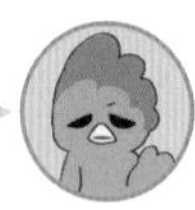

それはダメね。しっかりと水を飲まないとね。病院ではだいたい胃薬（レバミピドなど）と一緒に内服してもらうことが多いわ。あと、まれに喘息を引き起こすことも報告されてるの。『え？　痛み止めで喘息？』と思われがちだけど、なんと**喘息患者さんの10%は、実はNSAIDsが原因**とされている**アスピリン喘息**と言われているわ。

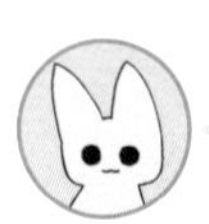

あと、**ジクロフェナクの坐薬**で特によく言われていることなんだけど、この薬を使った後、熱が下がって汗をめっちゃかくことがあります。すると、**体内の循環血液の量が一気に減って、血圧も下がる**ことがよくあります。そうすると、「術後で熱があるから、坐薬して、さて歩こうか」ってなったとき、急に失神したり、吐いたりすることがあります。**離床するときは、血圧を測定**して、患者さんの状態をよく見てね。

• アセトアミノフェン

臨床でよく使うアセトアミノフェンは、カロナールやアセリオなどがあるね。アセトアミノフェンが作用するのは**「脳」**と言われていて、「痛っ！」って感じにくくする効果があるよ。熱を下げる効果もあるんだけど、これも「体温の設定温度を下げるんや……」と脳に語りかけることで、熱を下げるのです。

胃が痛い
ロキソニン
水なしで
飲んだからかな
ナヌ！

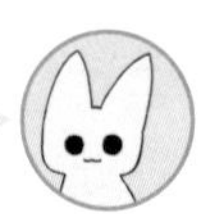

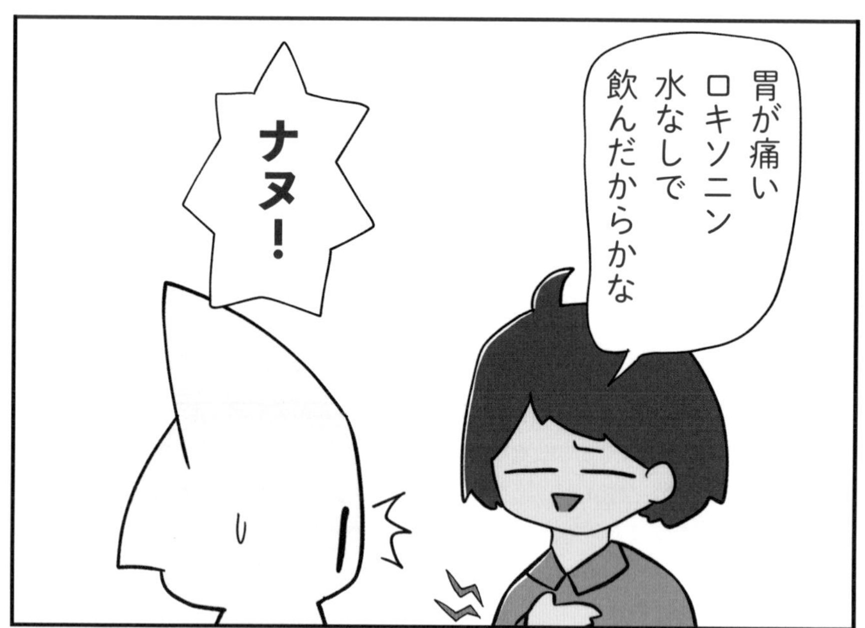

ダメですよ！

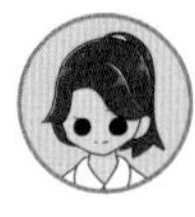

『脳に直接語りかける』……**マンガみたいな展開で胸熱**ですね！

アセトアミノフェンは、腎臓を悪くしたり、胃を荒らしたりするリスクは小さいけど、**肝障害が起こることが報告**されているよ。だから、1日にたくさんのアセトアミノフェンを投与するときは、患者さんの肝機能に問題がないか確認してね。

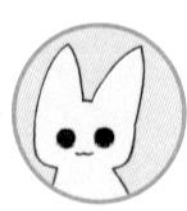

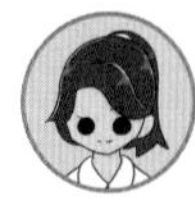

もし、ロキソニンを飲んでる人が痛みを訴えてきたらどうしましょう……？頑張って耐えてもらったらいいですか？

そんな酷なことはさせないわ。**NSAIDsとアセトアミノフェンは作用機序が違うから併用OK**なの。だから、ロキソニンを飲んで効かなかったら、6〜7時間空けなくてもアセトアミノフェンを飲んでOKよ。「ワンツー」で痛みや熱を下げる効果を期待しましょう。

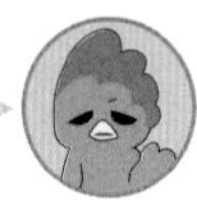

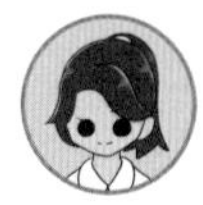

そうなんですね！　それは頼もしい！

それをやっても全然痛みが減らないのなら、**ワンランク上のオピオイド**を投与してみようか、ってなることが多いわね。

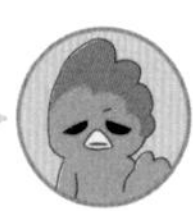

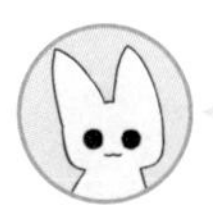

1つ補足だけど、**アセトアミノフェンは末梢での炎症が主体の関節リウマチなどには効きにくい**とされている。だから、関節リウマチにはNSAIDsが選択されることが多いね。でも、痛みに効くだけで、リウマチそのものを治すものではないよ。

ちなみに、アセトアミノフェンの点滴**「アセリオ」**は、1バイアルでも0.5バイアルでも量に関係なく**「15分で投与」**って決まっているよ。これより早いと肝臓に負担がかかるし、これより遅いと効果がいまひとつで、痛みや解熱の効果が出にくかったりするの。きっちり15分で投与してあげてね。

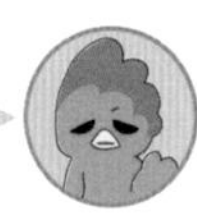

• オピオイド

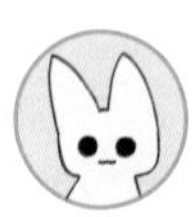

オピオイドは、麻薬性鎮痛薬（モルヒネ、フェンタニルなど。麻薬です）や麻薬拮抗性鎮痛薬（レペタン®、ソセゴン® など。麻薬じゃないけどそれくらい強いやつ）などの強一い痛み止めです。**金庫で管理されるほど、取り扱いに気をつけないといけない薬**です。

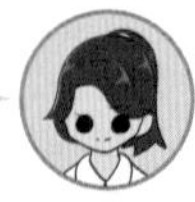

うっかりなくしたりしたらヤバそうですね。慎重に使わなきゃ。

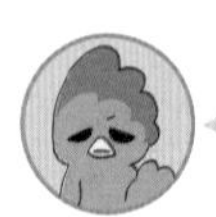

普通の痛み止めでは抑えられなかった痛みに用いられる薬よ。効果が強い分、副作用にも気をつけないといけないよ。**代表的な副作用が呼吸抑制。**呼吸が浅くなったり、下手をすると止まってしまったりするリスクがあるよ。他にも、吐き気や嘔吐、尿が出なくなる尿閉や、脈が遅くなったりする徐脈などの副作用があるわ。これらの症状があったら、すぐに使用を控えてね。

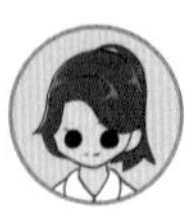

さっき、麻薬拮抗性鎮痛薬ってありましたけど、この「**拮抗**（きっこう）」って？

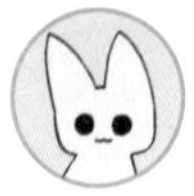

拮抗は「効果を弱くしてしまう」ってこと。例えば麻薬性鎮痛薬のフェンタニルを使っている人に、痛みをとろうと麻薬拮抗性鎮痛薬のソセゴンを併用すると、**フェンタニルが痛みをとる効果が弱まってしまう**の。

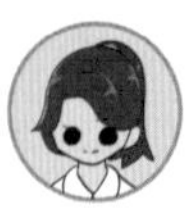

併用しないように気をつけないといけませんね。

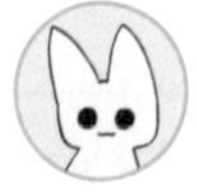

うちの病棟では、ソセゴンは術後の痛み止めの**「最終兵器」**って呼んでるわ。ちなみに、モルヒネとソセゴンは一緒に投与できないけど、**モルヒネと NSAIDs は一緒に投与できる**よ。

うちの病棟では
ソセゴンは
術後の痛み止めでの
最終兵器と呼んでるわ
最終…
兵器…！
ゴクリ…

なんか、ヤバい薬みたいに聞こえる……。

翌日
痛み止めいってから
すごくよく眠れたよ
ありがとう
良かったです

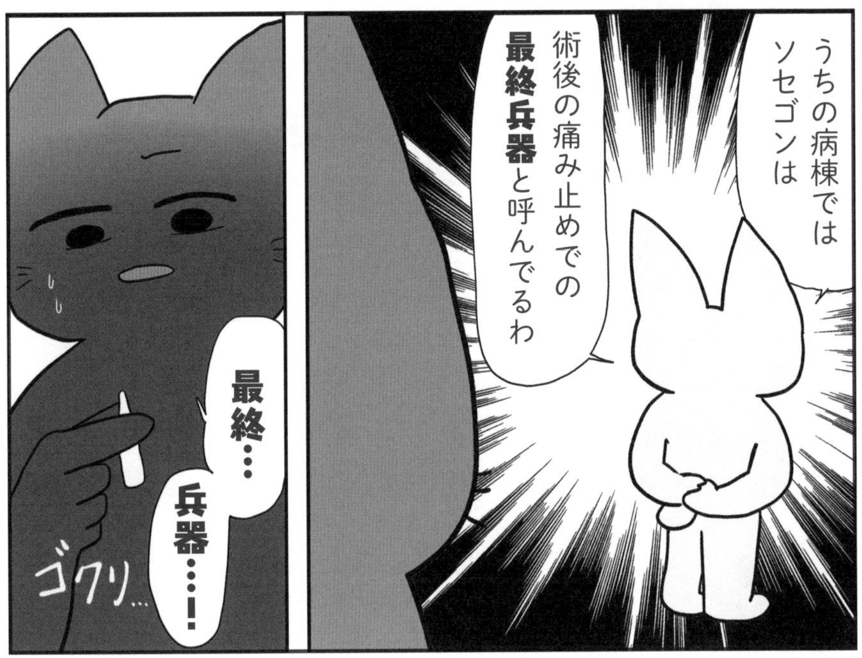

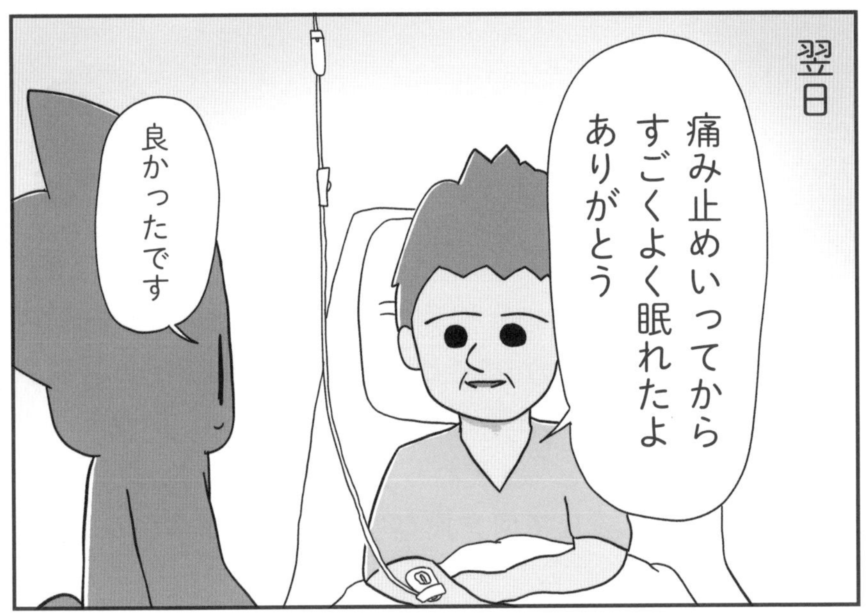

眠れてよかったです。

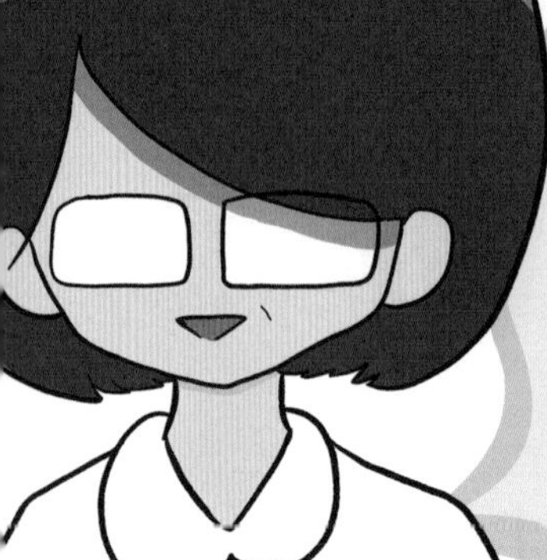

4-7

＼ 先輩の質問 ／

痛みが引かないからってバンバン「おかわり」してない？

なぜこの質問をしているのか？

副作用の危険に気がついてほしいから。

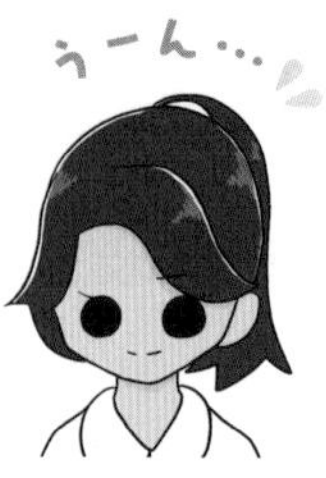

だって、患者さんが「痛い」って言っているんだもの。効かないなら、もっと追加するしかないでしょ。このまま痛がってるのを放置しろって言うんですか？ 痛がってるのを見過ごすなんて、そんなの看護師じゃない！（はぁはぁ……）

放置しないし、見過ごしもしないわよ。

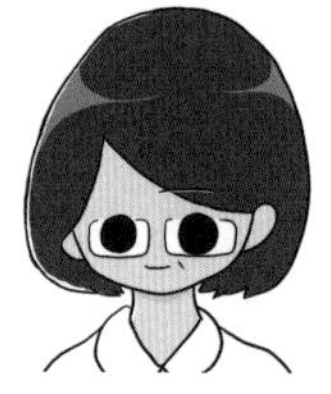

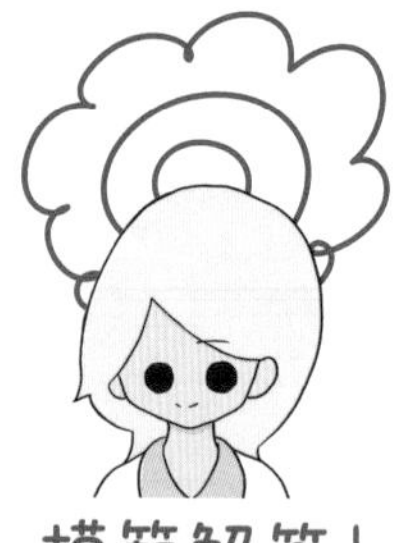

模範解答！

放置していません。痛み止めは6時間以上空けないといけないからです。患者さんの痛みが強く、6時間経たずに痛み止めを「おかわり」したいときは、医師に相談して何を投与するか決めます。

ぱれちにの一言　主治医に「オピオイド」を提案してみてもいいかも！

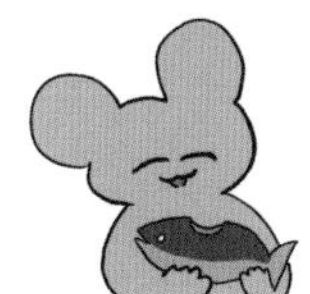

模範解答の根拠と知っておきたい知識

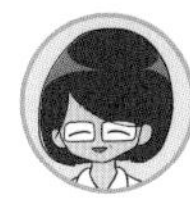

NSAIDs には「**天井効果**」があるのよ。「たくさん使ったところで効果は上がらない」ってことよ。

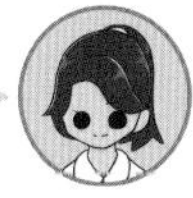

たくさんナースコールをとったところで給料は変わらないのと一緒ですか？

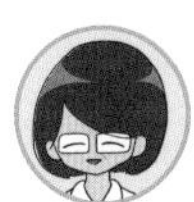

そこで、その例えかい……。たくさんナースコールを取ってくれるのはありがたいけどね。天井効果は、短い時間の中で繰り返し使っても、効果が上がらないどころか、「胃が痛い」といった**副作用のリスクが高まるだけ**ってことね。NSAIDs を使用しても十分な効果が得られない場合は、ほかの薬剤を選択するよ（**4-6** 参照）。ちゃんと用法・容量を守らないと、せっかく治しにきたのに、副作用でもっと悪くなっちゃうよ。

昨日お局先輩から受けた心の傷にはどれくらい飲めば効きますかね？
飲みに行くか？
ズキ…

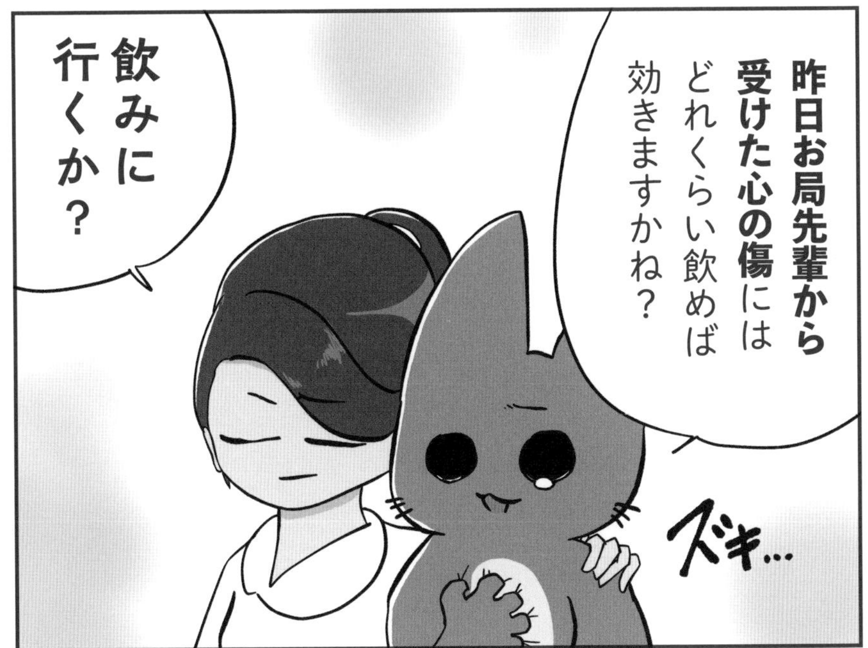

そんな薬があったら定期処方してほしい……。

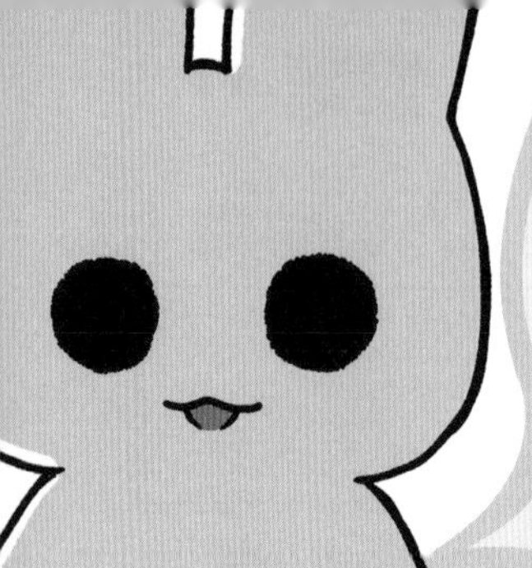

4-8

＼ 先輩の質問 ／

せん妄で暴れ倒してる患者さんがいたら何を使う？

なぜこの質問をしているのか？

せん妄に対して使用する薬剤について理解しているか確認したいから。

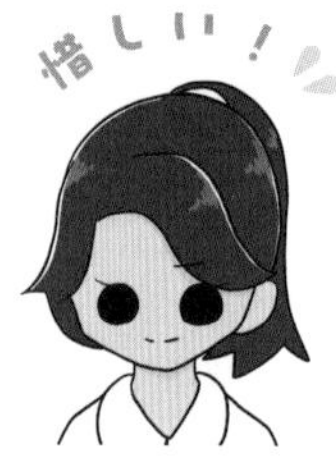

とにかく、暴れてる患者さんをなんとかしないと。みんなで身体を抑えて、セレネース筋注しましょう……って、男性看護師いないんですか？

今日は女子しかいないわ……。

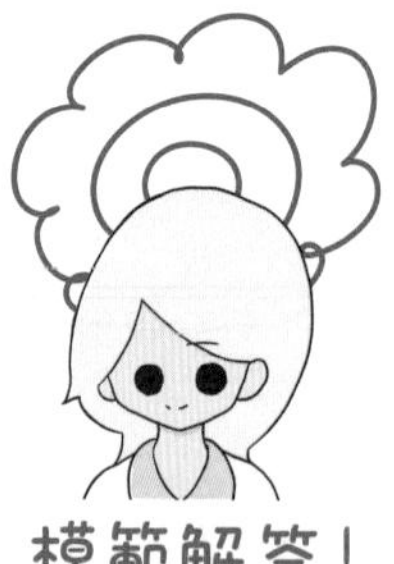

せん妄に対する薬物療法としては、主に抗精神病薬が使用されます。内服ではリスペリドン、注射薬ではセレネースなどを主に使います。

ぱれちにの一言　「そうそう、課長の机に時計型麻酔銃があるねん……」って、ないわ！

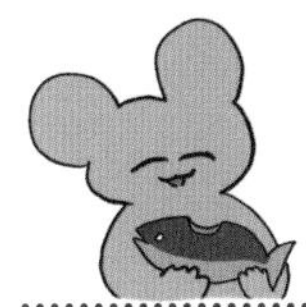

模範解答の根拠と知っておきたい知識

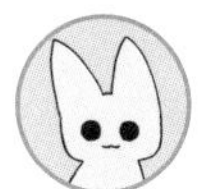

せん妄ってのは、ストレスとか加齢とかいろんな要因が重なって、一時的にここがどこかわからなくなったり、混乱したりする症状よ。

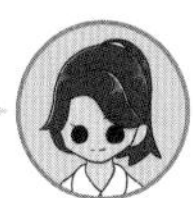

お酒飲みすぎたときの先輩みたいですね。ほら、先月の病棟の飲み会で……。

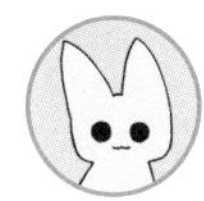

は？　何言って……ごほん！　で、せん妄にはどんな薬を使うのかな。

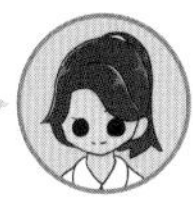

せん妄でも、ちょっと混乱しているだけで、**まだ話が通じる段階**でしょうか？　ちょっとゴソゴソしていたり、よくしゃべる……みたいな。そういうときは口から薬を飲んでもらえるから、クエチアピンとかトラゾドンとかよく使うかな。

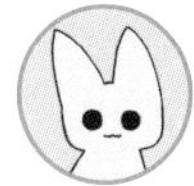

もう興奮が収まらず、薬を飲ませようとしても振り払われたり、吐き出されたりして、**もはや経口で内服してもらえるような状態ではなかったら**どうする？

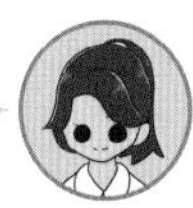

男性の看護師を呼ぶしかないでしょうか？

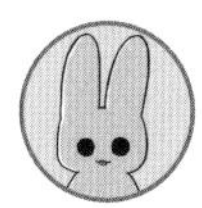

惜しいわね。そういうときは**セレネースを筋肉注射**するわ。もしルートが抜かれずに残っていたら、そこから投与することもあるけどね。そこまで興奮する前に、なんとか抑えられるように対応できたらいいんだけどね……。毎日興奮するような人、例えば夕方に興奮することが多い人だったら、興奮するちょっと前に飲んでもらうようにするのも一つね。

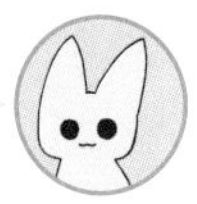

ちなみに、**クエチアピンは糖尿病の人に使うと高血糖を起こすから、投与は禁忌**だよ。セレネースはパーキンソン病の人に使うと症状がひどくなるので、これもダメよ。

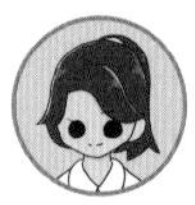

この人、いろいろな薬を飲んでるけど、もしかしたら**せん妄の元**となるような薬とか飲んでいたりして……。

せん妄を引き起こす可能性がある薬剤は、細かく言うといろいろあるけれど、臨床で最も見かけるのは、**ベンゾジアゼピン系の薬**よ。不安を抑えたり、眠りに誘ったりする薬があるわ。

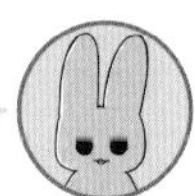

●不安を抑える系

デパス
ワイパックス
セルシン
ソラナックス
など

●眠りに誘う系

マイスリー
レンドルミン
リスミー
など

でも、安易に薬に頼るその前に、せん妄がひどくなる原因をいろいろ考えないといけないよ。実は看護師が気づいていないだけで、**看護師自身の声かけが興奮を助長**していることも少なくないのよ。

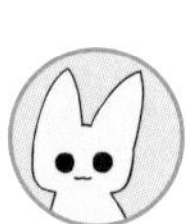

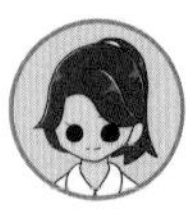

え！　そうなんですか？

認知症患者さんの対応にも通じるけど、患者さんの言うことを受け止めず、すぐに否定してしまうと、たいてい余計に興奮するわ。

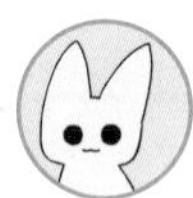

例

帰宅願望の患者さんが「帰らせて！」と立ち上がる。

↓

看護師が「あ！　危ないし、座っててください」と言う。

↓

「こいつは何を言うとるんや？」と患者さん、激おこ。

↓

「先輩！　患者さんが興奮しています。薬、行ったほうがいいかもですね！」（この看護師は、自分の声かけが引き金で興奮したことに気がついていない）

↓

すぐに薬を投与する。

↓

それを毎日繰り返しているうちに、薬が体内に溜まって、傾眠がどんどんひどくなり、食事もリハビリもろくにできず、寝たきり……。

薬のことを考えるのも大事だけど、まずは「自らの声かけは適切なのか」を考えることが大切ね。

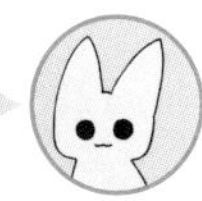

せん妄や認知症の方への声かけ例

「家に帰らせて！」

✕：ここは病院ですよ。いまは入院中なので帰れません。

〇：わかりました。ご家族に連絡していますので、お部屋でゆっくりしていてくださいね。

「ご飯はまだか？」

✕：さっき食べたじゃないですか？

〇：いまつくっているところですよ。今日はサツマイモご飯です。そういえば旬ですね、いま。

「お姉ちゃん、ちょっとええか？」

✕：ちょっと待ってて。

〇：わかりました。いま手が離せないので2分お待ちください。そのあとお話ししましょう。

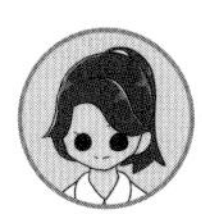

ときにはその人に合わせた“優しい嘘”も必要なんですね。

看護師だけでは対応が困難だったり、危険をともなう場合は、警備員さんを呼ぶのも一つの選択肢です。

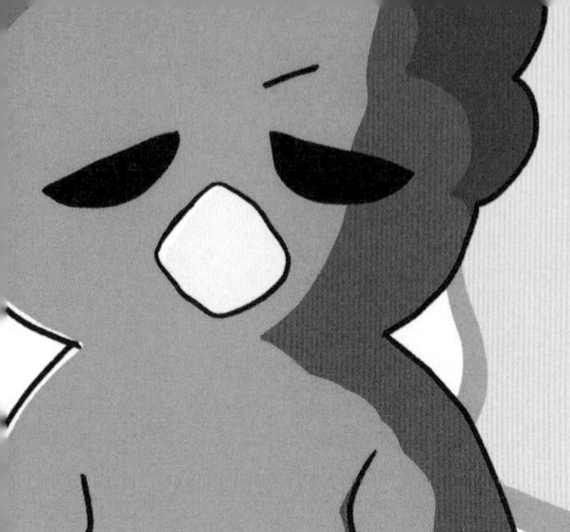

4-9

＼ 先輩の質問 ／

「便が出ていない、はい、下剤」って思ってない？

なぜこの質問をしているのか？

下剤を使うときの注意点をわかっているか知りたいから。

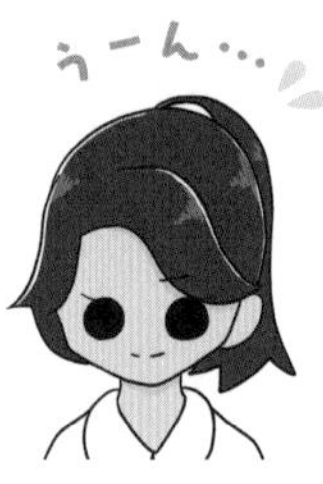

え？　違うんですか？　あ、わかりました。水分とか野菜をとって、運動しろ、ってことですね！　あと、ご飯を食べるときは、よく噛んでもらったり、お腹を「の」の字にマッサージしたり、お腹を温めて腸蠕動（ぜんどう）を促すのも良いですね。

間違ってないけど、もう少し何とかならんかね……。

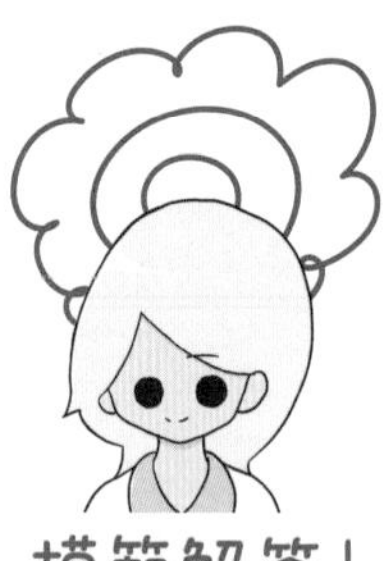

模範解答！

便がいま、腸のどのあたりに溜まっているのか、お腹を触ったり、患者に聞いたりします。その上で、どの下剤にするかを考えます。**習慣性※がある薬**（センノなど）を毎日飲んでいるのなら、違う薬を主治医に提案します。

※：使い続けていると身体が慣れて、だんだん効果が弱くなること。

ぱれちにの一言　便秘にも、いろいろあるのよ～。

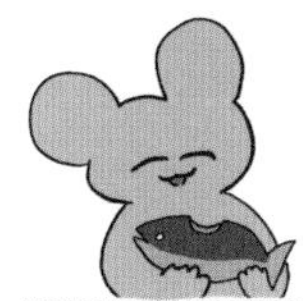

模範解答の根拠と知っておきたい知識

便秘は便秘でも、**機能性便秘**と**器質性便秘**の２種類に大きく分かれています。そんで、機能性便秘はさらに３種類に分かれているのよ。便秘も奥が深いんです。

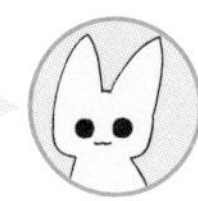

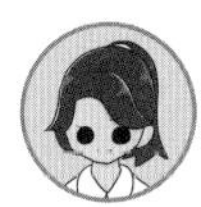

ひゃー。

●機能性便秘って何？

先に言うと、ほとんどの人はこれです。「なんかストレスで便秘だなぁ」とか、「野菜食べてなかったし、便秘だなぁ」とか……ほとんどこれです。ちなみにいま、私もこれに該当してます。**もうかれこれ5日出ていません。**

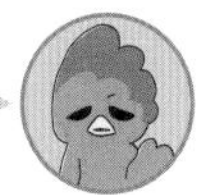

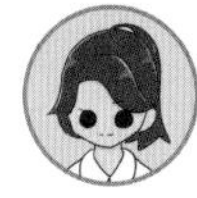

先輩？

じゃ、３つに分かれた機能性便秘を１つずつ解説するわ。

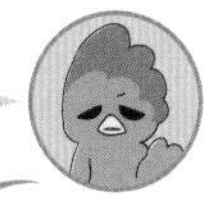

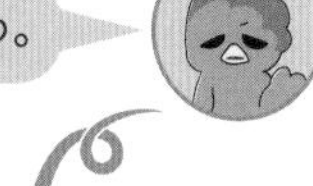

❶弛緩性便秘

大腸の筋肉が緩んで力が入らなくなり、便を外に出せない便秘。便は出せないけど、水分は便から吸い取られるので、**カチカチ便に仕上がる**ってわけ。

❷痙攣性便秘

ストレスなどで自律神経が乱れ、腸の蠕動運動のリズム、便を押し出すためのいい感じのリズムが乱れてしまい、**うまく便を進められなくなった**便秘。

❸直腸性便秘

便を我慢しまくってたら、**「便を出したい」感じがなくなっちゃった便秘**。便はもう直腸まで来ているんですが、感じにくいから気がつかなかったりする……そんな便秘。

●器質性便秘って何？

腸や胃になんらかの疾患があって、そのせいで起こる便秘のことよ。**大腸にがんがあったり、腸閉塞になってたりするかもしれない**から、すぐに病院に行かないといけない便秘よ！

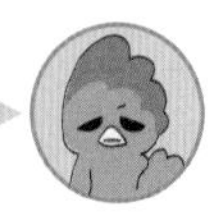

●それぞれの便秘に対する薬剤、対応は？

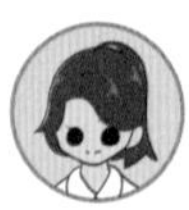

どういう薬を使えばいいんですか？

便秘の種類によって下剤を使い分けるといいわ。**❶の弛緩性便秘**に対しては酸化マグネシウムね。効果が穏やかで習慣性がほとんどないし、腸蠕動を促したり、便をやわらかくしたりしてくれます。ラキソベロンも使います。漢方薬なら大黄甘草湯。これも腸蠕動を促す効果があるわ。コーラックやセンノサイドもダメってわけじゃないんだけど、習慣性があるし、腹痛や下痢を引き起こすことがあるから、使うなら症状を見ながら慎重にね。**❷の痙攣性便秘**に対しては、アミティーザなどの、刺激が少なく、小腸に水分の分泌を促す効果がある薬を使うわ。センノサイドは刺激が強くて症状を逆に悪化させることがあるから、原則的には使いません。**❸の直腸性便秘**に対しては、一時的に便意を誘発するレジカルボン坐薬とか、グリセリン浣腸をよく使います。摘便することも多いわね。

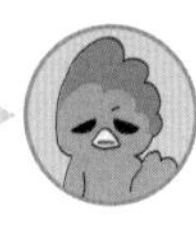

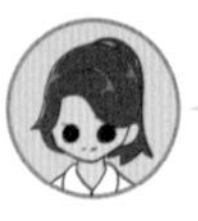

下剤にもいろいろあるんですね！

器質性便秘に対しては、まず便秘の原因をなんとかしないといけないわね。だから、**下剤を使ってはいけないことも多いの**。無理に腸を動かして、その結果、出血したり、がんが散らばってしまったりするかもしれないからね。

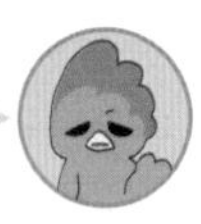

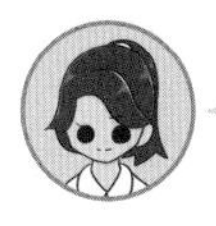

がんが散らばる……こわっ。

下剤を使うときに気をつけないといけないことがあるわ。酸化マグネシウムは名前の通りマグネシウムが入ってるので、とりすぎると**高マグネシウム血症のリスク**があるの。特に、腎臓が悪いとマグネシウムが排出されにくいからね。嘔気や傾眠を起こすことがあるわ。大腸が狭くなっている人（大腸がん、大腸ポリープ、クローン病、虚血性大腸炎など）や痔、肛門の疾患がある人は**浣腸が禁忌な場合もある**から、事前に確認しておこうね。

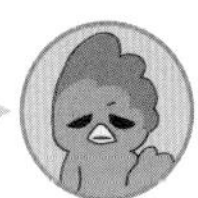

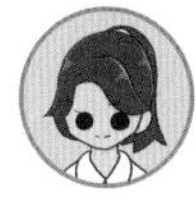

下剤も気をつけないといけないことが、いろいろあるんですね。

あれ？ この患者さん毎日下剤飲んでるのに便秘なん？
飲み続けてると効果が乏しくなっていく下剤なんじゃないの？

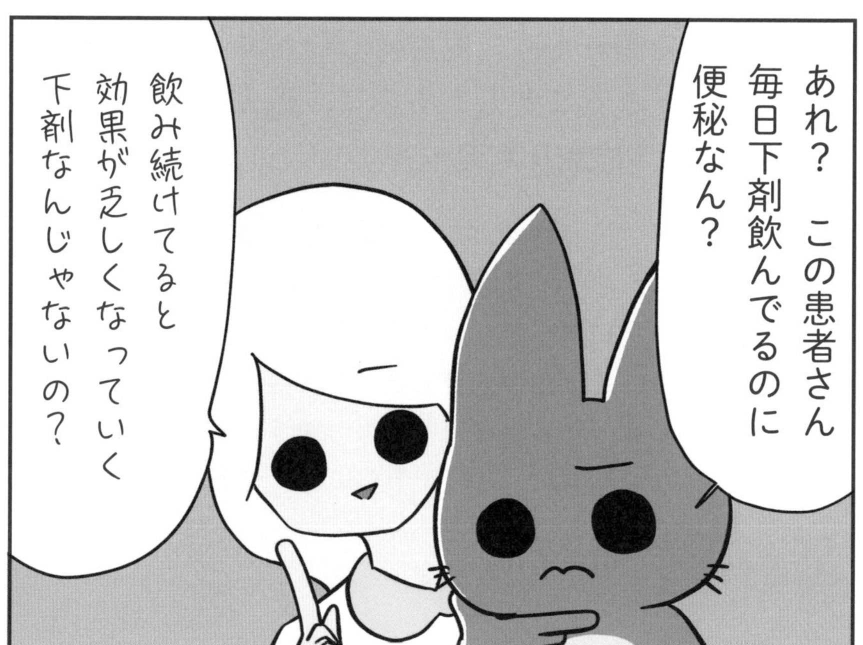

「習慣性」のある下剤かもしれないよ。

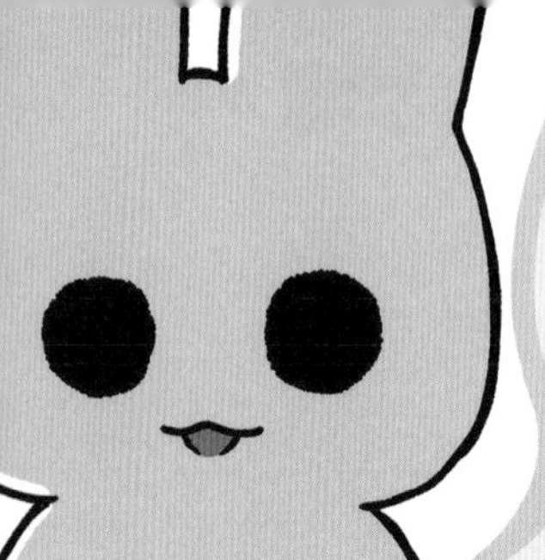

4-10

＼ 先輩の質問 ／

患者さんに抗がん剤を投与する上で、気をつけることは？

なぜこの質問をしているのか？

❶ **抗がん剤の点滴は、普通の点滴**と違うから。

❷ **副作用や観察点**を知っていてほしいから。

いろいろな副作用が出る可能性があるから、しっかり観察します。また、抗がん剤が血管から漏れたり、皮膚についたりすると、ただれることもあるので、最大限の防御態勢で投与します。

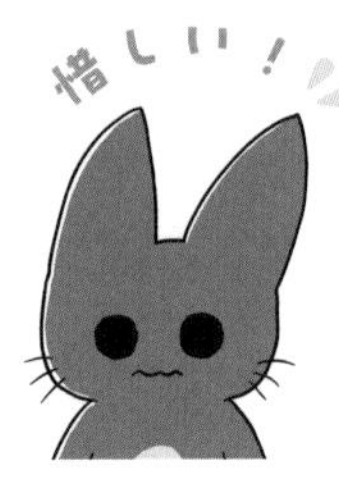

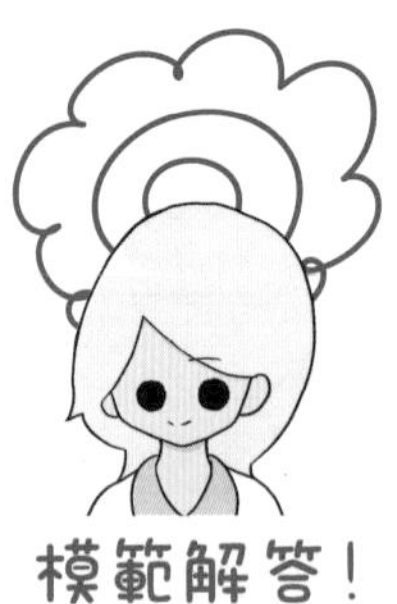

投与時は、抗がん剤に触れないよう、ガウンやゴーグル、手袋をして対応します。また血管外に漏出しないよう、太くて丈夫な血管を選んでルートキープします。投与時は悪寒や発熱、気分不良がないか観察します。投与後は易感染状態なので、感染予防に努めてもらいます。また、吐き気や食欲不振など、それぞれの症状に合わせて対処します。

ぱれちにの一言 とにかく身体に直接触れないようにね！

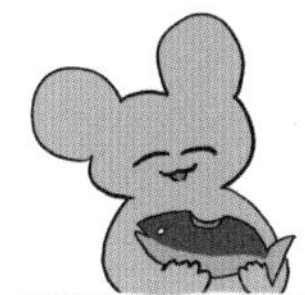

模範解答の根拠と知っておきたい知識

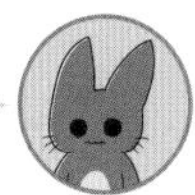

今日は抗がん剤を患者さんに投与するのでドキドキです。

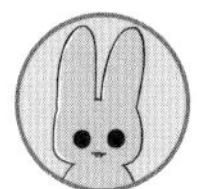

自分の身体に触れないように、長袖のガウンやゴーグル、二重の手袋をしっかり装備するのよ。

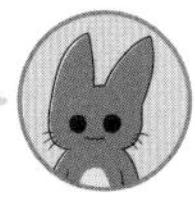

バックプライミングってのをしないといけないって言われたんですが、何ですか？

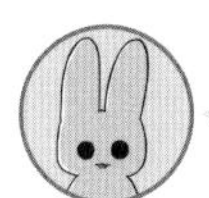

点滴をセットするときに、**抗がん剤で点滴ルートを満たすのではなく、生食などの輸液で抗がん剤のルートを満たすこと**よ。抗がん剤の点滴に点滴ルートを刺した後、すぐに点滴ルートを満たしがちだけど、刺すだけで満たさずに、いったん患者さん側でなく、生食などの輸液➡抗がん剤のルートに流れるように三方活栓を回して、生食などの輸液で抗がん剤のルートを満たすことを言うわ。

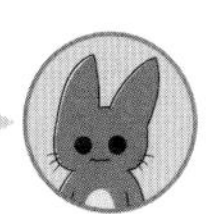

ややこしいけど、これなら投与でルートに漏れがあっても、看護師が曝露（ばくろ）するリスクを減らせますね。

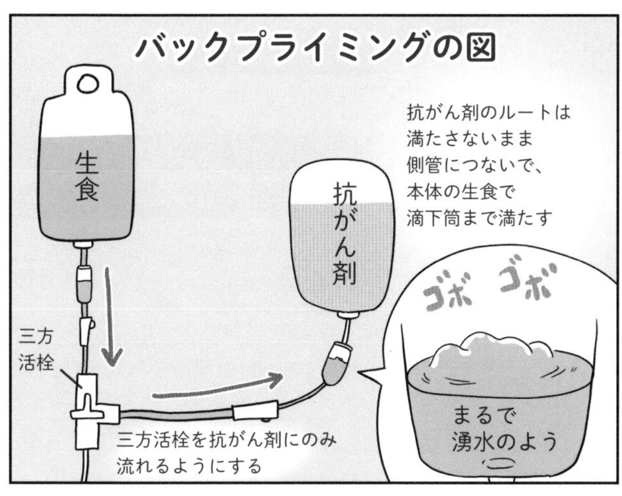

●投与中の患者さんの反応を見よう

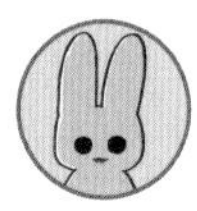

点滴の刺入部に痛みや腫れはないか？　悪寒や発熱、シバリングはないか？　たまーに、急にガクガク震えたり、気分が悪くなる人もいます。私も何人か経験があるわ。びっくりするけど、**すぐに点滴を止めて主治医に報告**よ。

点滴が終わったら、**ルートごと袋に詰め**、他の人が曝露しないようにして指定の場所に捨ててね。

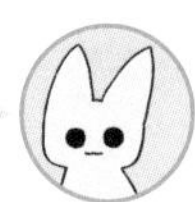

●投与後の患者さんの副作用症状を見よう

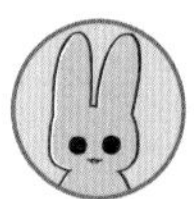

投与してから**副作用が出るタイミングは症状によって違う**よ。吐き気やアレルギー反応などはすぐに出るけど、脱毛などはだいぶ時間が経ってから出てくるわ。

●抗がん剤の副作用一覧と特徴

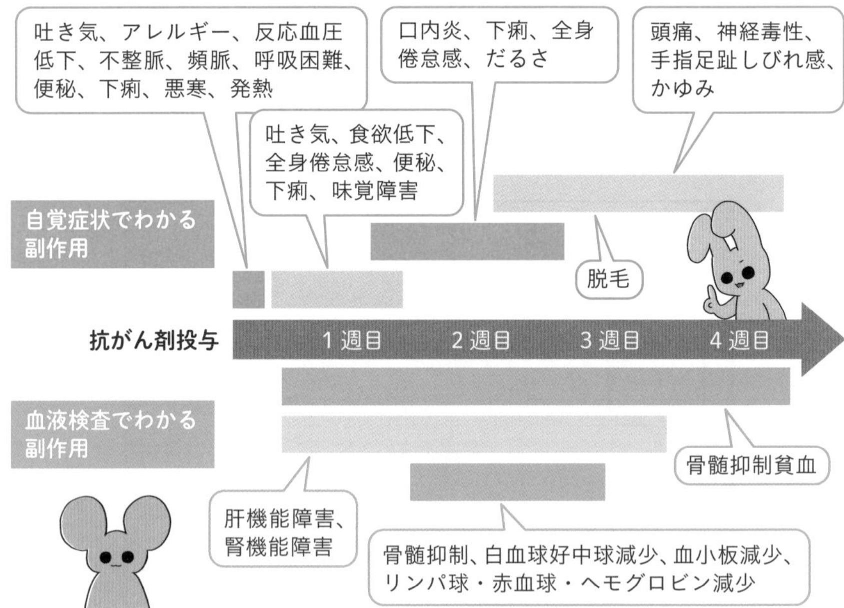

出典：抗がん剤の副作用について（一般社団法人 日本がん難病サポート協会）（https://www.cancer-support.net/side-effects/）

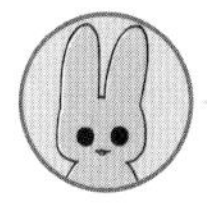

副作用を減らすために、化学療法の前後に**制吐剤**や**利尿剤**などを投与することも多いのよ。

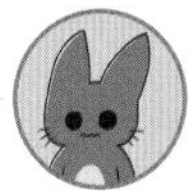

利尿剤？

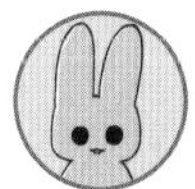

化学療法をする患者さんは、**身体の中に水が溜まりやすい**こともあるの。**毎日体重を測る**こともあるわ。手足などがむくんでいないかも見てあげてね。

な、何これ!?
ゾワッ…
抗がん剤が皮膚につくと紅斑や湿疹、脱毛などいろんな症状が出ます

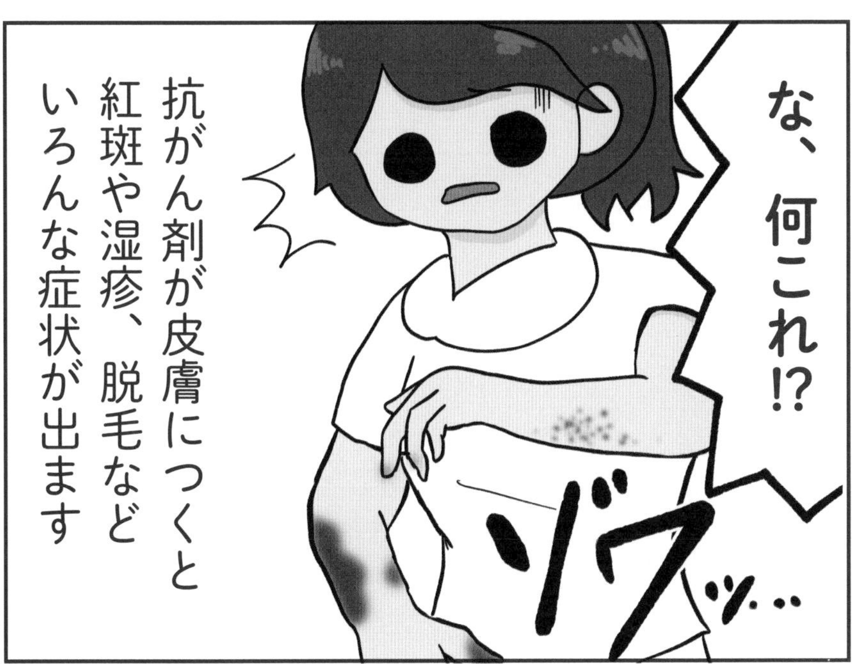

もし皮膚についてしまったら、すぐに水で洗い流してね。

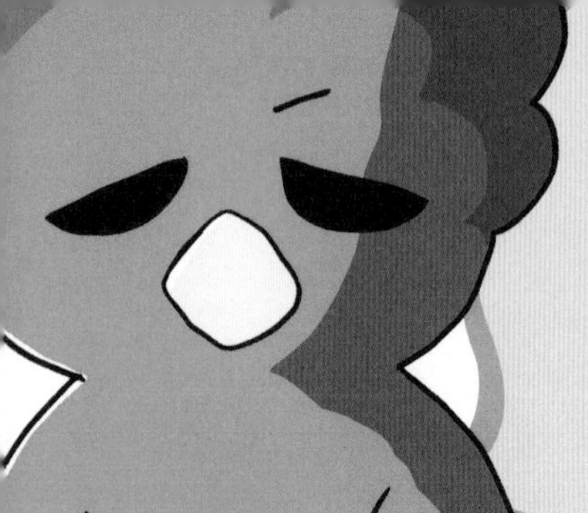

4-11

＼ 先輩の質問 ／

ステロイドを使っている患者さんで注意することは?

なぜこの質問をしているのか?

ステロイドの使用上の注意点を理解しているか知りたいから。

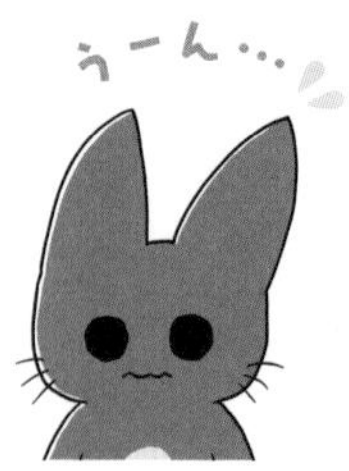

ステロイドを使うと免疫力が弱くなるので、感染症にかかっていないかどうかの観察が必要ですね。他にもいろいろあったんですが、国試で勉強して以来、勉強していなかったので、もう忘れました。

国試、懐かしいよねぇ……
じゃなくて。復習、復習!

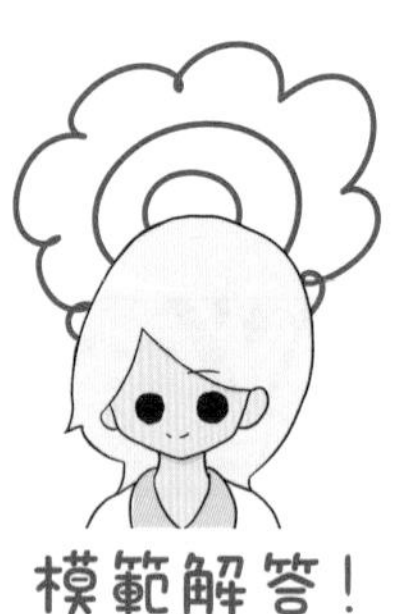

模範解答!

ステロイドの最も大事な副作用は、易感染です。ですから、感染症を予防するために、マスクや手洗いをしっかりしてもらいます。また、高血圧や高血糖になったり、骨がもろくなったり、不眠になったりと、いろいろな症状が出てくる可能性があるので、全身状態をしっかり観察する必要があります。ステロイドをやめるときも、急にやめず、徐々に量を減らす必要があります。

ぱれちに の 一言　効果はすごいけど、副作用もたくさん。諸刃の剣だよ!

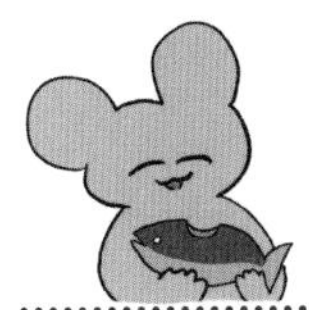

模範解答の根拠と知っておきたい知識

●ステロイドの主な副作用

・感染症にかかりやすくなる（易感染）
・高血糖
・脂質異常症（高脂血症）
・高血圧
・中心性肥満（お腹に脂肪がつくが手足は細い）
・満月様顔貌
・皮膚の傷の治りが遅くなる
・多毛
・胃腸症状（胃潰瘍、便秘など）
・白内障、緑内障
・精神症状（興奮、不眠、落ち込み）
・筋力の低下
・骨粗しょう症

どうして急に量を減らしちゃダメなんですか？

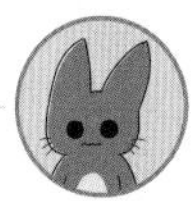

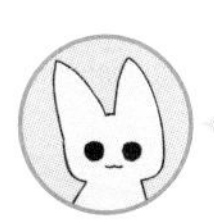

ステロイドを使っているときの副腎は『私はステロイドホルモンを出さなくていいや』と思い、休憩しているの。そのためステロイドを急にやめると、副腎は“**寝起き**”なので、急には元のホルモン量を出せない。その結果、ステロイドホルモンが不足して、倦怠感や吐き気、発熱、下痢などさまざまな症状が現れ、**命に関わることもある**の。こわっ。

怖いですね。薬の飲み忘れに注意しなきゃですね。

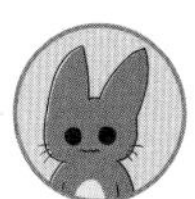

ステロイド投与が始まったみたいよ
副腎
腎臓
あ、じゃあホルモンつくるのサボろうかな
ええ～すぐ手を抜くんだからぁ
ステロイド投与突然終わったよ
ホルモン投与再開しないと
寝てないで仕事してよ
ぐおぉぉぉぉぉぉぉぉ
おーい副腎
ゆさ
ゆさ

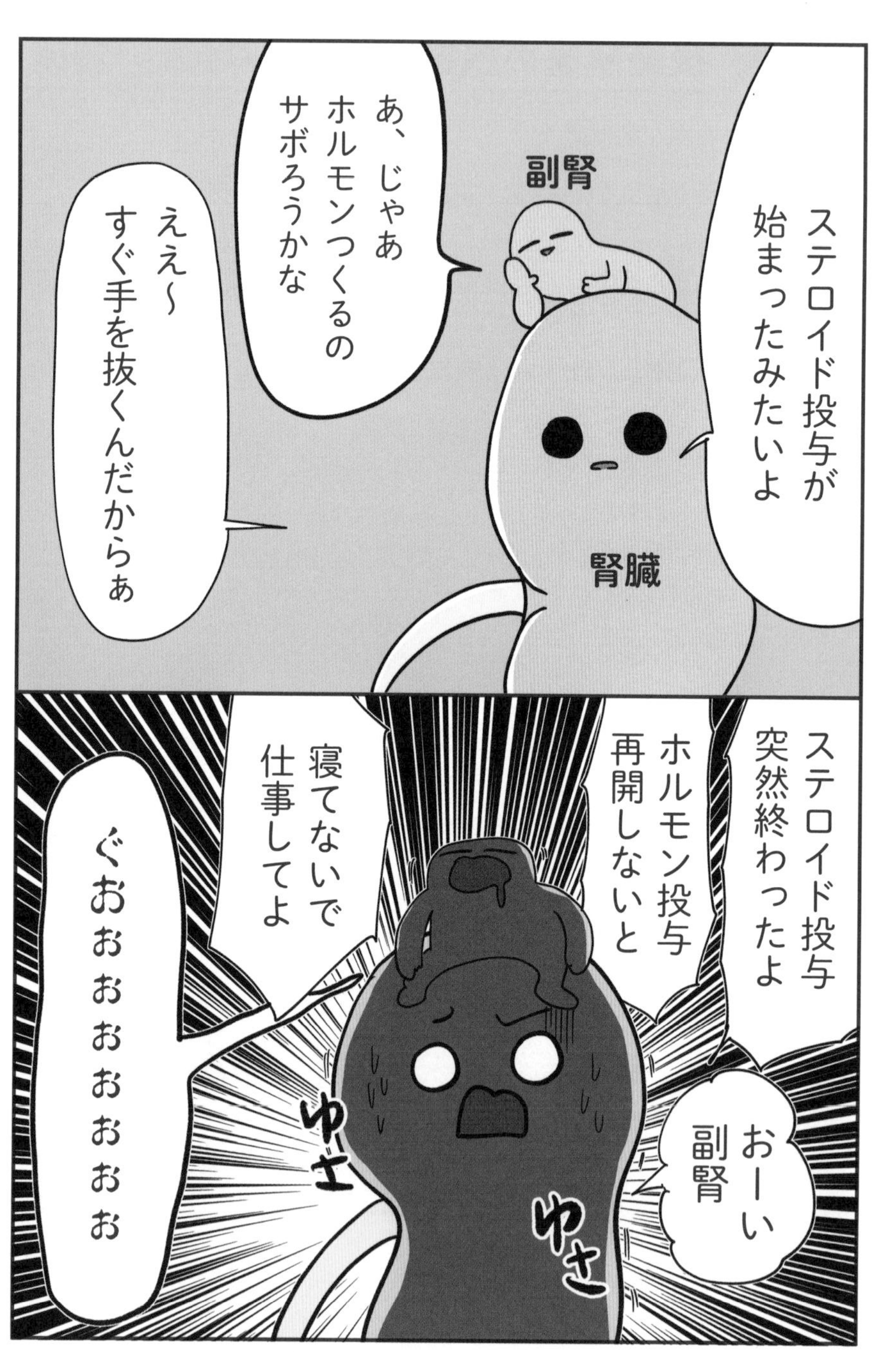

ステロイドを突然やめるのは、こういうこと！！（冷汗）

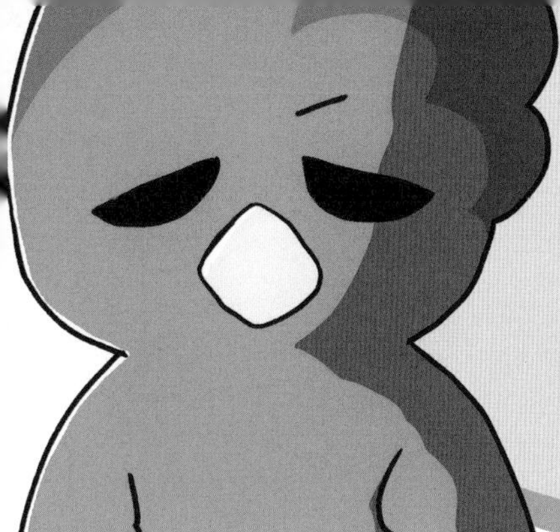

4-12

＼ 先輩の質問 ／

その薬、砕いていいの？

なぜこの質問をしているのか？

なんでも砕いていいわけではないよ。**砕いてはいけない薬**もあるのよ。

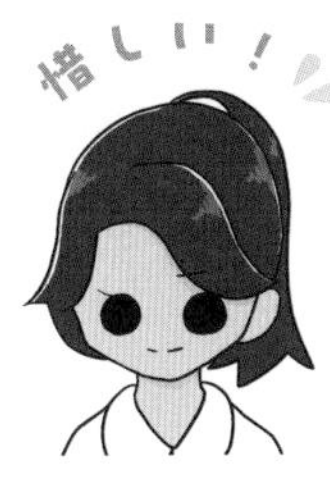

え？　すべて粉砕してもいいと思ってました。どうせ胃で溶けるんだから同じじゃないんですか？

そうじゃないんだな、これが。胃で溶けないように加工された薬もあるんだよ。

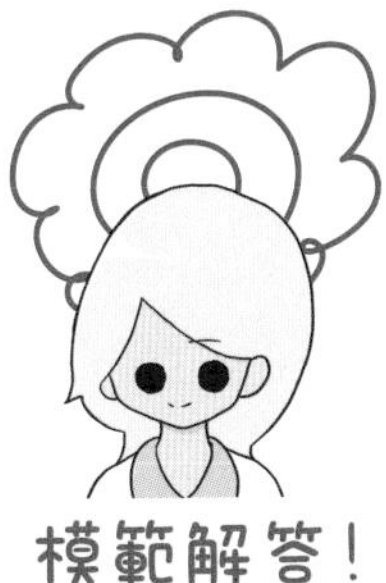

薬によっては**砕いてはいけないものがある**ので、飲みにくい際には、主治医に飲みやすい方法はないのか、他の砕いていい薬に変更できないか相談します。もしも砕いていいものだったら、**すり鉢で押しながら回すようにし**て砕きます。

ぱれちにの一言　すり鉢でゴンゴンやったら、すり鉢とか棒が折れたり割れたりするからね。

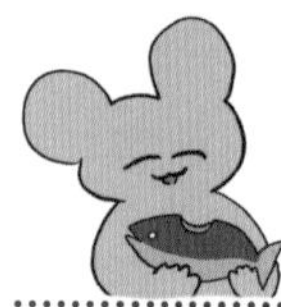

模範解答の根拠と知っておきたい知識

薬にはすぐに溶けるもの、徐々に溶けるもの、胃酸では溶けないようにしてあるものなど、効いてほしい場所によって構造がいろいろ違うのよ。**昼休みにあなたがなめていたアメと一緒。**最初はイチゴの味だったけど、なめてるうちにラムネ味に変わったでしょ。それと似てるわ。

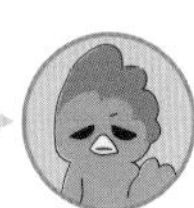

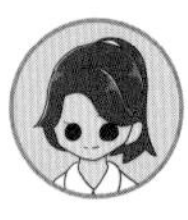

あれ、とっても好きです。先輩も 3 つくらい食べてましたね。

……よく見てるわね。薬によっては**すぐ溶けないように、薬の外側を特殊なものでコーティング**してあるのよ。だから、それを砕いてしまうと、全部すぐに溶けてしまって、効果が薄くなったり、変に作用して副作用が強く出てしまったりすることにつながるのよ。砕いてはいけない薬は、大きく分けると「**徐放錠**（じょほうじょう）**（少しずつ溶ける薬）**」と「**腸溶錠（腸で溶けてほしい薬）**」の 2 つよ。砂糖やフィルムでコーティングされてる薬もできるだけ砕かないことをお勧めするけど、そういう薬は固くて、砕こうとしてもまず砕けないんだけどね。

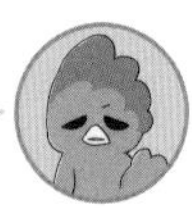

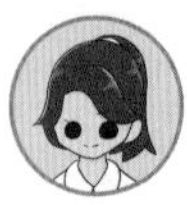

そういうことだったんですね。アメをガリガリ噛んだら、おいしく味わってほしいと思って**アメをつくった人が悲しみます**もんね。

うーん、まぁ、そうね。嚥下がうまくできなくて飲めないときや、不穏で飲んでくれないときは、安易に砕くのではなく、薬剤師や医師に相談して、**飲みやすい方法を探る**のよ。

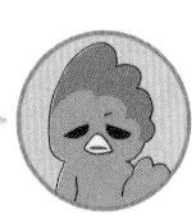

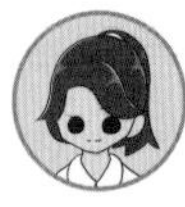

溶かしたり、砕いたりできるタイプにするわけですね！

溶かせる薬は、「**OD 錠**」って書いてあるわ。これは Orally Disintegrating の略で「口腔内崩壊錠」って意味よ。**「水なし一錠」ってたまに CM でやってるやつ**はこれね。水に入れるとサッと溶けるわ。

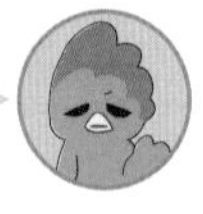

この薬は
砕いてはいけない薬
飲んでくれるかしら
お薬ですよ
ガリガリガリガリガリ
あっ ちょっ…！
噛んじゃダメぇぇ

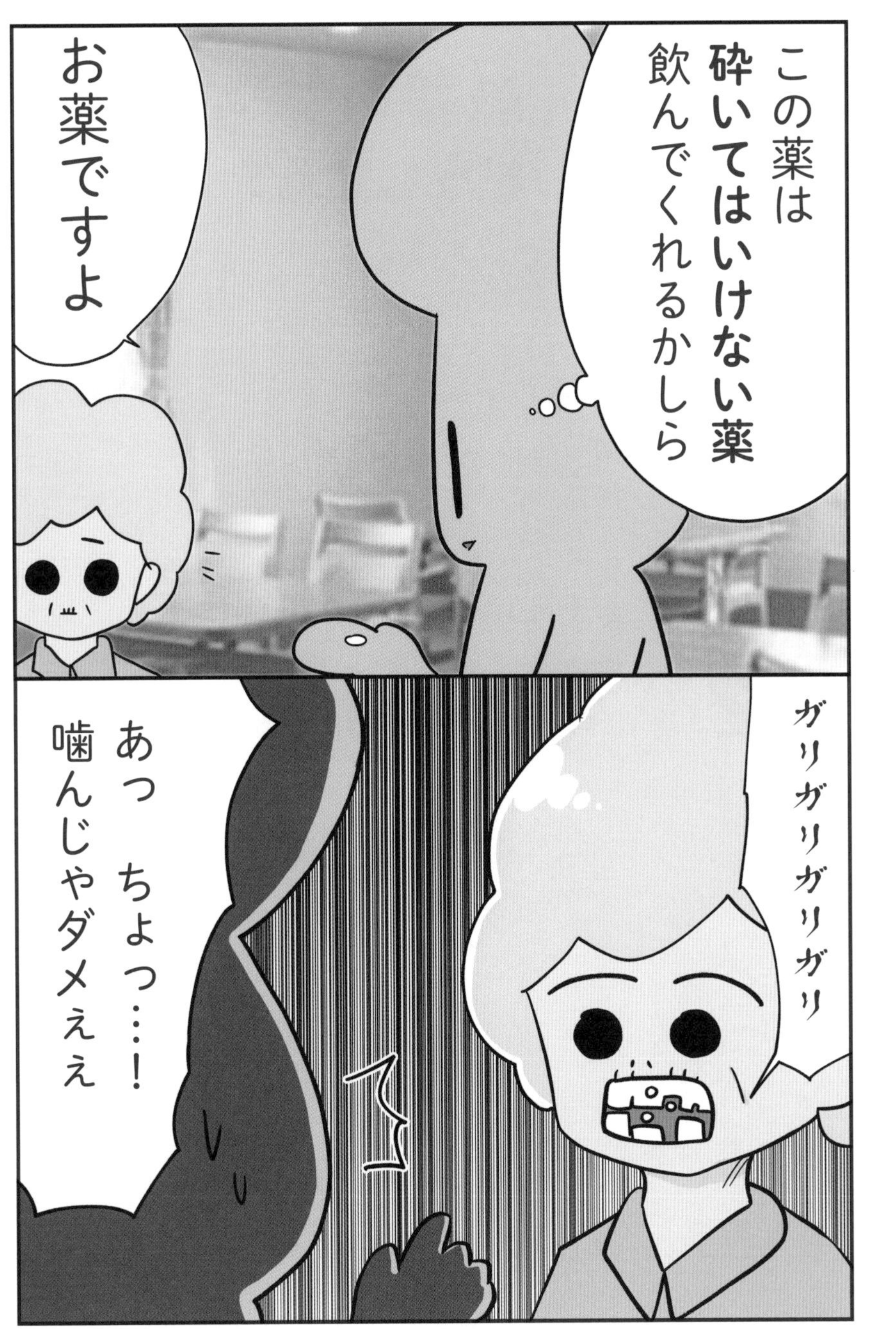

こういうこともある（歯、大丈夫？）。

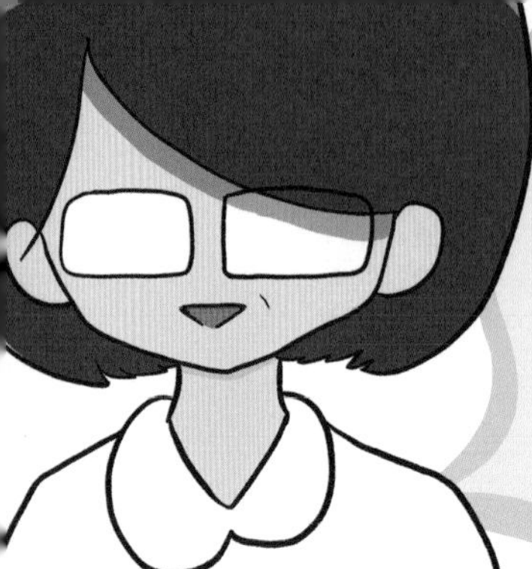

4-13

＼ 先輩の質問 ／

麻薬のアンプル、どうしてる？

なぜこの質問をしているのか？

麻薬の取り扱いには細心の注意が必要だから。

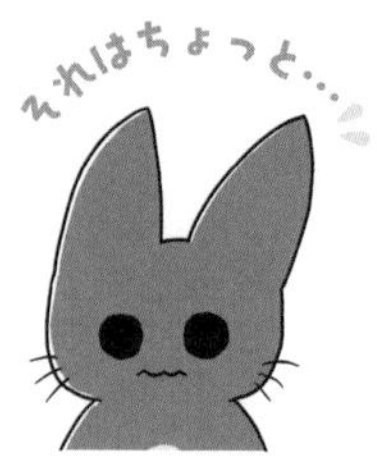

えっ？　ゴミですよね。ちゃんと捨ててますけど……。その目……まさか、捨てちゃダメだったとかいうやつですか？　これアカンやつですか？

アカンやつや……。さ、ゴミ箱を一緒にあさろうか……。

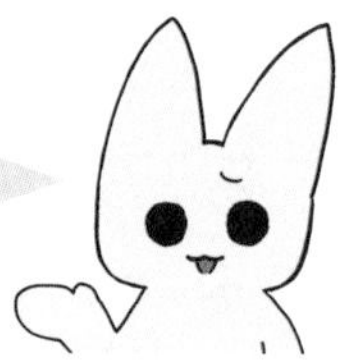

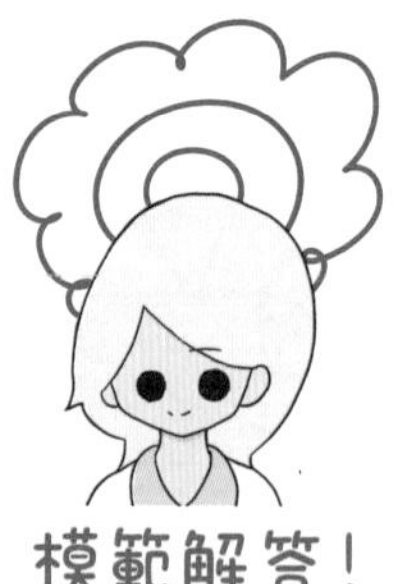

模範解答！

アンプルは捨てずに、麻薬管理者（薬剤師）に返却しています。

ぱれちにの一言　麻薬は麻薬専用の金庫で、しっかりと施錠して管理します。

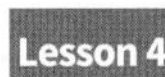

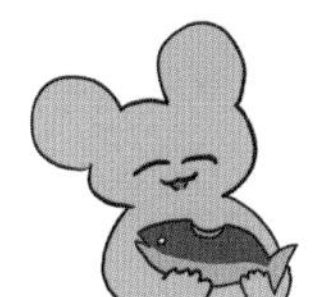

模範解答の根拠と知っておきたい知識

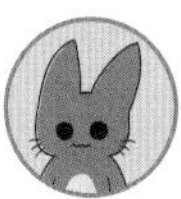

先輩、麻薬を投与しておきました！（満面の笑み）

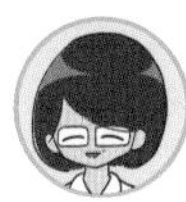

ありがとう。アンプルはちゃんと残してる？

あっ！

麻薬の入っていたアンプルは、そのまま捨ててはいけないのよ。そのままゴミ箱へポイせず、**麻薬管理者（薬剤師）に返却する必要**があるの。なぜかって？　「麻薬及び向精神薬取締法」で決められているからです。**もし捨てたら、ゴミ捨て場でゴミを漁るか、薬剤部部長に謝りに行くコース**だからね。ちなみに、麻薬を使うときは、必ず看護師２人で「いまから使う個数」と「残った個数」を数えてサインを残してね。万が一、金庫から麻薬が盗まれたりしたら、全国ニュースになりかねない一大事。金庫は必ず使う直前に開け、チェックしたらすぐ閉めるように徹底してね！

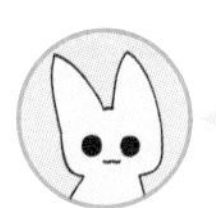

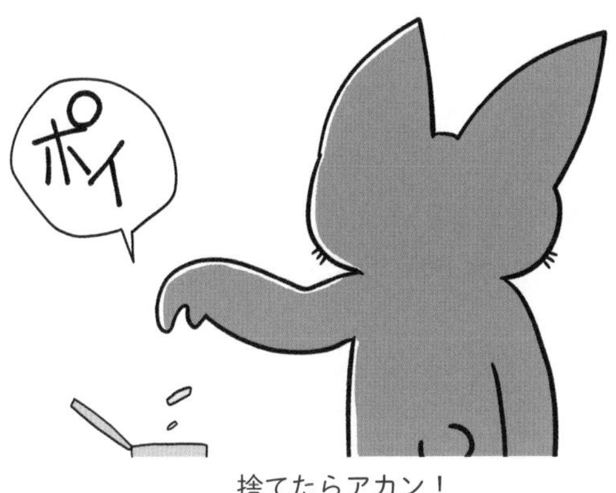

捨てたらアカン！

麻薬のアンプルを
捨てて探してる2人
ないなぁ
ガサ
ガサ
ゴソ
ゴソ

めちゃくちゃあせります。

このまま見つけられ
なかったら、もしかして私
逮捕されるのかなぁ…
いや
それはない
大丈夫
さぁ、探すよ
ズーーーン

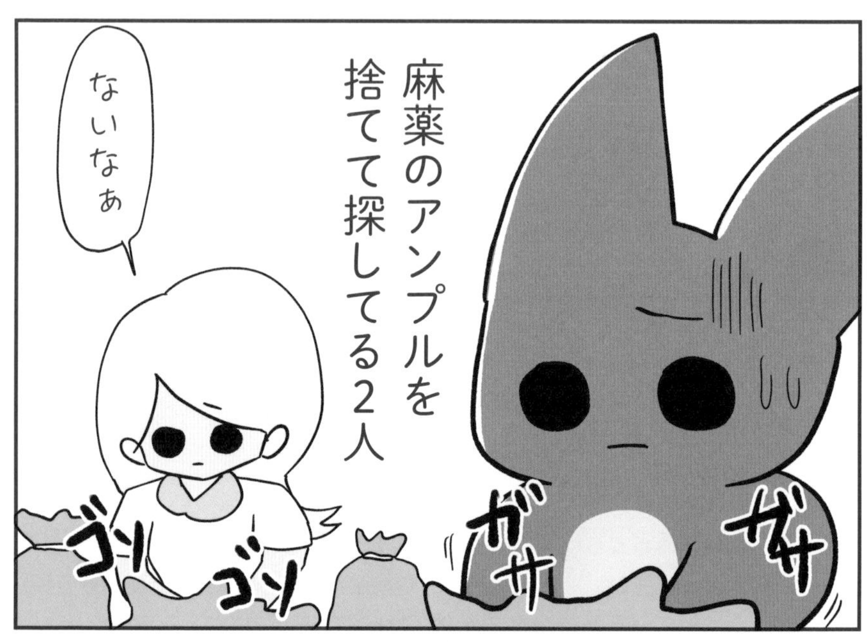

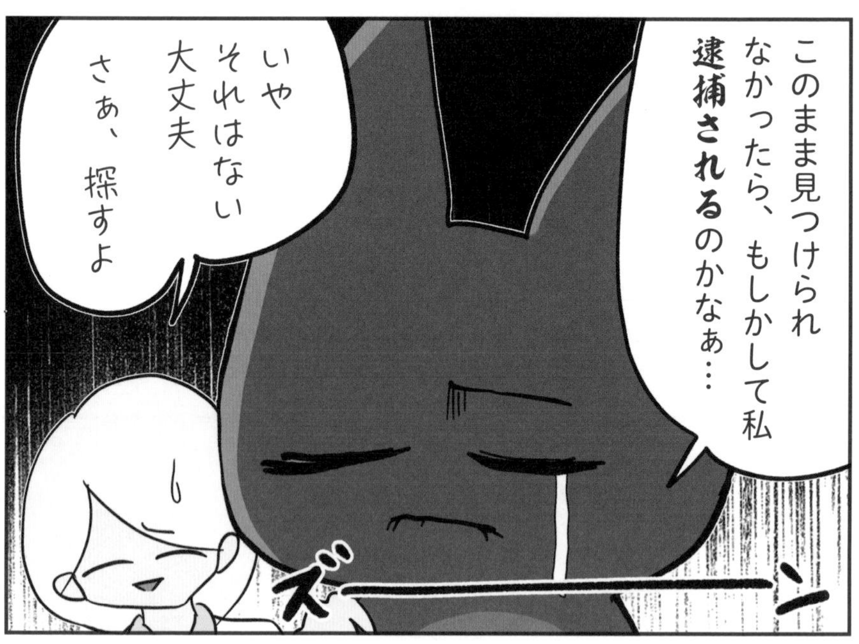

ぱれちにもやらかしたことがあるので、気持ちわかります。

Lesson 5

オムツ交換、排泄

ヨシ！
服濡れてない
よかった
なんか
こんなところに
ドボドボのパットが
投げ捨てられて
るんだけど
グッ
患者さんが引っこ抜いて投げた

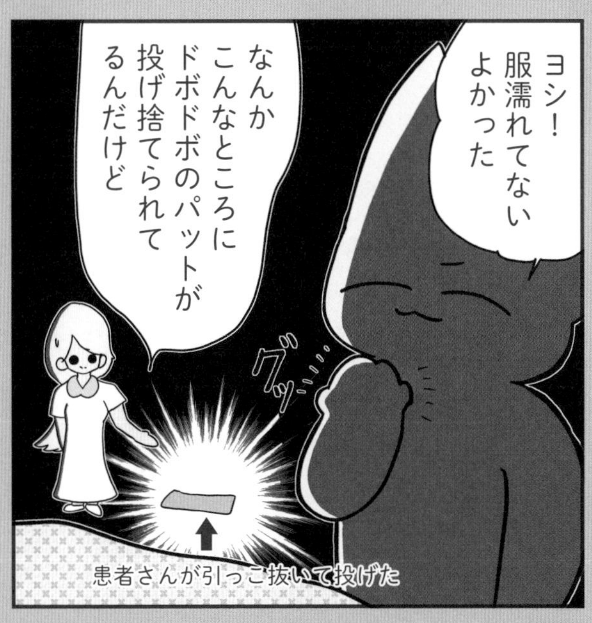

5-1

\ 先輩の質問 /

オムツ交換、その姿勢で大丈夫?

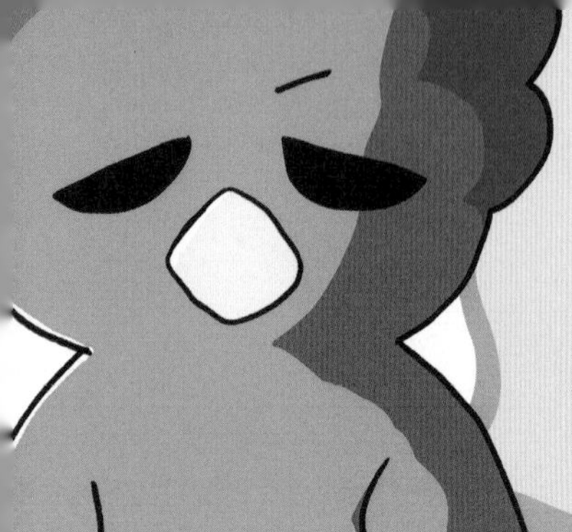

なぜこの質問をしているのか?

正しい姿勢でオムツ交換をしないと、腰などを痛めやすいから。

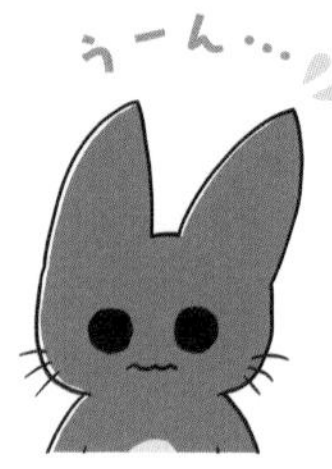

先輩と違って若いから、大丈夫です!
(グキッ)

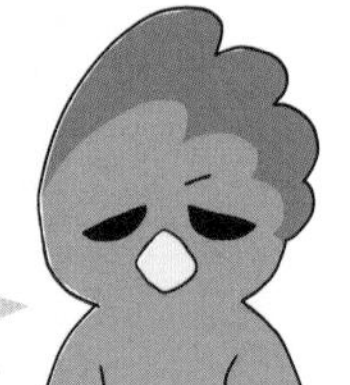

あーあ、言わんこっちゃない。そんな罰当たりなこと言うからぁ(不敵な笑み)。

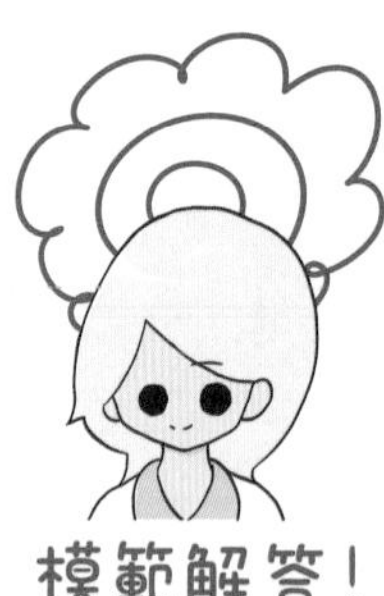

模範解答!

オムツ交換時は、できるだけ体勢を低くして重心を下げ、足を広げて支持基底面積(身体を支えるために床と接している部分を結んだ範囲)を広くします。移乗時は患者さんをなるべく自分に近づけて動かします。

ぱれちにの一言　腰をやっちゃうと、ほんと仕事に支障出まくりなので、大事にしてね。

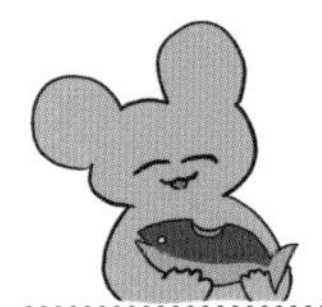

模範解答の根拠と知っておきたい知識

● **その他の対策**

☞ ベッドの高さを**高く**する。

☞ 重い患者さんは、**1人で無理をして**動かさず、誰か助けを呼ぶ。

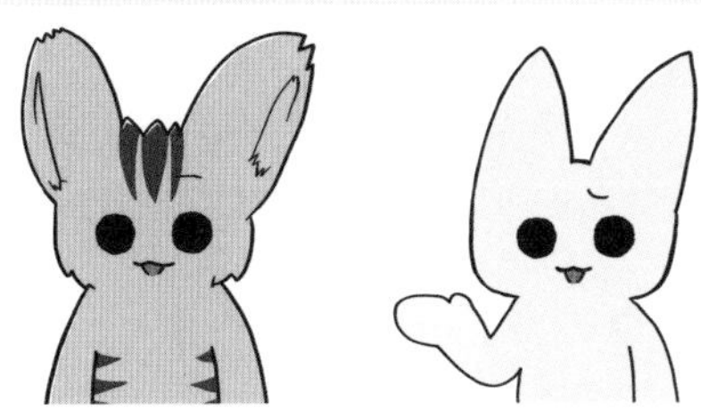

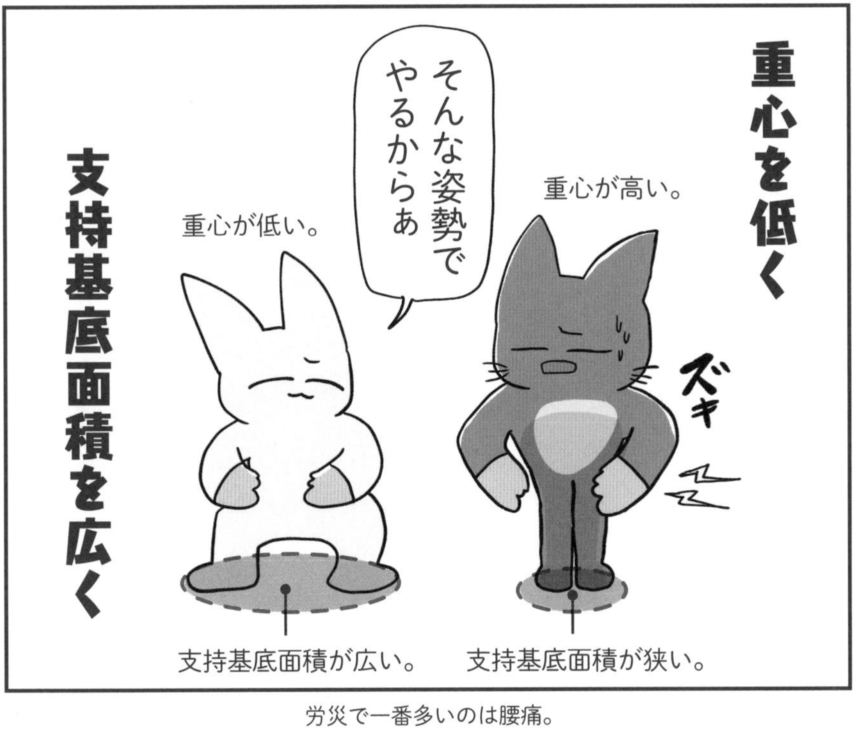

重心を低く

そんな姿勢でやるからぁ

重心が高い。

ズキ

重心が低い。

支持基底面積を広く

支持基底面積が広い。

支持基底面積が狭い。

労災で一番多いのは腰痛。

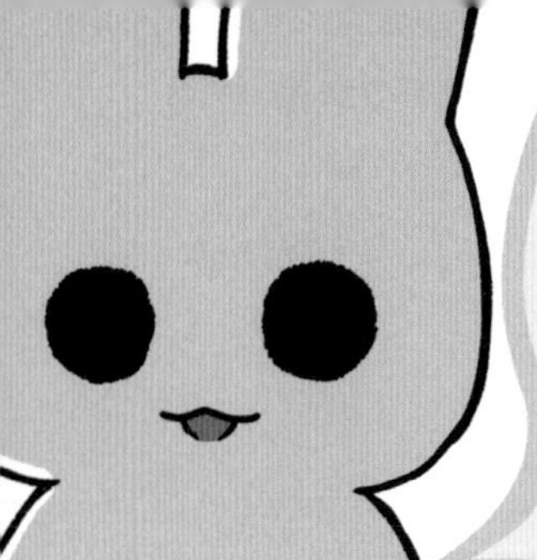

5-2

＼ 先輩の質問 ／

その患者さん、そのオムツでいいの？

なぜこの質問をしているのか？
それぞれの患者さんに**適切なオムツ**があるから。

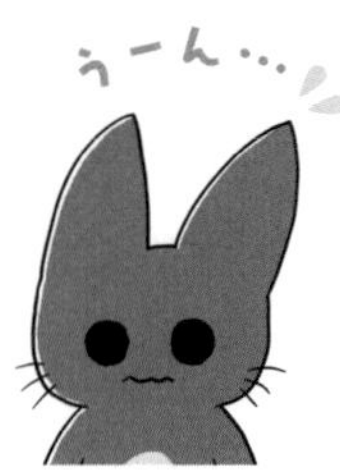

え？　ベッドサイドに置いてあったし、これでいいんじゃないですか？

テープ式オムツ……？　この人、もう１人で歩いてるし、だいぶ失禁も減ってきているけど……？

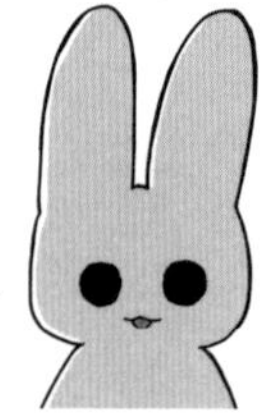

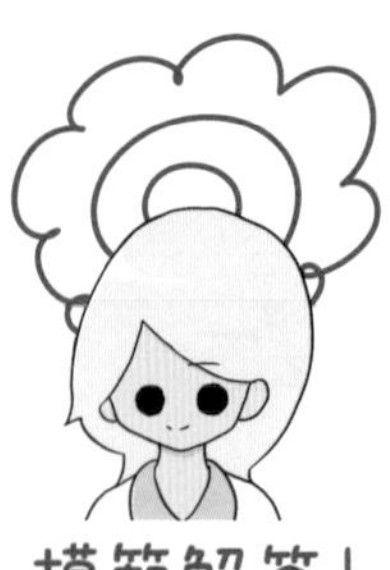

模範解答！

この患者さんは立位が取れ、失禁は少なめです。そのため、上げ下げのしやすいリハビリパンツが適切で、失禁量から考えて、現在の２回分のパッドが妥当だと考えます。

ぱれちにの一言

パットだったかパッドだったか、わからなくなることありません？（正解はパッドだけど、会話ではパットって言ってる気がします）

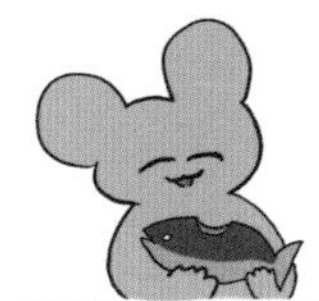

模範解答の根拠と知っておきたい知識

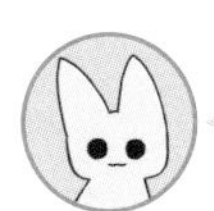

オムツを使うときは、**「その患者さんの体格に合っているか」「尿量に対してパッドが適切な用量か」「男性なのか女性なのか」**で、パッドの選択が変わることもあります。オムツの当て方は、次のページで説明します。オムツの容量が少ないと**漏れて、病衣が汚れてしまいます。**逆に容量が多すぎると、オムツは定期的に交換しますから、まだ尿を吸える状態なのに交換することになり、**無駄なコスト**がかかります。

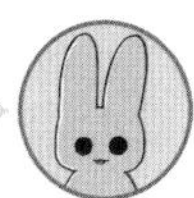

両面吸収パッドという、表と裏の両面で吸収できるものがあります。あまりに尿量が多い患者さんには、これをパッドの上に挟み込むことで、尿漏れを防げます。

オムツ装着しますね
オムツのサイズ明らかに小さくない？

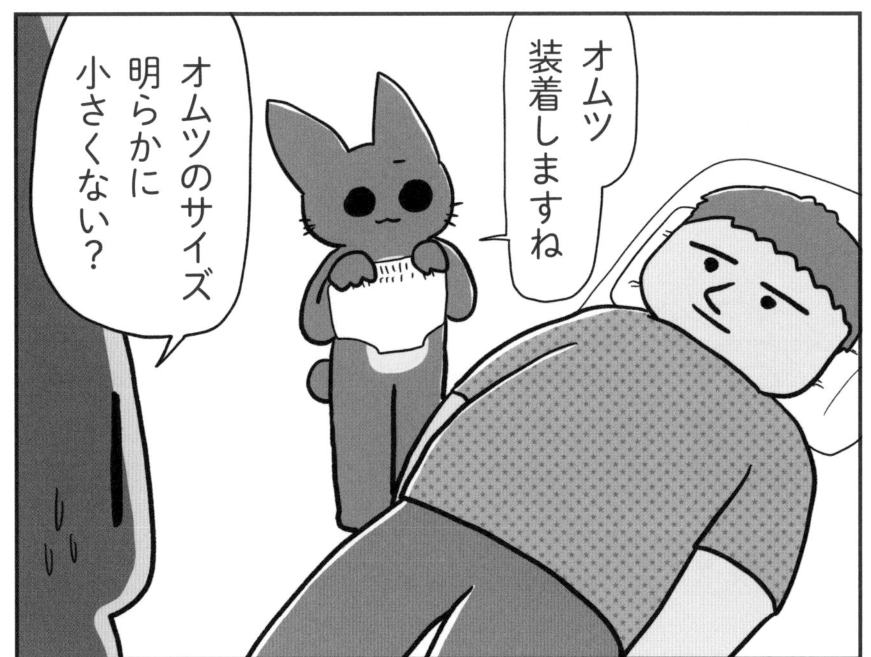

何にも考えてないやん……。

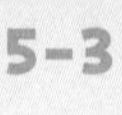

5-3

＼ 先輩の質問 ／

オムツの当て方、どうしてる？

なぜこの質問をしているのか？

それぞれの患者さんに**適したオムツの当て方**があるから。

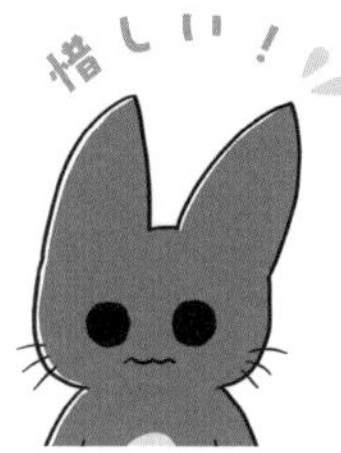

女性は普通に縦に当てて、男性は筒状に巻けばいいんですよね。あ、おちんちんが短かったら縦にします！

看護師なんだから、おちんちんとか言わないの。

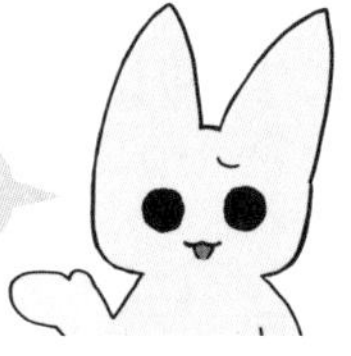

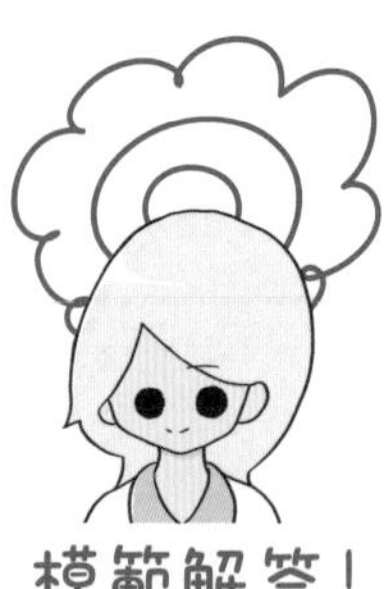

模範解答！

女性は、お尻側に漏れることが多いので、お尻側を広めにしてパッドを当てます。男性は陰茎（ペニス）を筒状に覆うように当てます。陰茎が短ければVIOラインに沿って当てます。認知症の患者さんが、自分で外してしまうときは、介護用のつなぎ服を検討します。病院に備えつけのものがなければ、家族へ購入を依頼します。

ぱれちにの一言

たくさん尿失禁があったけど、オムツを当てていたから病衣が汚れなかったときはうれしいよね。

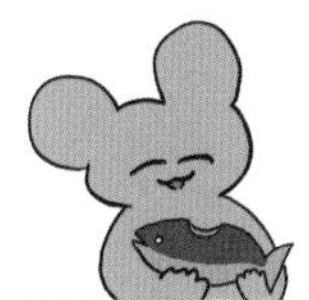

模範解答の根拠と知っておきたい知識

男性は基本、筒状に当て、女性はVIOラインに沿って縦に当てます。
尿量が多いときは、両面吸収パッドや蛇腹折りしたパッドを追加で当てることもあるね。立てたり、基本的には歩けたりする人であれば、リハビリパンツにしよう。でも、尿量がすごく多いと臥床時に横漏れしやすいから、臥床時や夜間のみ、テープ式オムツに変更するのもいいと思う。また、**側臥位のときは、ベッドに設置する側にパッドをあえてずらして当てると、横漏れしにくい**よ。

オムツの当て方

男性

1
パッドを陰茎の下に敷く
2
こうやって
3
先端部分を内側に折る
4
反対をくるん

女性

VIOラインに沿って縦巻きに

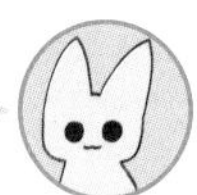

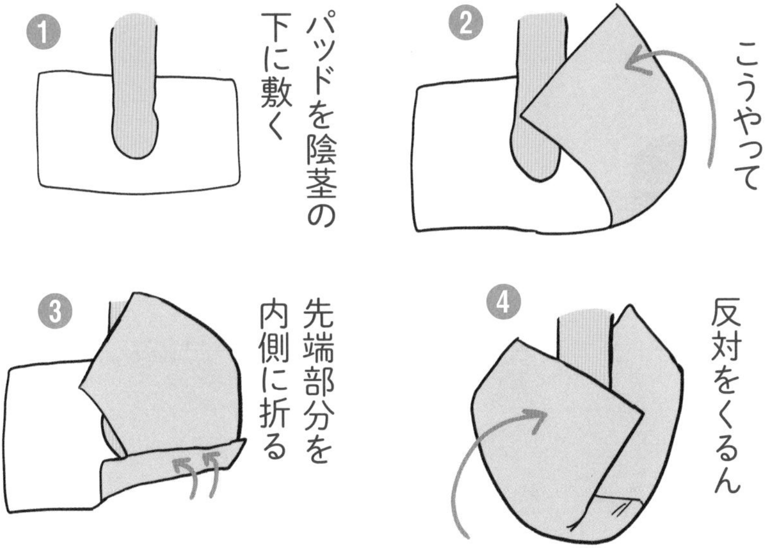

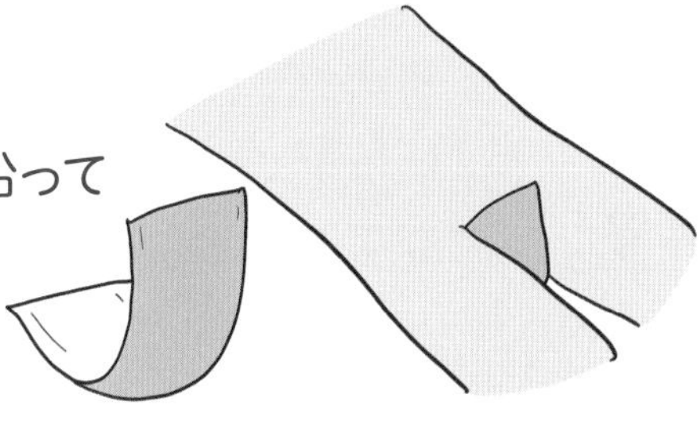

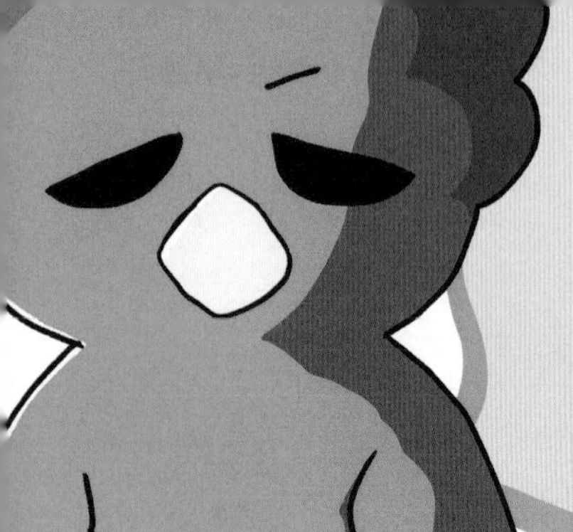

5-4

＼ 先輩の質問 ／

褥瘡（床ずれ）を防ぐにはどうしたらいい？

なぜこの質問をしているのか？

❶ **褥瘡を減らす方法**にどういうものがあるか確認したいから。

❷ 患者さんを、ただ**ゴロゴロ動かすだけ**ではないから。

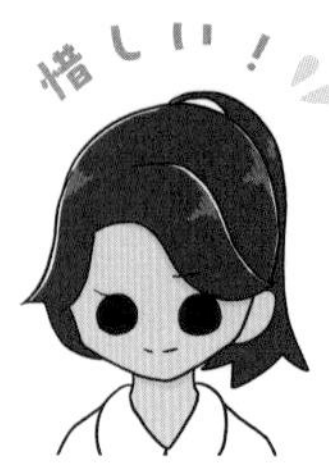

こまめに身体をゴロゴロしておけば、自ずと褥瘡はできないと思います。あとはベッドのマットをフワフワにしたりとか……。

他にもいろいろあるわ……というか、具体的にどれぐらいゴロゴロするの？

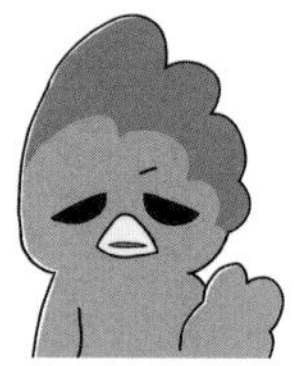

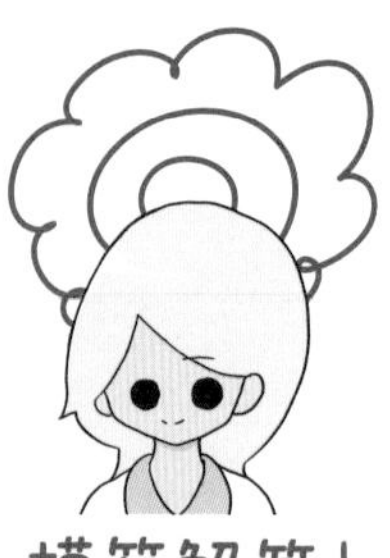

約2時間おきに体位を変換します。栄養がしっかりとれているかの確認も必要です。また、尿や便の失禁も褥瘡の原因になるので、**こまめに交換**します。マットは低反発のウレタンマットやエアマットに変更します。

ぱれちにの一言　自分で足元をギャッジアップして、オーバーテーブルの下に膝が当たったままの患者さんの膝上に褥瘡を見つけたときは驚きました。

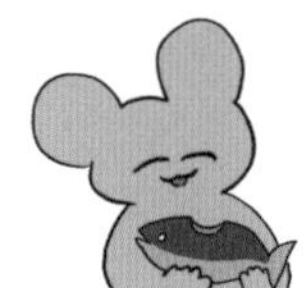

模範解答の根拠と知っておきたい知識

褥瘡は、**ず――っと皮膚が圧迫されることで血流が悪くなり血液中の栄養分が行き渡らず、どんどん皮膚の細胞が弱り、崩れていくこと**よ。だから、身体をこまめに動かすことでその部分の血流が改善するよ。たくさんのご飯を**バランスよく**食べて栄養を皮膚に与えることも、褥瘡の予防や改善に効果的ね。

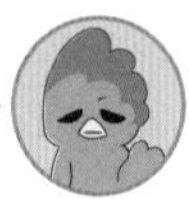

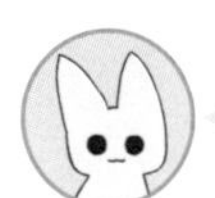

そこの君、手伝ってくれる人が見つからないから、1人で患者さんの体位変換やっちゃおう、とか考えていないかい？　**体位変換のときに身体をズリズリと引っ張ったり、引きずったりすると、それも皮膚トラブルにつながる**よ。できれば2～3人で身体を浮かせて、位置を変えるようにしよう。**体位変換用のシーツ**をあらかじめ敷いておくと、身体を持ち上げやすくて楽だよ。患者さんもそのほうが楽なんです。

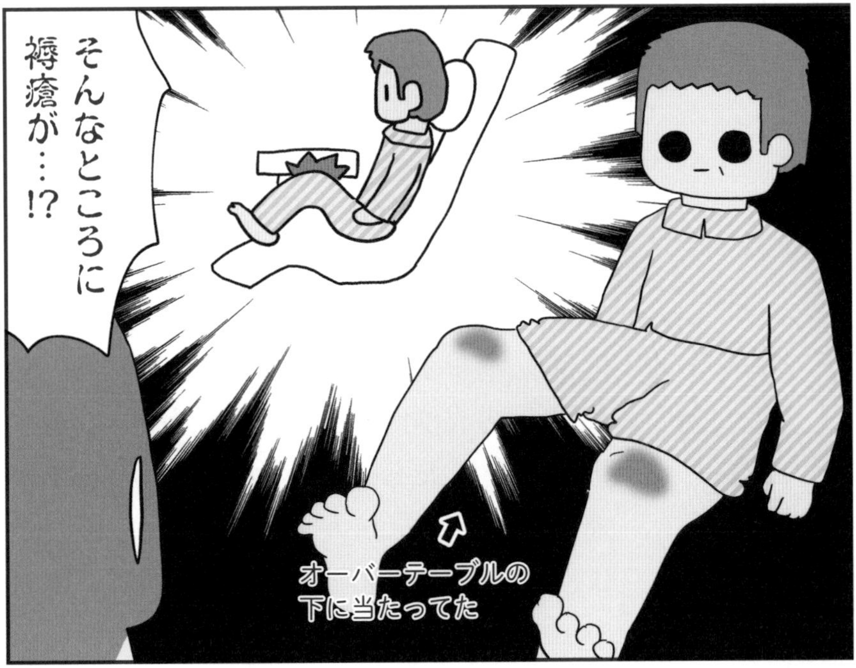

そんなところに褥瘡が…!?

オーバーテーブルの下に当たってた

気がつかんかった……。ごめんなさい。

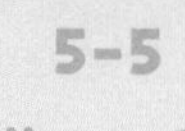

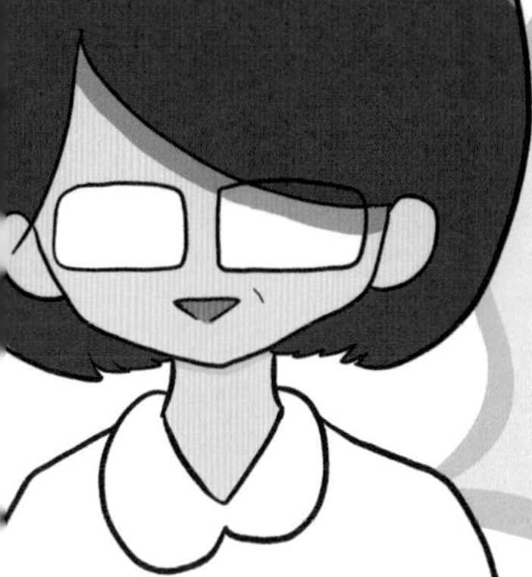

5-5
＼ 先輩の質問 ／

導尿で気をつけることは?

なぜこの質問をしているのか?

導尿時に気をつけることがあるから。

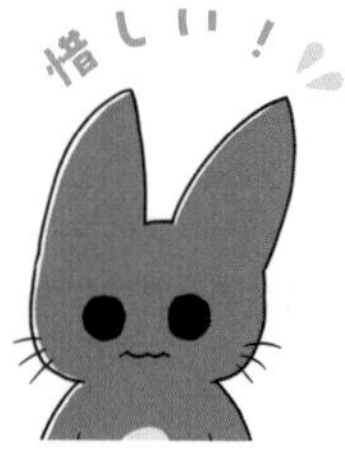

尿道を傷つけるリスクがあるので、ヌルヌルをたっぷり塗って管を入れます。

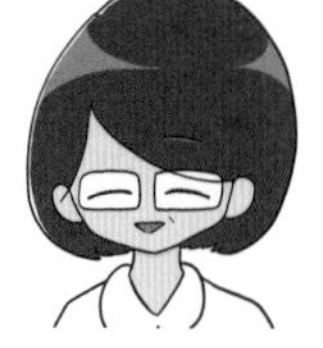

ヌルヌルって……。潤滑油っていうのよ、あれは。

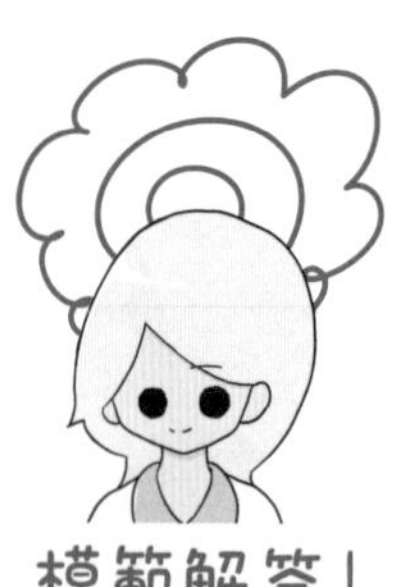

模範解答!

イソジンで十分に消毒し、たっぷり**潤滑油**を塗り、**滅菌手袋**で尿道に管を挿入します。女性は膣に入らないよう注意し、男性は陰茎を上向きにして挿入します。陰茎は上方に向けて下腹部に固定します。抵抗を感じたら寝かせて、**尿が出るまで挿入**します。抵抗が強くて入らないときは、無理をせず医師に相談します。

ぱれちにの一言 痛そう……。

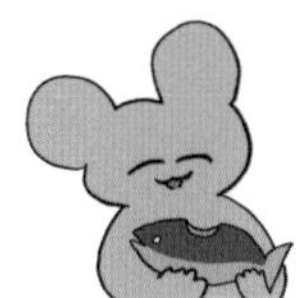

模範解答の根拠と知っておきたい知識

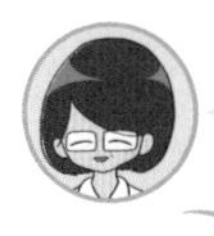

尿道に入れる管はとにかく清潔に、かつ潤滑油をし――っかりつけてから入れてあげてね。プライバシーにも配慮しましょう！

右手→管を入れる。消毒綿で消毒する（清潔操作専門）
左手→陰部を固定する。広げる（不潔操作専門）

のように、**手によって完全に清潔と不潔の役割を分けます。**この役割がバラバラになると、不潔操作になってしまい、尿路感染症の原因になります。
なお、血尿でコアグラ（血の塊）がひどく、詰まって出ないときは、早急に医師に相談してね。ぶっといバルーンを入れたりします。なお、**膀胱にカテーテルの先が入ったこと（尿の流出でわかる）を必ず確認して、バルーンをふくらませることはとても大事**です。

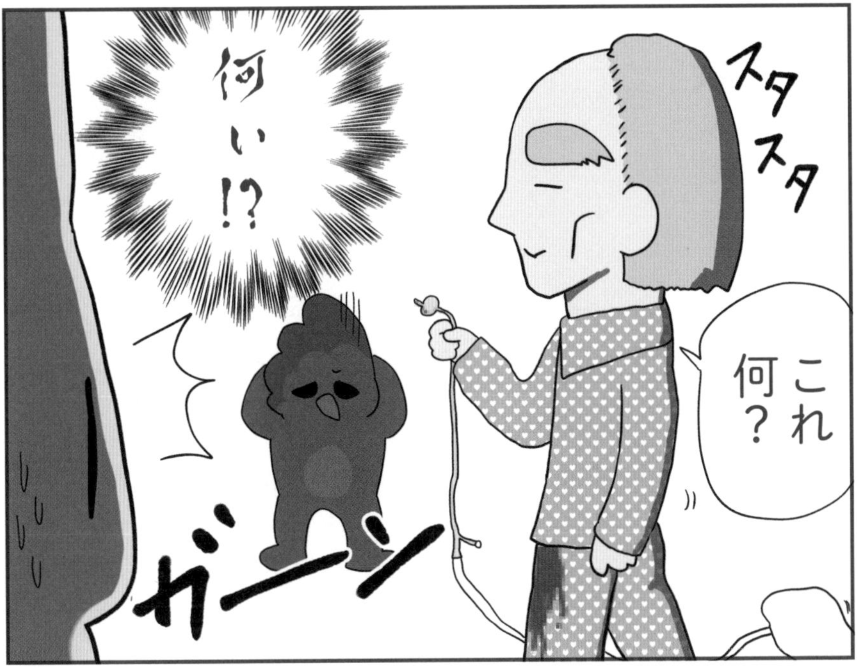

管を抜いちゃう患者さん、いるよね……。

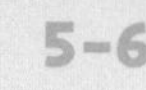

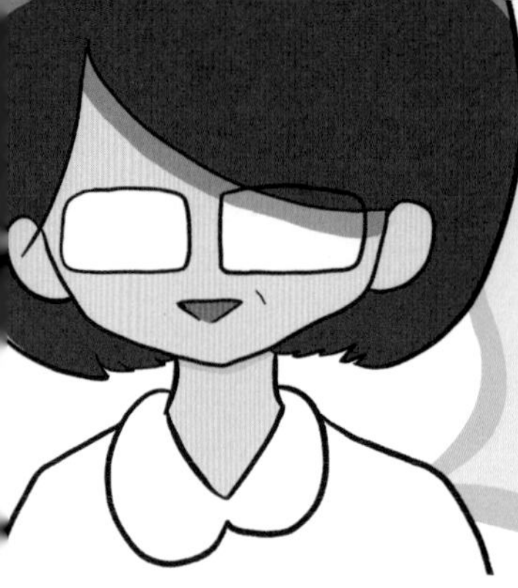

＼先輩の質問／

浣腸するとき、何に気をつけてる？

なぜこの質問をしているのか？

浣腸するときには注意点があるから。ただ、やみくもに「肛門に液を入れて終わり」ではないから。

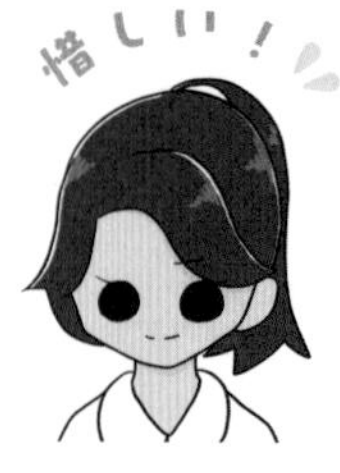

ベッドに横になってもらい、プライバシーに配慮して行います。腸管を傷つけないように、深さに注意して浣腸します。

具体的にどう気をつけるか、もっと教えてほしいな。

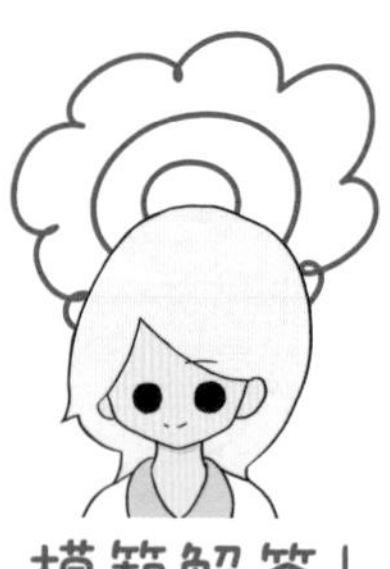

腸管を傷つけないよう**左側臥位**になってもらい浣腸します。このとき、**約6cmの深さ**に挿入します。排便時に血圧が低下することもあるので、低血圧症状に注意します。迷走神経反射が起こることもあるので、**意識レベルにも注意**します。

ぱれちにの一言　たっぷり潤滑油を塗ってから、挿入してあげてね。

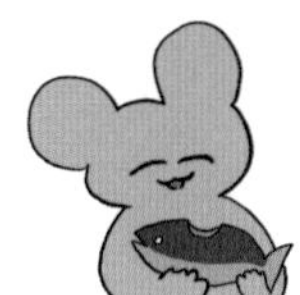

模範解答の根拠と知っておきたい知識

グリセリン浣腸は「人肌程度に軽く温めてね」って言われているけど、**最新の看護学では「温めなくていい」に変わってきているよ**。常温のままね。

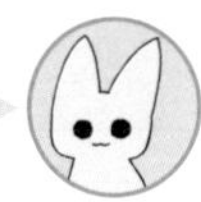

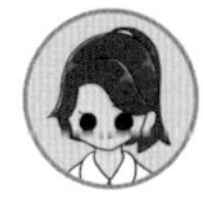

え？　看護学校では「温める」って習いました。

温めてもいいんだけど、**熱いと腸管を傷つけるリスクがある**の。このリスクを考えると、むしろ常温でやったほうがいいよねっていう話ね。少しヒヤッとするけど、そこまで冷たくないから大丈夫。肛門から腸管の前壁（肛門からまっすぐ入って、直腸が曲がっているところ）まで、だいたい 7cm あるから、それ以上は挿入しすぎないようにね。**あらかじめ 6cm くらいに丸いストッパーをセットしておく**のよ。あと、グリセリンには即効性があるから、浣腸液を入れた後、患者さんは我慢する必要はないよ。

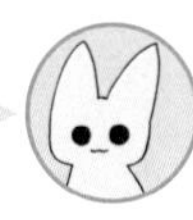

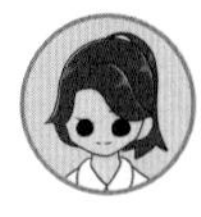

え！　学校では 3 分くらい我慢してもらえって言われました。

これも最新の看護学で変わりつつあることだね。患者さんに我慢させると、そのほうが負担を強いることになるし、我慢しなくても十分効果あるやんってなったの。あと、ドバッと大量に排便したときに腹腔内圧が急激に下がって、血圧が急激に低下することがあるので気をつけないといけないよ。このとき、ひどいと意識レベルが急に下がって、失神することもある（**迷走神経反射**）から、気分不良やめまいなどの訴えがあれば、無理せず臥床したり、できれば近くで付き添ってあげてね。

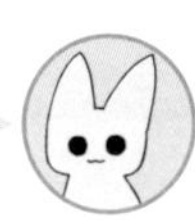

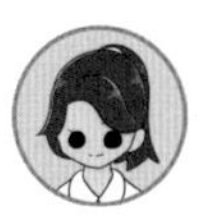

迷走神経反射はどうやって予防するんですか？

薬液を急激にジューッと注入すると、即効性のあるグリセリンが、頑張るもんだから、便がドバッと出るよね。そうすると直腸の容積が急激に変化するけど、コレがまずい。急な直腸容積の変化は、迷走神経反射を引き起こしてしまうのね。だから、60mL の浣腸液だったら、**15 ～ 30 秒くらいかけて入れてあげて。**患者さんの全身状態が悪い場合は、もっとゆっくり注入してもいいよ。

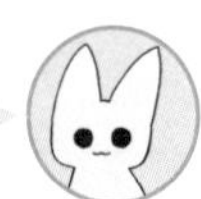

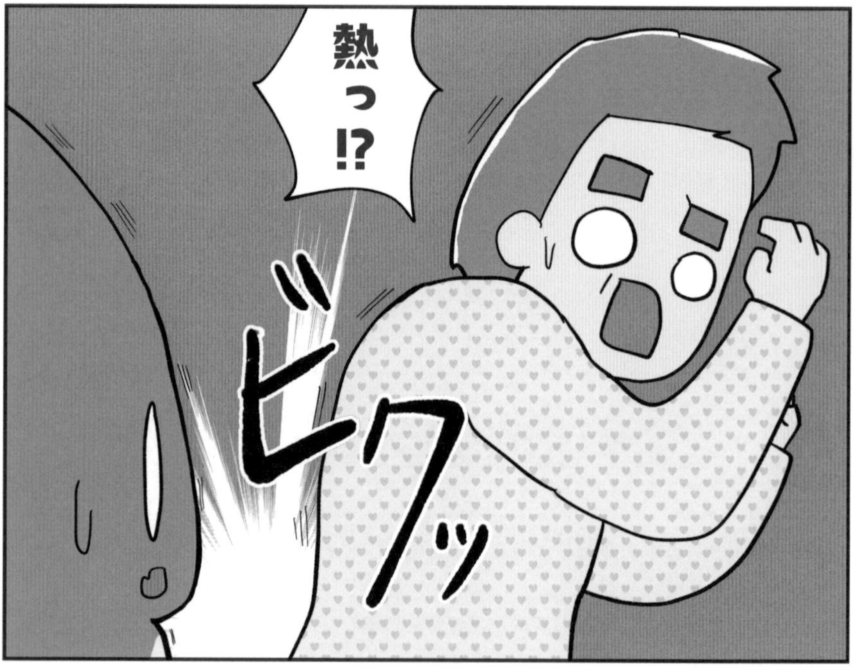

浣腸液は常温で OK ！

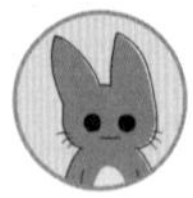

わかりました。できるだけゆっくりと注入します。

ゆっくりすぎるとグリセリンの効果が出て、トイレに行きたくなっちゃうから気をつけてね。**15 ～ 30 秒ぐらい**でいいからね。

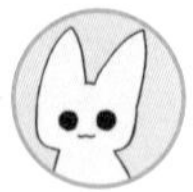

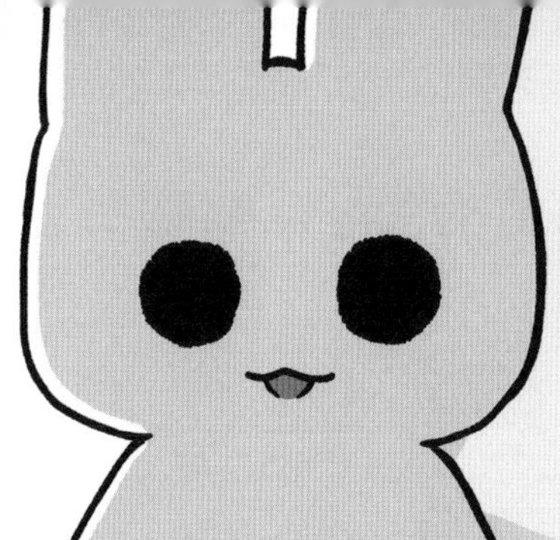

5-7

＼ 先輩の質問 ／

摘便で気をつけることは?

なぜこの質問をしているのか?

摘便はただの“穴掘り”ではないから。

惜しい!

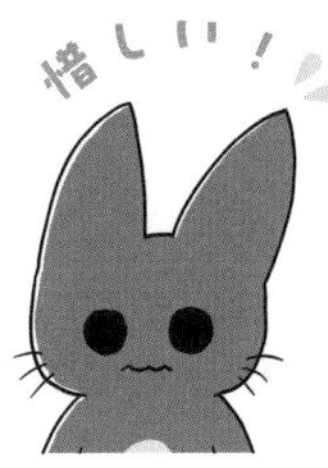

痛くないように、潤滑油をたっぷりつけます。無理せず、少量ずつかき出します。

うーん、それだけ？ ただの“穴掘り”じゃないんやで？

模範解答!

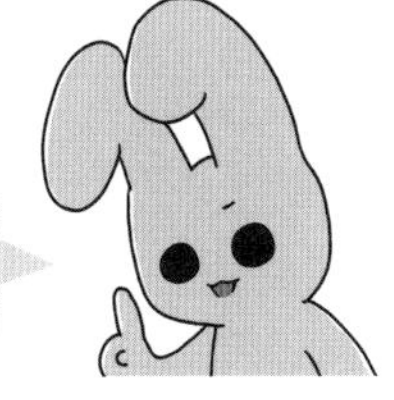

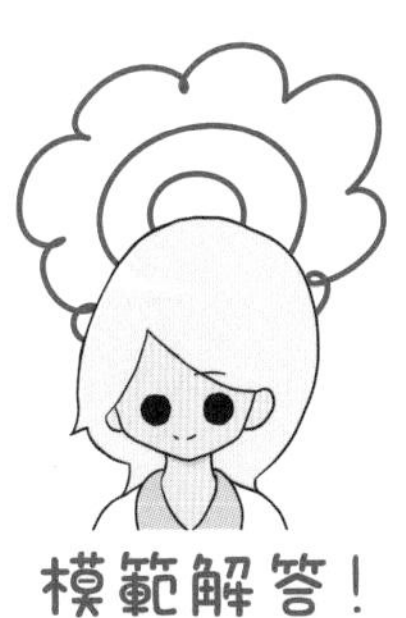

患者さんに**左側臥位**（さそくがい）になってもらい、**たっぷりと潤滑油を指につけ**、やさしくかき出します。硬くて取り出しにくいときは無理に出さず、**砕いてから少しずつかき出します**。できる限り露出は少なくして、患者さんのプライバシーに配慮します。

ぱれちにの一言 たくさん取れたときは、患者さんも看護師もスッキリするよね。

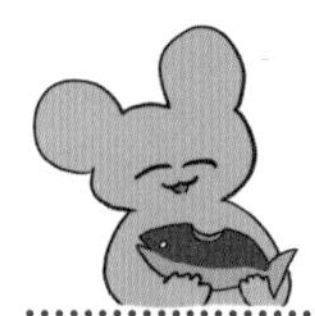

模範解答の根拠と知っておきたい知識

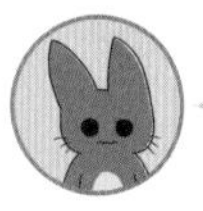

患者さんを左側臥位にするのはどうしてですか？

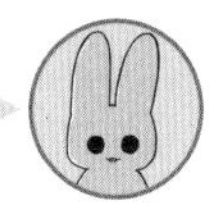

下行結腸以下のＳ状結腸や直腸は、左側臥位だと解剖学的に自然な位置になるよ。だから排便しやすくなるんだ。ちなみに覚え方は「うんち**さそ**う、**さそ**くがい」よ。

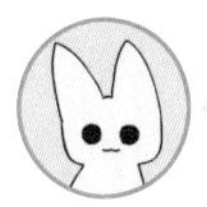

便が直腸に溜まっていると、左下腹部を押したとき、固かったり、張っていたりするよ。これが摘便の目安だね。また、**食後１時間以内だと腸が動くので、そのタイミングに合わせて摘便すると効果的。**摘便のときは、尿器か尿取りパッドも配置しておくよ。腹圧をかけるので、尿を排泄する可能性があるからね。摘便が終わった後にズボンを履こうと思ったら、びしょ濡れ……なんてこともあるので。

指が挿入できないほど硬い便塊が溜まっている状態での浣腸は禁忌だよ
直腸を穿孔したり傷つけるリスクがあるよ

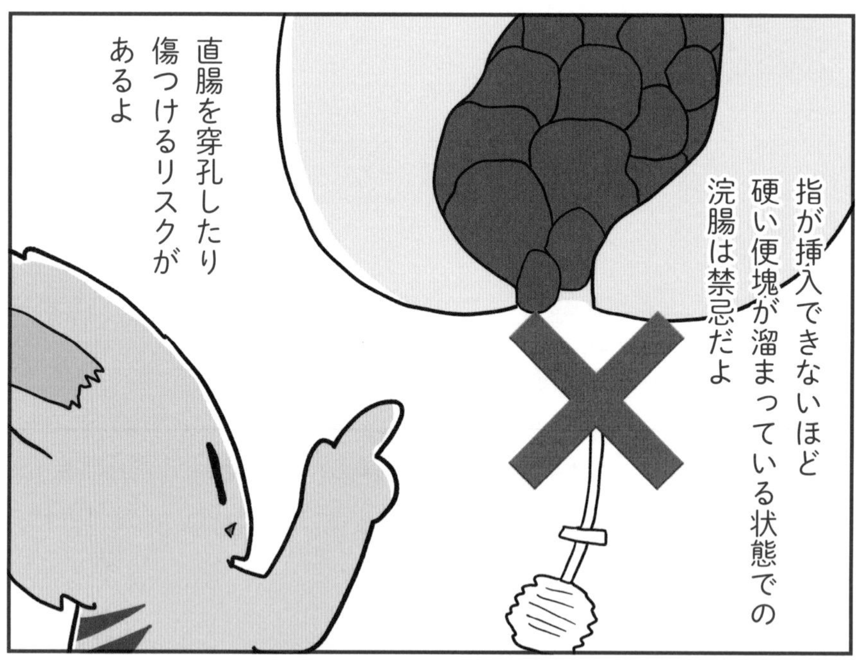

浣腸できないこともある……。

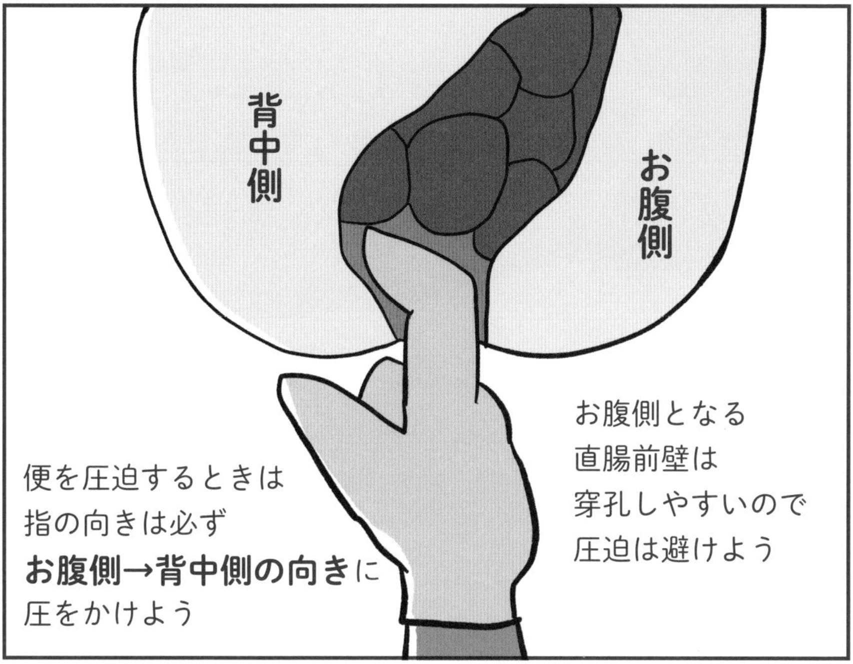

背中側

お腹側

便を圧迫するときは
指の向きは必ず
お腹側→背中側の向きに
圧をかけよう

お腹側となる
直腸前壁は
穿孔しやすいので
圧迫は避けよう

便を圧迫するときは向きに注意！

肛門の手術をした患者さんなど、**摘便が禁忌な場合もある**から、気をつけてください。ただ、痔や直腸瘤があって自然排便が難しいときは摘便するときもあります。そういうときは医師に相談してください。

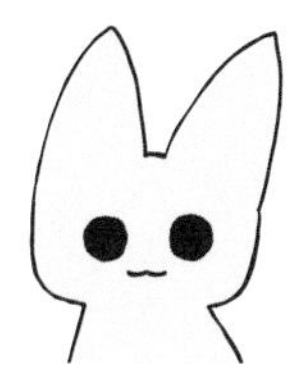

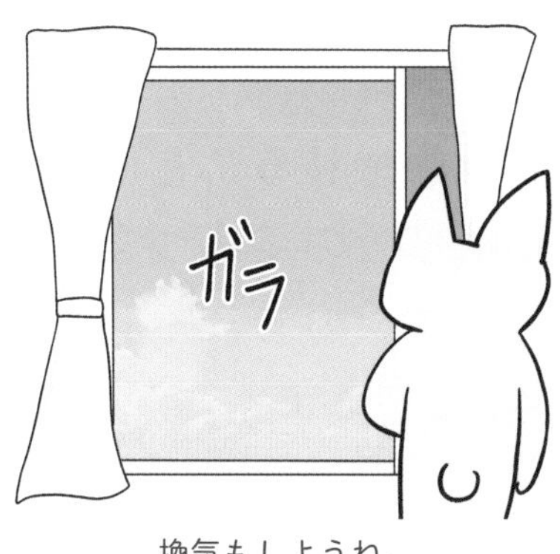

換気もしようね。

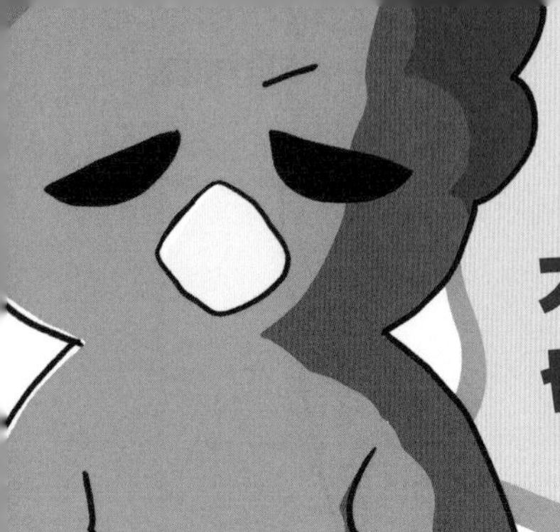

5-8

＼ 先輩の質問 ／

ストーマ（人工肛門）、やさしく触ってあげてる？

なぜこの質問をしているのか？

ストーマはとてもデリケートで、すぐ出血したり、傷がつきやすいから。

惜しい！

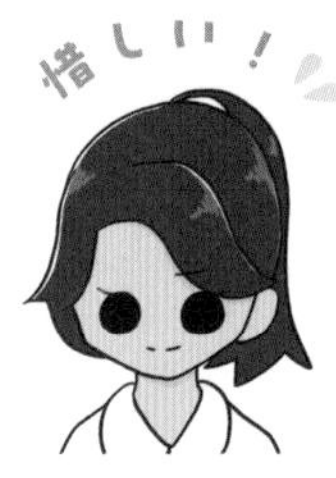

爪を立てずに、指の腹で「ヨシヨシ」して洗っています。「熟れた桃」を洗うようにしていますよ。

桃はとてもデリケート
だもんね。いい表現ね。

模範解答！

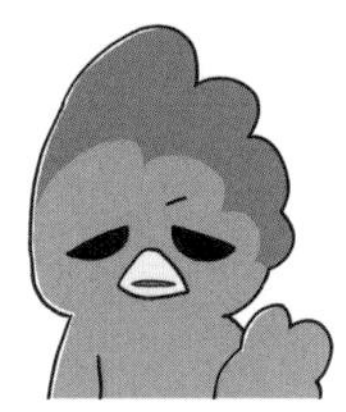

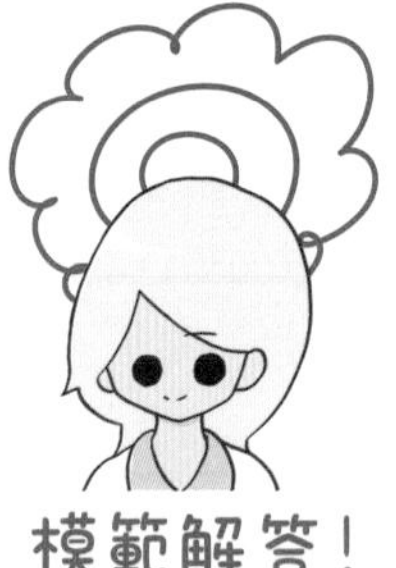

痛みを感じることはありませんが、**表面が粘膜なので傷つきやすい**のです。出血しやすいので、洗浄するときは**泡をつけて、なでるように**洗います。

ぱれちにの一言 ストーマに爪を立てたり、ゴシゴシこすらないようにしてね。

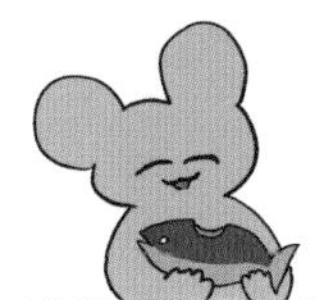

模範解答の根拠と知っておきたい知識

ストーマは、赤子を洗うかのごとく、母になったかのようにやさしく、指の腹でなでるようにして洗うのよ。接着剤がくっついているときは無理にはがさず、ガーゼでつまんだり、剥離剤を使うようにしましょうね。

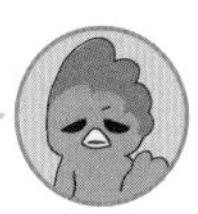

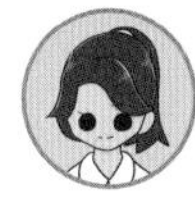

粘膜ですからね。ガッテン承知です。あっ、この患者さん、ストーマの周りがただれて、赤くなってます！

そう、排泄物の刺激でただれる人は少なくないわ。特に便に含まれる腸液は**アルカリ性**だからね。弱酸性の皮膚にとっては嫌な存在よ。腸液が皮膚についたら、ただれてしまうわ。

ストーマは
優しくていねいに
洗って
あげてね

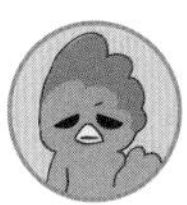

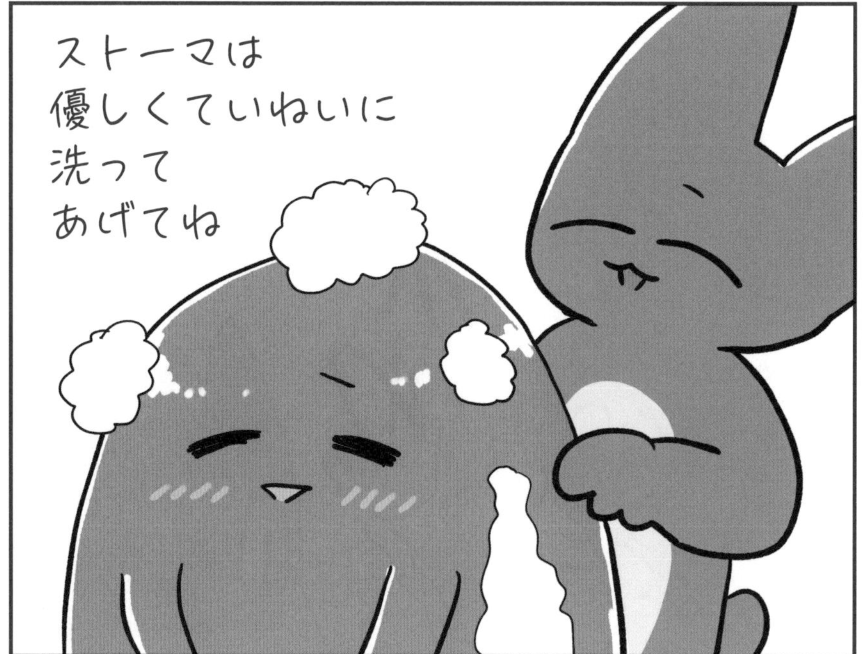

やさしく洗ってや～。

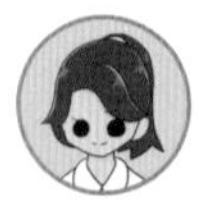

あ、ストーマパウダーってのがありますね！

そう、**ストーマパウダー**は便から皮膚を守るすぐれものよ。ただれた部分にふりかけるとコーティングしてくれるわ。このコーティングで、ただれがひどくなるのを防いでくれるの。ただし、ストーマパウダーが面板のくっつくところに付着すると、面板が皮膚に貼りつかなくなってしまうわ。これは「漏れ」の原因になるので、ストーマパウダーをふりかけたら、ただれていないところはしっかり拭き取ったり、「ふーっ！」と吹き飛ばしておくのよ。

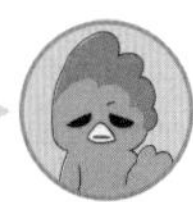

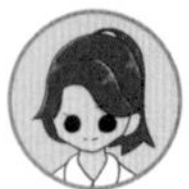

わかりました。気をつけて「ふー」しますね。

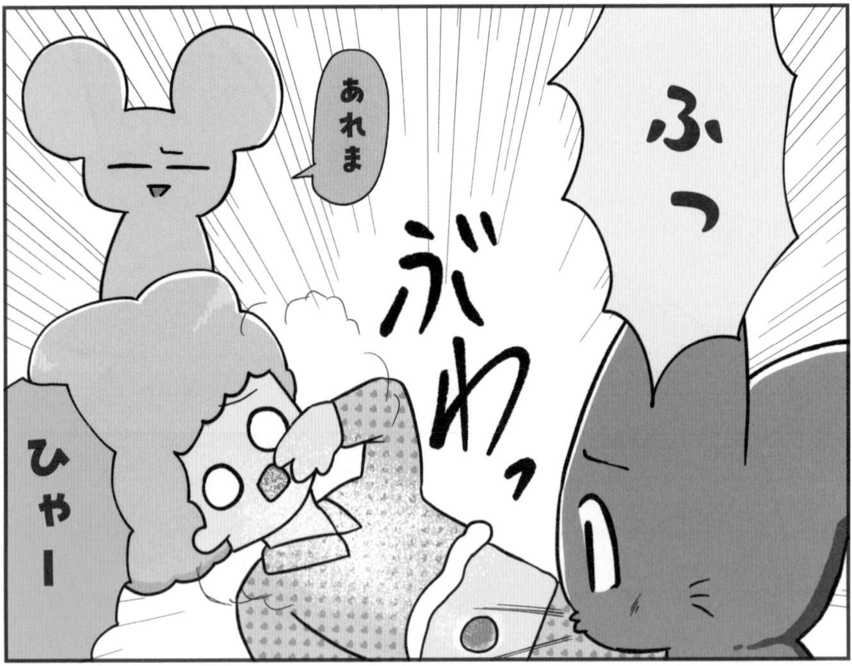

パウダーが患者さんにかからないようにね。

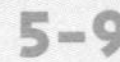

5-9

＼ 先輩の質問 ／

ストーマ装具から尿や便の漏れを防ぐには？

なぜこの質問をしているのか？

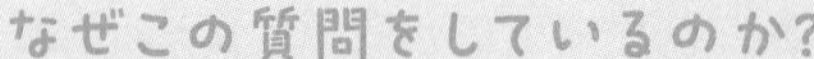

正しく理解していないと漏れて大変だから。

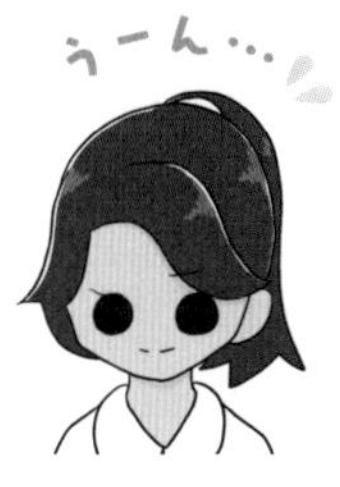

テープで周りをしっかり固定しておけば、漏れないと思います。でも、私と佐藤先生がつき合っているという情報はすぐに漏れてしまいました。
どうしてなんでしょう？

病棟であれだけイチャイチャしてたら、誰だってわかるわ！

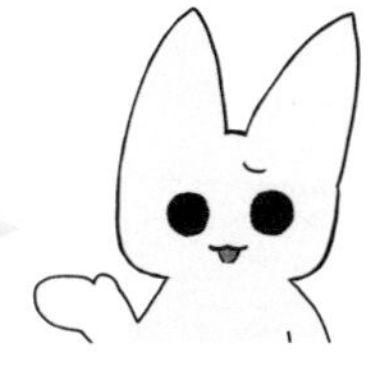

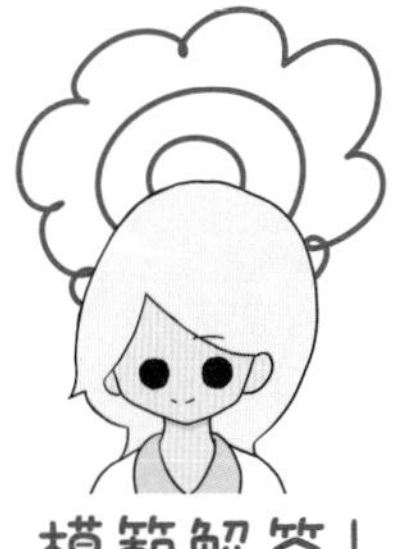

模範解答！

ゴホン……。さぁ！　ストーマ装具の話に戻るよ。面板を貼るときはしっかり**乾燥**させて、**シワを伸ばした状態**で貼りつけます。貼ったら、温かい手で十分に**温めます**。

ぱれちにの一言　面板を貼るときは、部屋を温めておくとくっつきやすいよ。

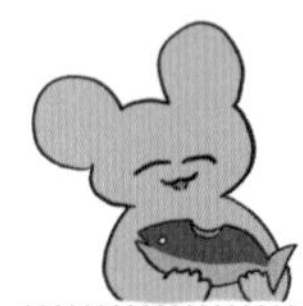

模範解答の根拠と知っておきたい知識

ストーマが、穴の奥のほうにあった（陥没していたら）なら凸面タイプの面板を、お腹にちょこんと乗っていたら平面タイプの面板を使おう。ストーマの周りにシワがあるなら、シワをピンと伸ばしてから貼ってね。**シワから排泄物が漏れ出す原因**になるよ。シワがひどいときは、リング状の皮膚保護剤を、指でコネコネして溝に入れ込もう。

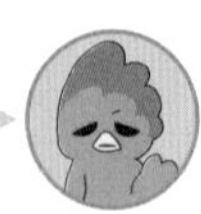

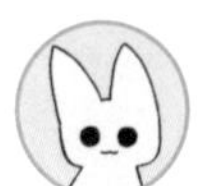

面板を貼るときは、**貼る部分の皮膚をしっかり乾燥させて**から貼ってね。少しでも濡れていると、面板が浮いて排泄物が漏れてしまうよ。自分の手が濡れていないかにも注意。面板を貼る部分が排泄物で汚れていても同様なので、ロール状に巻いたガーゼで、ストーマの排泄口を押さえておこう。面板を貼りつけたときは、**温かい手と温かいお腹の皮膚で挟んで、3分程度押さえてね。**できそうなら、患者さん自身に押さえててもらってもいいよ。部屋もあらかじめ温かくしておくのよ。

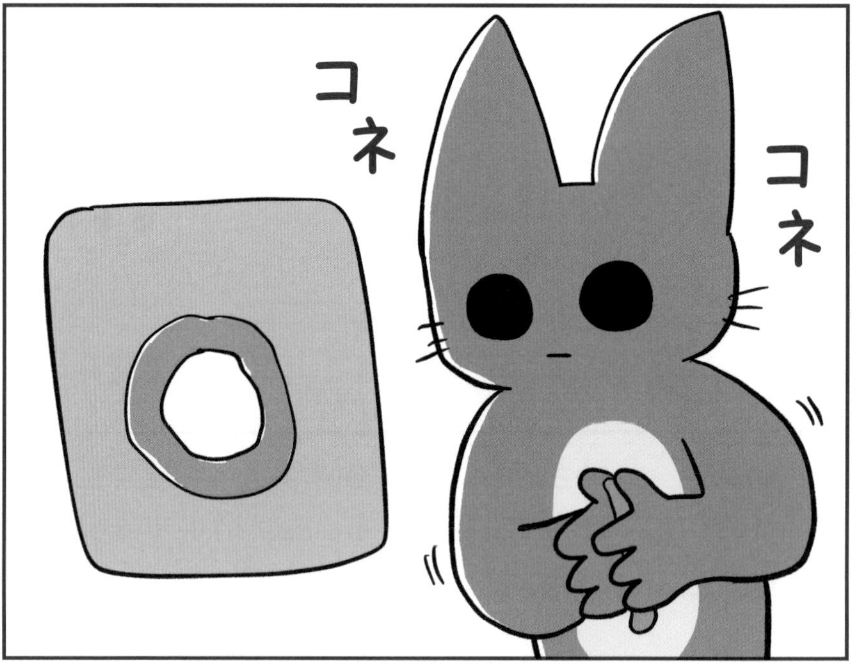

コネ
コネ

リング状の皮膚保護剤を指でコネコネ。

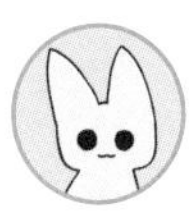

看護師も、あらかじめお湯などで手を温めておきましょう。**手が冷たいと3分経ってもくっつかない**ことがあります。患者さんが自分で手を当てられそうなら、**やってもらうのもアリ**です。患者さんが自分自身でできることは、どんどん促しましょう！

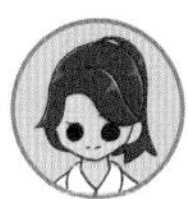

手が冷たい人は、心が温かいらしいですよ！

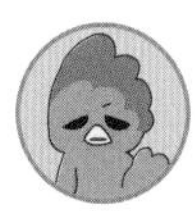

へぇー、そうなんだ。ほら、さっさと温めなさい。

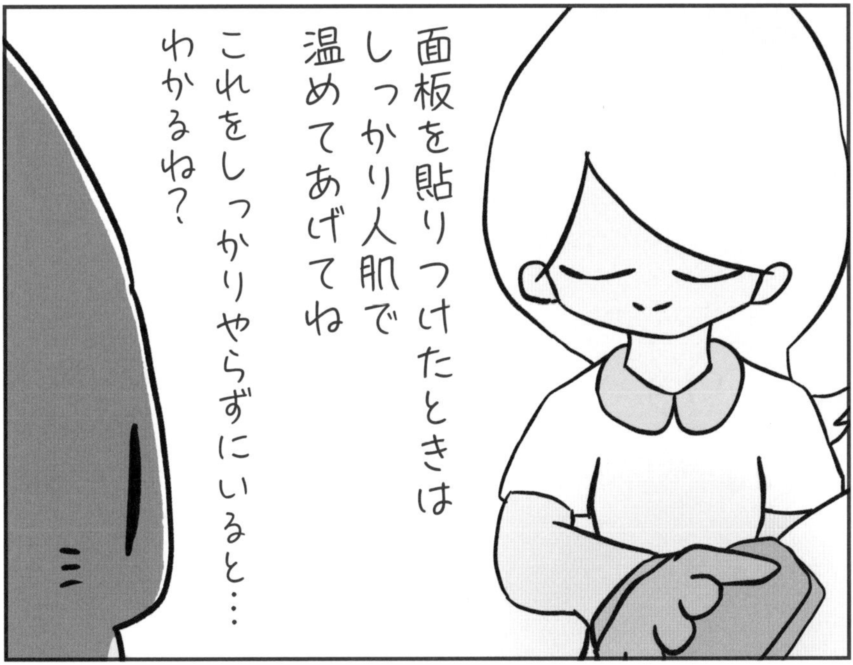

面板を貼りつけたときは
しっかり人肌で
温めてあげててね
これをしっかりやらずにいると…
わかるね？

人肌の温度で3分程度、面板を押さえてね。

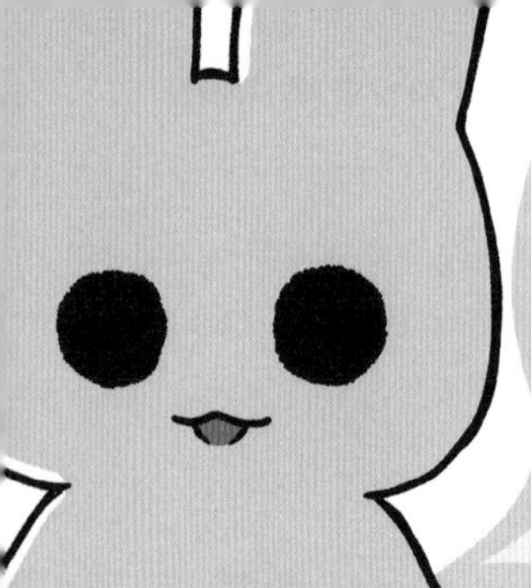

5-10

＼ 先輩の質問 ／

ストーマ装具、ちゃんとガス抜きしてる?

なぜこの質問をしているのか?
ガスが溜まりすぎると、とんでもないことになるから。

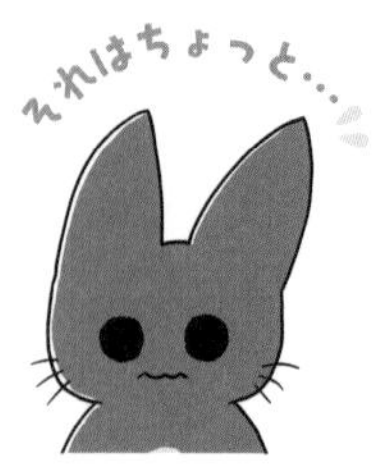

え！　かれこれ６時間くらいしてません。
隙間から自然と抜けていくかなぁ……と
思っていたんですが、
よくよく考えてみたら……
ヤバっ！

あか――ん！　今すぐ見てきて！

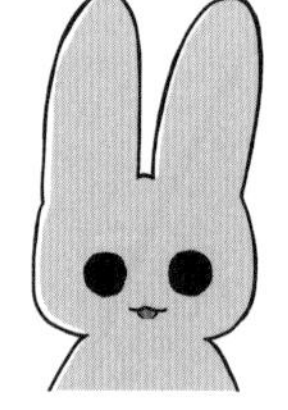

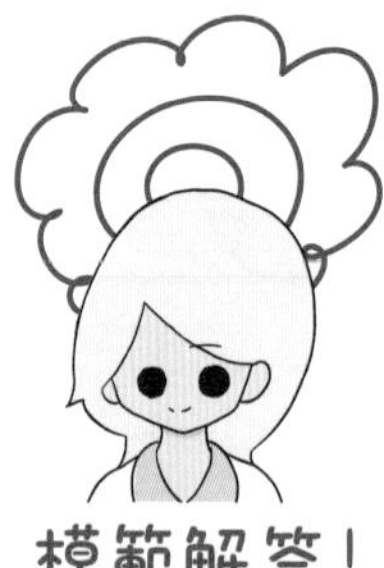

訪床ごとに、**漏れがないかを確認**して、もし膨らんでいたら**ガスを抜きます**。また、膨らんできたことに気がついたら**ナースコール**をしてもらうように、患者さんに伝えています。

ぱれちにの一言　ガス抜きはこまめにね。

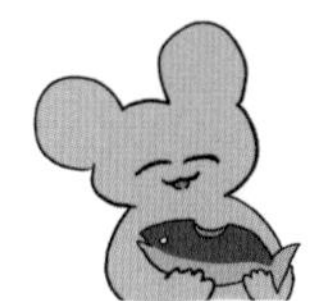

模範解答の根拠と知っておきたい知識

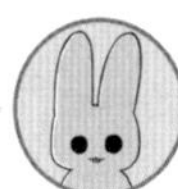

誰でもおならをするように、ストーマを増設した患者さんもおならをするわ。ただ、**おならが出るところは肛門じゃない**わよね？

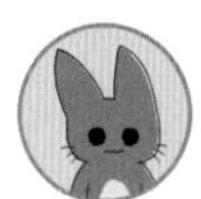

ストーマからですね。

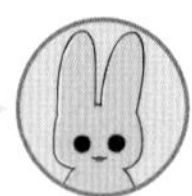

そう、ストーマ装具は便が漏れ出ないようにしっかり閉じられているから、ガスが出る“道”がないよね。ガスの逃げ道がなければ、ストーマにどんどん溜まって、膨らんでいきます。最後は静かに面板からガスが漏れ、その流れで中の排泄物が出てしまうということに……。

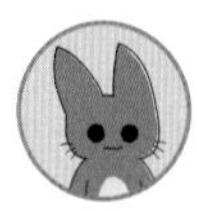

定期的にガス抜きしないとダメですね。

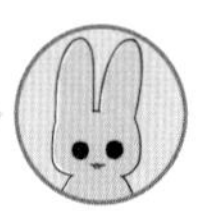

ストーマによっては、ガス抜き専用の穴（ガス抜きフィルター）があるから、そこからガスを抜いてね。

●ガスが溜まりやすい患者さんにはどうしたらいいの？

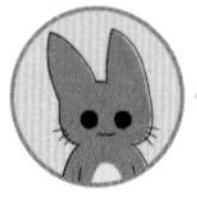

すごくガスが溜まりやすい患者さんがいるんですが、何か対処方法はありませんか？

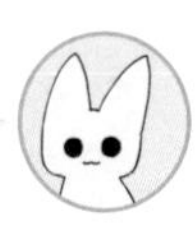

ガスが溜まりやすい人は、**腸内環境をよくすると溜まりにくくなるよ。**食事はしっかりとよく噛んで、ヨーグルトや乳酸菌をとるといいね。ラーメンを食べたり、炭酸水を飲んだりしたあとはおならがよく出るから、そういう飲食を避けるのもアリだね。

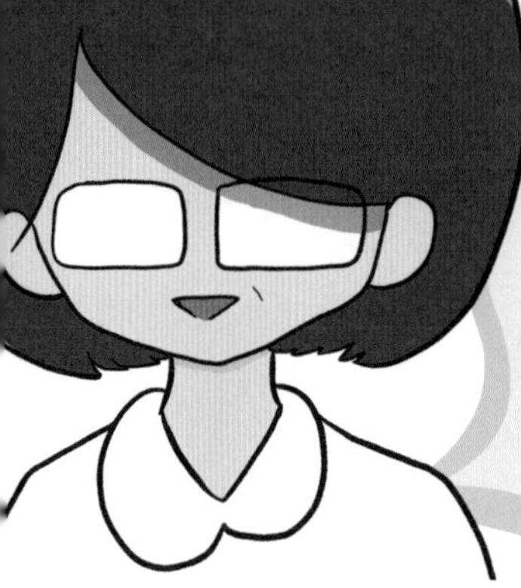

5-11

＼ 先輩の質問 ／

弄便（ろうべん）する患者さん、どうする?

なぜこの質問をしているのか?

対処法を理解できていないと、**弄便した患者さんには対応できない**から。

急いで手を洗います。汚れがひどければ、お風呂に直行してシャワーで洗い流します。便が顔にも手にもベッド柵にもシーツにもついていて、もう大惨事ですよ……。

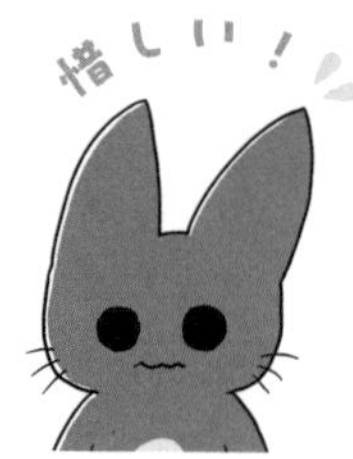

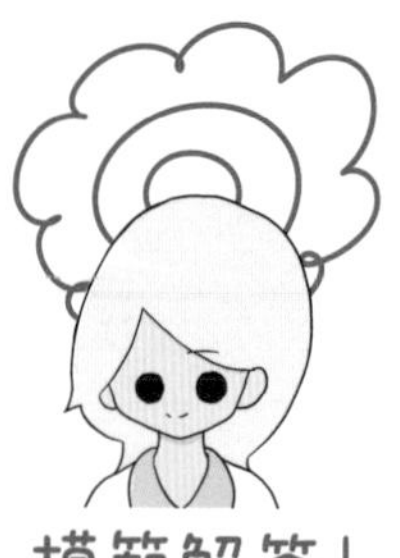

模範解答!

本人には悪気のない行為なので、叱責したり、感情的になったりせず、やさしく声かけしながら、身体についた便を拭き取ったり、シャワーで流します。

ぱれちにの一言 顔も手も便まみれ。見つけたときは衝撃です。

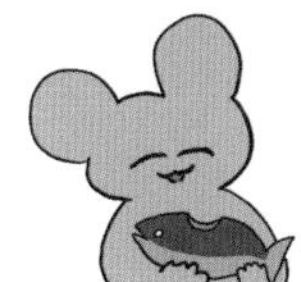

模範解答の根拠と知っておきたい知識

ぎゃぁぁぁぁぁぁ、先輩！ 患者さんが便で、壁とか手すりとか布団とか汚してました。身体中、便まみれ……。口の中も汚れてて……もう、**地獄絵図**です、どこから手をつければいいやら。見つけたときは、思わずスッとドアを閉めてしまいました。

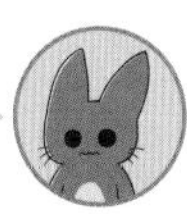

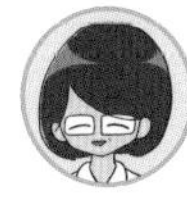

それは大変ね。

なんで、あんなことしちゃうんでしょう……。あれも認知症によるものなんでしょうけど。**「便が汚い」ってこともわからなくなっちゃってる**ってことなんでしょうか？

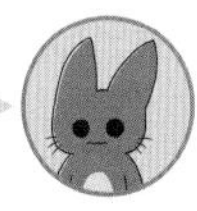

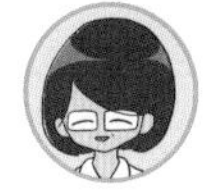

そうなの。あなたの言う通りよ。オムツの中で便が出て、「不快だなぁ」と思って手を伸ばしたら便があるわけね。でも、認識力がないと、それは便ではなく、**ただの茶色い物体**でしかないの。それが汚いこともわからない。いえ、わかったとしても、それにどう対処したらいいかわからないから、布団につけたりして、えらいことになるの。認知症による認知機能の低下は、そんなことまで引き起こしてしまうわ。

本人も、周りの家族も、これは辛いですね。自分の親が便を食べてるのを見たら、とてもショックです……。

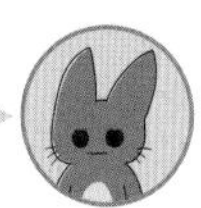

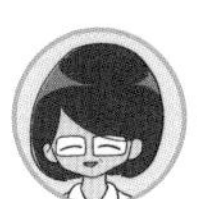

本人には決して悪気はないのよ。だから、**絶対に叱ったりしてはダメ**。「何やってるの!!」って言いたくなるのはすごくわかる……わかるんだけどね。いろんな気持ちがあふれるのをグッと抑えて、**「汚れているみたいですから、きれいにしましょうね」**ってやさしく声かけして、きれいにしてあげてね。

はい……。しかし、どうしたらいいでしょう？（震え声）

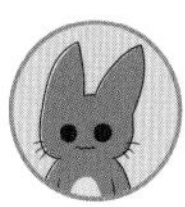

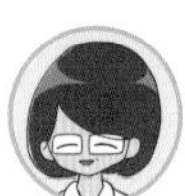

長袖のガウンやゴーグル、マスクなどを**フル装備**して臨みましょう。看護師は、患者さんに便のついた手で腕などをつかまれる可能性が高いからね。可能であればシャワー室に誘導して、洗ってあげてね。拭き取るだけではなかなか汚れを落としきれないから。**患者さんの爪の間に便がこびりついてることも多い**わ。爪を切ってあげてね。もちろん、爪切りは使った後、しっかり洗って消毒するのよ。綿棒で爪の間をこそいで、きれいにしてあげてね。もし、**便を食べていたら口腔ケア**して、口の中にある便を取り除きます。細菌感染のリスクも考えられるから、医師に相談して、抗菌剤の投与などの指示を仰いでね。

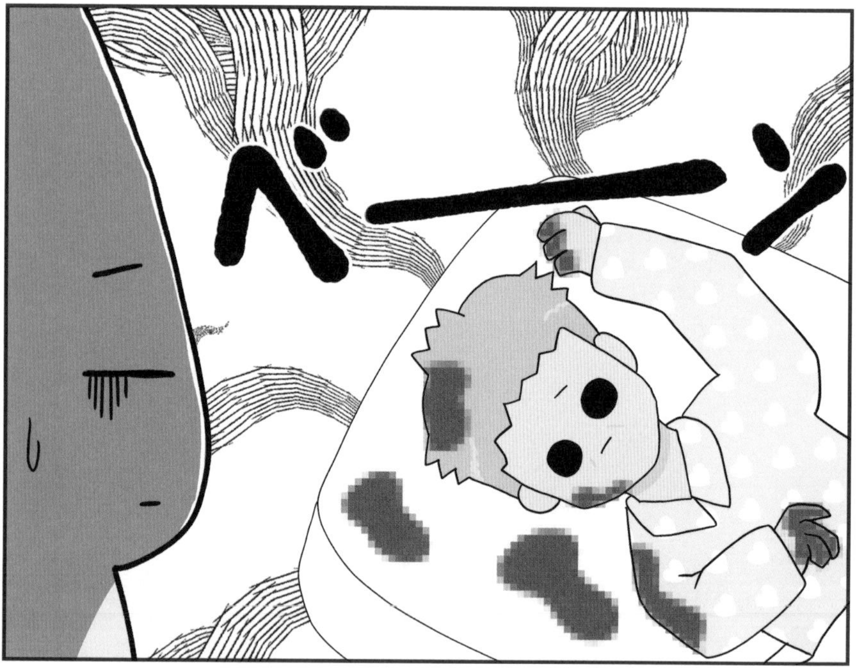

しかし、本人には何の悪気もないのです。

ここで怖気づいては
看護師の名がすたる
徹底的にきれいに
してやんよ
ゴクリ…

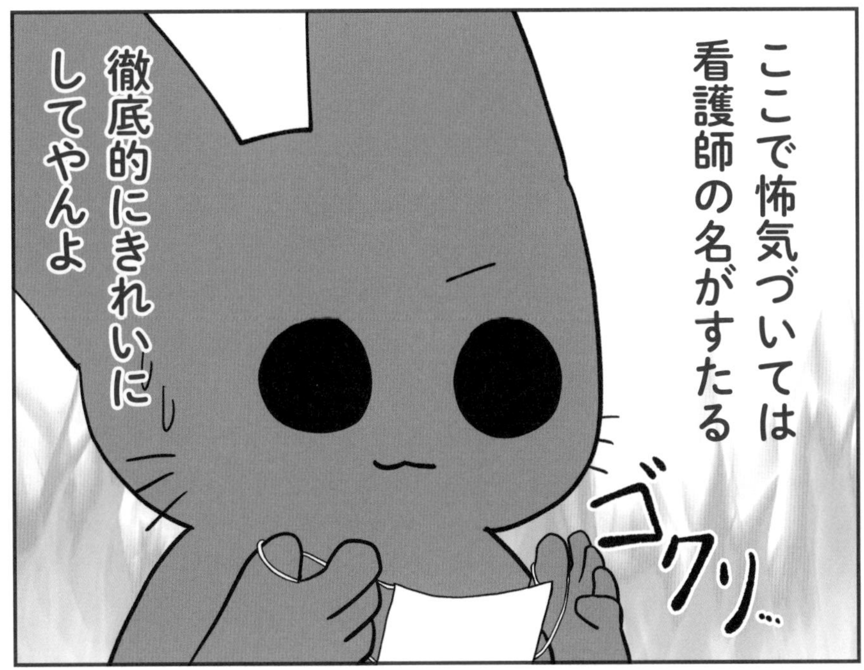

ワイはプロや！　きれいにしたる！

あまりにひどかったら、拭くだけでは汚れがなかなか取れないので、**ベッドごとシャワー室に連れて行ってシャワー**するのが一番いいこともあるよ。

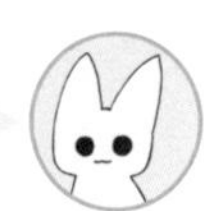

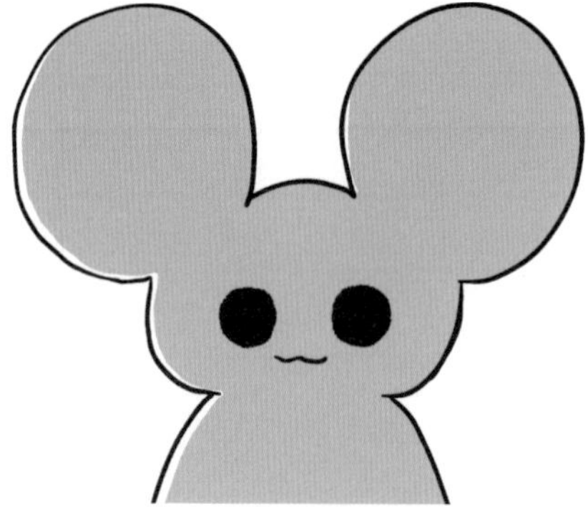

Lesson 6

報告

報告してよろしいでしょうか？
いまはダメ
ですよね
じーっ
イケメン研修医

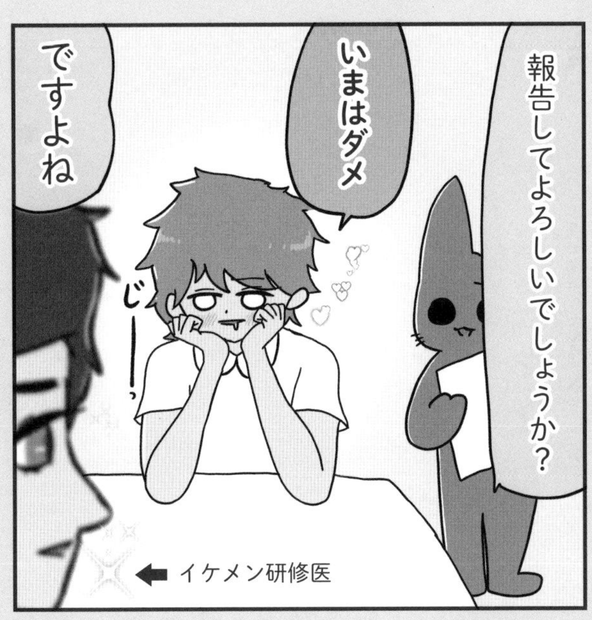

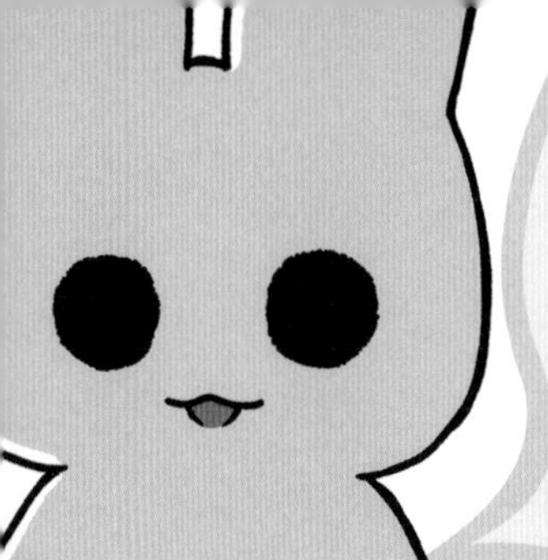

6-1

＼ 先輩の質問 ／

あなた、手が震えてない？

なぜこの質問をしているのか？
緊張状態だと思いがけないミスをすることがあるから。

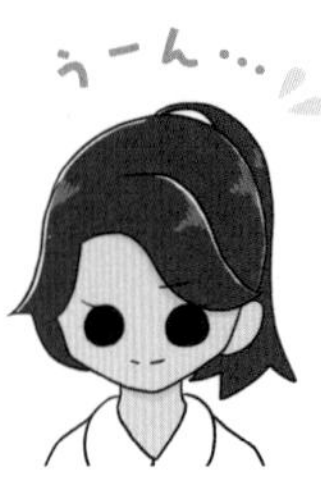

そ、そうなんです。でも、
だ、だ、だ、大丈夫です！
（ガタガタガタガタ）

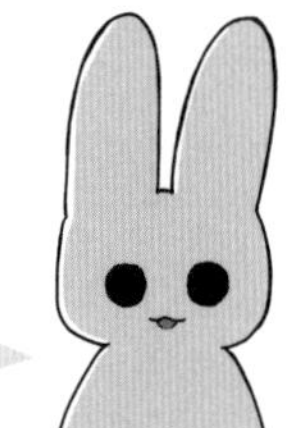

椿さん、大丈夫？

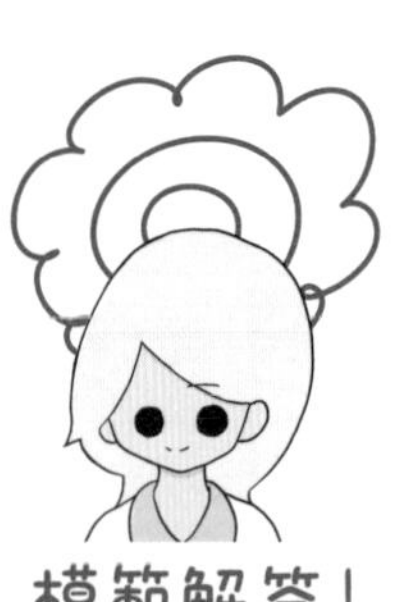

模範解答！

身体が緊張すると、**交感神経**（自律神経の一つ。もう一つは**副交感神経**）が優位に立ちます。そうすると、心臓の鼓動や呼吸が速くなり、筋肉は緊張し、身体の内面で軽微な震えを感じてきます。でもそれは、「**ごく自然な身体の反応**」であって、悪いことではありません。

ぱれちにの一言　私も昔はそうだったなぁ……。（遠い目）

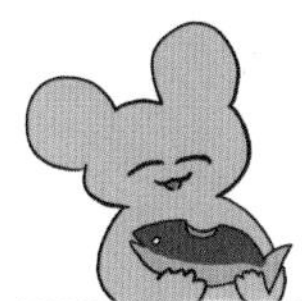

模範解答の根拠と知っておきたい知識

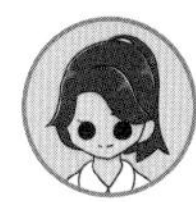

報告って、緊張します。「**何を指摘される**んだろう……」と身構えてしまうと、余計に緊張します。

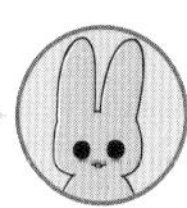

そうだよね。緊張するよね。でも報告って、やはり大事なのよ。自分の観察やアセスメントが正しいかどうかの“**確認タイム**”でもあるから、「危なかった。指摘してもらってよかったぁ〜」って、前向きに捉えられるといいね。

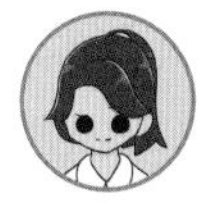

報告のとき、**手が震える**んですが、どうすればいいですか？

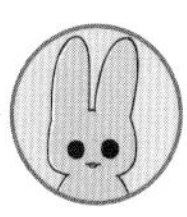

手が震えるのは「もう、仕方ない」と割り切るのが大事って言われてるわ。無理に震えを止めようとしても、どうにもならないことが多いから。報告が不安なら、優しい先輩に**あらかじめ不安な部分を確認**しておくのも手ね。あとは、**深呼吸（腹式呼吸）**ね。

6号室の田中さんは手術前でとても緊張されています
あなたのほうが緊張してない？
ブルブル…

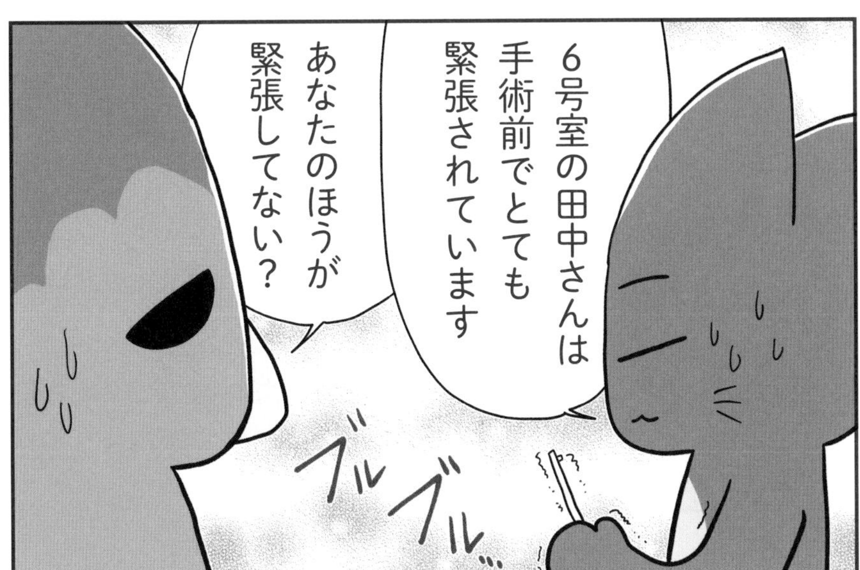

みんな、最初はそうなのよ。

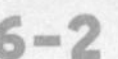

先輩の質問

それ、いま言う必要あるかな？

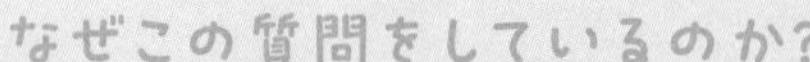

いま、この患者さんにとって大切な情報は何か、優先順位を考えてほしいから。

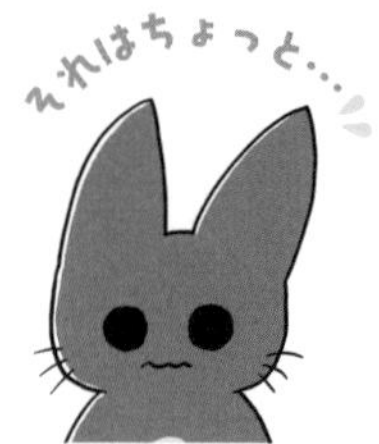

得られた情報はすべてお伝えしようと思って報告したつもりなんです。いらなかったですか？

いらない。それ全部聞いてたら、時間がいくらあっても足りないよ。

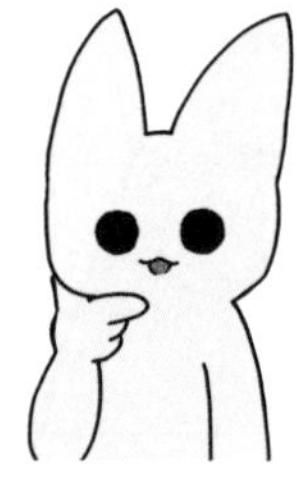

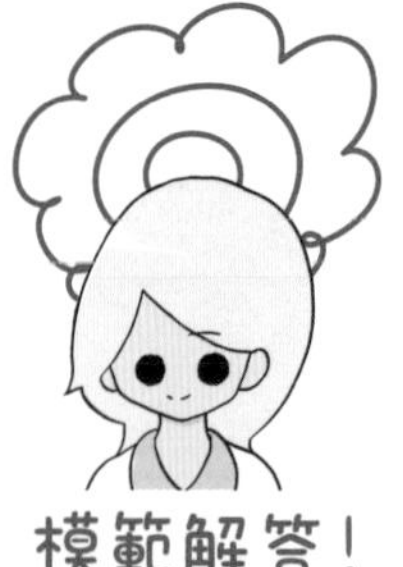

模範解答！

すみません。細かく報告しすぎていました。これからは、特に変化があったことだけを伝えるようにします。

ぱれちにの一言　そんな細かいとこまでいらない。

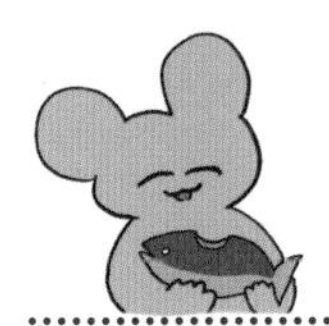

模範解答の根拠と知っておきたい知識

リーダーに伝えなければいけないことは、治療上、その患者さんに**今後も必要になると思われること**や、いつもの経過と比べて、**変化があったこと**です。「変化がなかった」「患者さんの趣味がどうのこうの」といったことは、報告のときに言うべきことではありません。そういうことは、カルテにそっと書いておきましょう。もちろん、患者さんの趣味や生育歴も大事だから、スタッフ間で共有できるようにカルテに書いておくと、より看護に深みが出ます。

とはいえ、何でもかんでも先輩に報告していると、リーダーも自分も貴重な時間がなくなってしまいます。日が暮れてしまったら、リーダーの堪忍袋の緒も切れてしまいますね。優先順位を考えて、「いま、何を言うべきなのか」を見極めましょう。慣れないうちは、言うべきことにマーカーを引いたりして、報告してみよう。

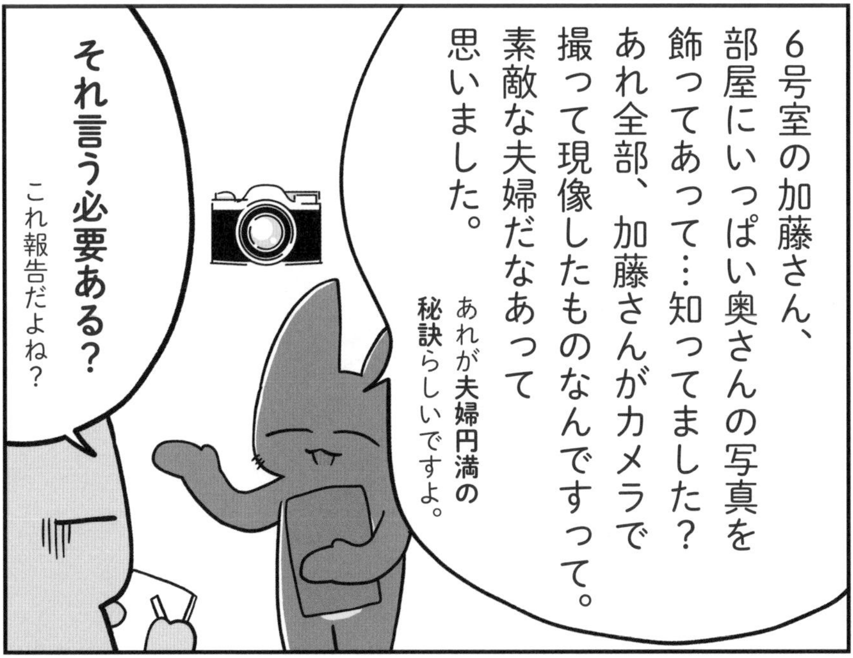

6号室の加藤さん、部屋にいっぱい奥さんの写真を飾ってあって…知ってました？あれ全部、加藤さんがカメラで撮って現像したものなんですって。素敵な夫婦だなあって思いました。

あれが**夫婦円満の秘訣**らしいですよ。

それ言う必要ある？

これ報告だよね？

私が欲しい情報はそれじゃない。

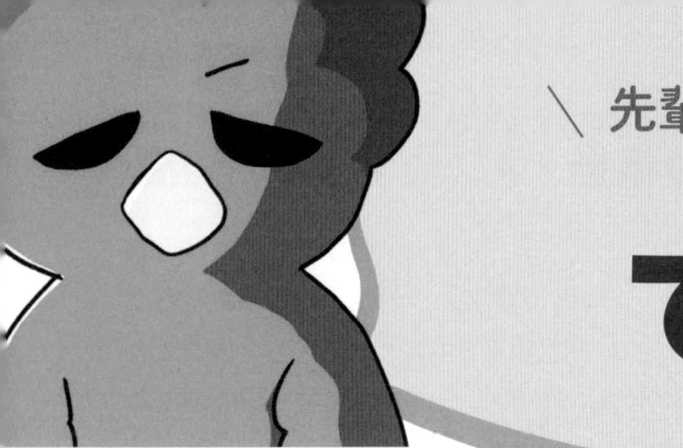

6-3

先輩の質問

で？

なぜこの質問をしているのか？
そこから、**あなたはどうしようとしているか**聞きたいから。

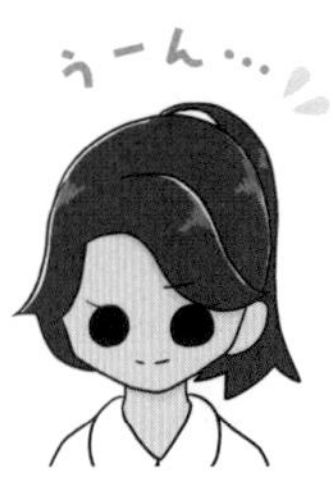

（こわっ！　「で？」って何？　言うこと言うたやん？　これ以上何を言えと？）
すみません……えっと……あの……。
（アタフタ）

（鬼切先輩、こぇぇぇぇ……）

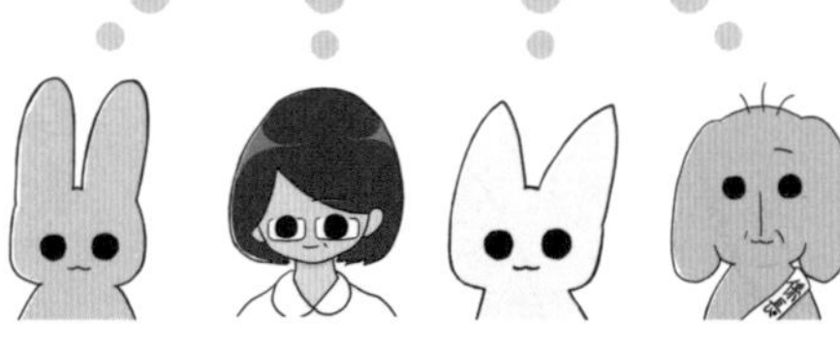

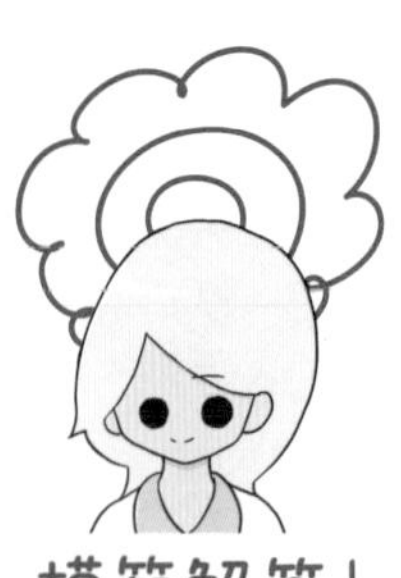

模範解答！

その情報から、**私は○○と考え、□□しよう**と考えています。（私が上になったら、そんな言い方はしなようにしよう）

ぱれちにの一言

先輩へ。「で？」なんて言わず、そこからどうアセスメントして看護に生かすのか、問いかけてあげてね。

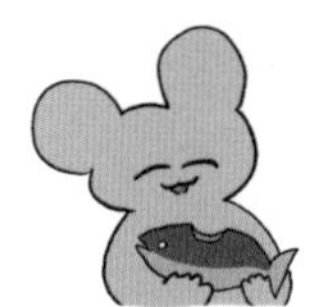

模範解答の根拠と知っておきたい知識

これは、あるあるだよねぇ。怖いよね～。言い方ってものを考えてほしいよね……。でも、「で？」を言わない先輩も、心の中ではきっと同じことを思ってるはず。リーダーになったら、あなたもわかるよ。きっと……。

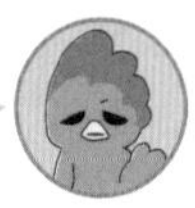

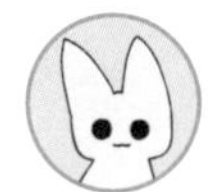

なぜ「で？」と言われるかというと、SOAP（Subject：主観的情報、Object：客観的情報、Assessment：評価、Plan：計画）で言うところの、**S（主観的情報＝患者さんのセリフ）**と**O（客観的情報＝観察したことや実行したこと）**しか報告していないからです。まぁ、最低限それでもいいのですが、リーダーとしては、新人さんがその情報を元に「何を考えているのか」も知りたいわけです。その情報から、どう考えて、どう看護に活かすか、どう行動するのか、**A（評価）**と、**P（計画）**も報告すると、きっと「で？」とは言われないでしょう。

田中さん結構痛がってて苦痛の表情がありました
そう…
はい…

主観的情報（S）と客観的情報（O）はOKだが……。

終わりかーい
ゲソ…
そこからどうなのかを聞かせてよ
で？
えっと…

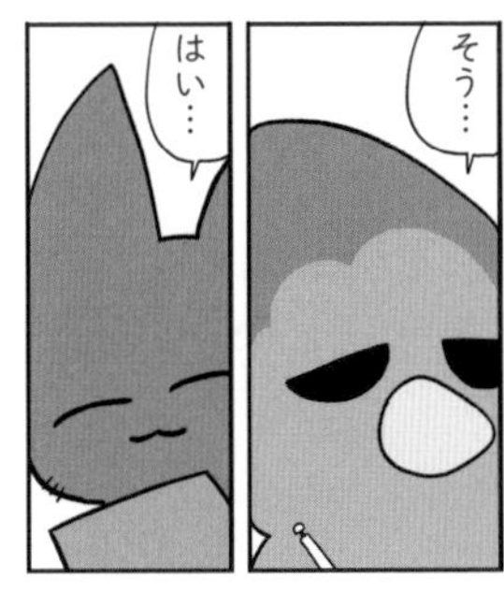

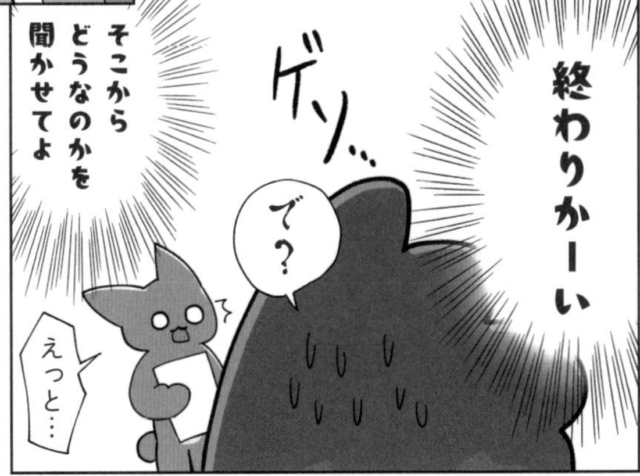

評価（A）と計画（P）まで報告してほしかった！

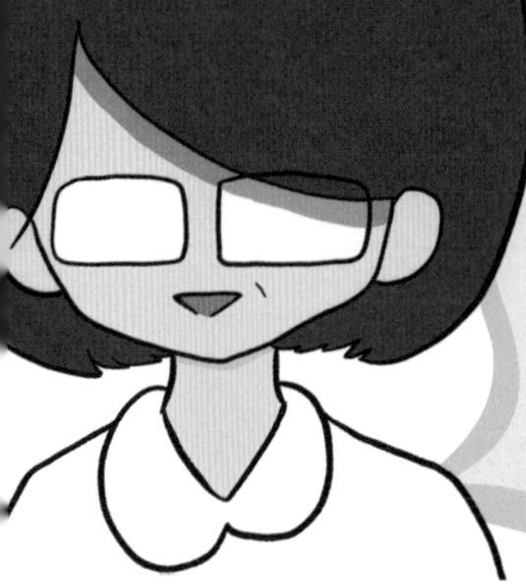

6-4

＼ 先輩の質問 ／

なんでそれ、すぐに言わなかったの？

なぜこの質問をしているのか？

患者さんの大きな変化を示す情報を放置すると、最悪、**命に関わる**こともあるから。

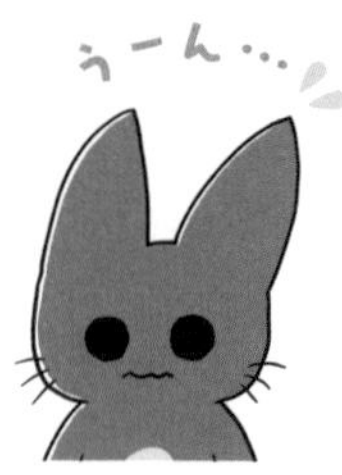

（なーんかちょっと、いつもと比べてヘンだなとは感じたんだけど、そこまで重大なことだなんて思わなかったんだもん。それに忙しかったから、あとで言えばいいかって思ってたの。）

す……すみません。忙しくて……。

「変だな」と思ったら、それがたとえ大したことじゃなかったとしても、相談してほしい。
もしかしたら**急変の予兆**かもしれないから……。

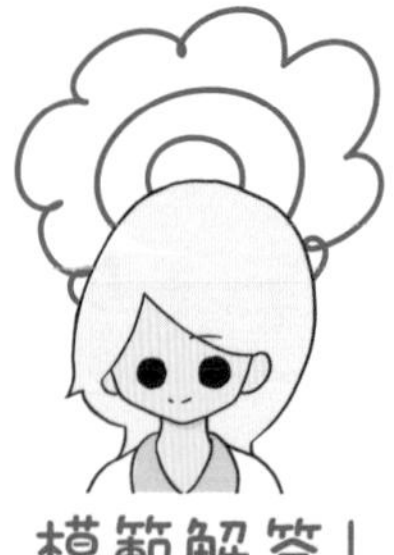

模範解答！

すみません。優先順位が誤っていました。
次からは、すぐ報告するようにします。

ぱれちにの一言　これ私、新人のころ、散々言われました……。

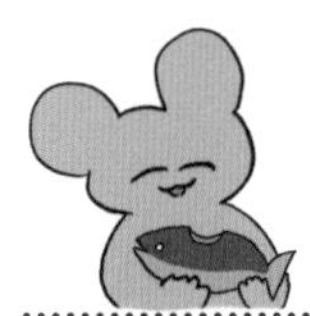

模範解答の根拠と知っておきたい知識

あれ？　なんかいつもと違う……。なんか、いつもよりも血圧がすごく低い。顔も白いような気がする。でもまぁ、元気は元気なんだよなぁ。午後になったらもう1回測ればいっか。さ、次の患者さんのとこ行こ……。

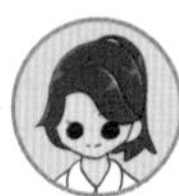

待てーい！　「あれ？」って思ったらすぐに言えーい！　優先順位を考えると、次の患者さんのところに行くよりも、リーダーに一言伝えておいたほうがいいよ。**なんかあってからじゃ遅い**からね！　「なんで、すぐに言わなかったの？」って言われないようにするには、検査の基準値や、普段の患者さんの状態がどうかを知ることが大事だよ。「普段はこんなことを言っていて〜」「こんな表情で〜」「こんなバイタルの値で〜」「こんな症状を訴えていて〜」……といったことを知っていれば、違和感に気がつきやすくなるからね。

なーんか
鈴木さんの顔色
悪いような気が
するんだよなあ

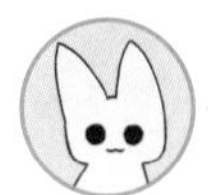

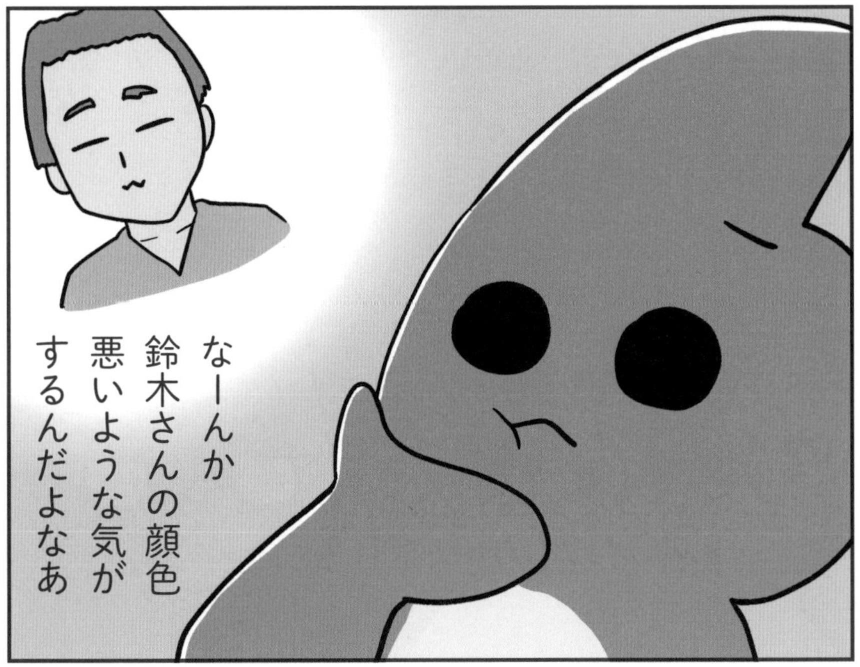

よく気がついた……けど……。

でも、リーダーが怖そうで……忙しそうだし……。

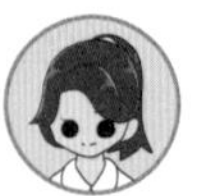

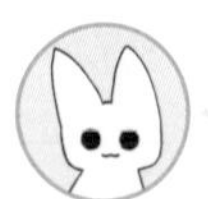

リーダーにすぐに報告したいけど、忙しそうでなかなか話しかけられない――そういうときは、隙を見て**「すぐにお伝えしたいことがあります。お手隙のときにお声がけください！」**と、切羽詰まった感じでリーダーに伝えるといいよ。早く話を聞いてくれるはず！

そうしてみます！

気のせいかなあ
リーダーさん
忙しそうだなあ
私もいま
バタバタしてるし
うん（顔色が悪いのは）
たぶん
気のせいだ

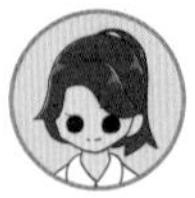

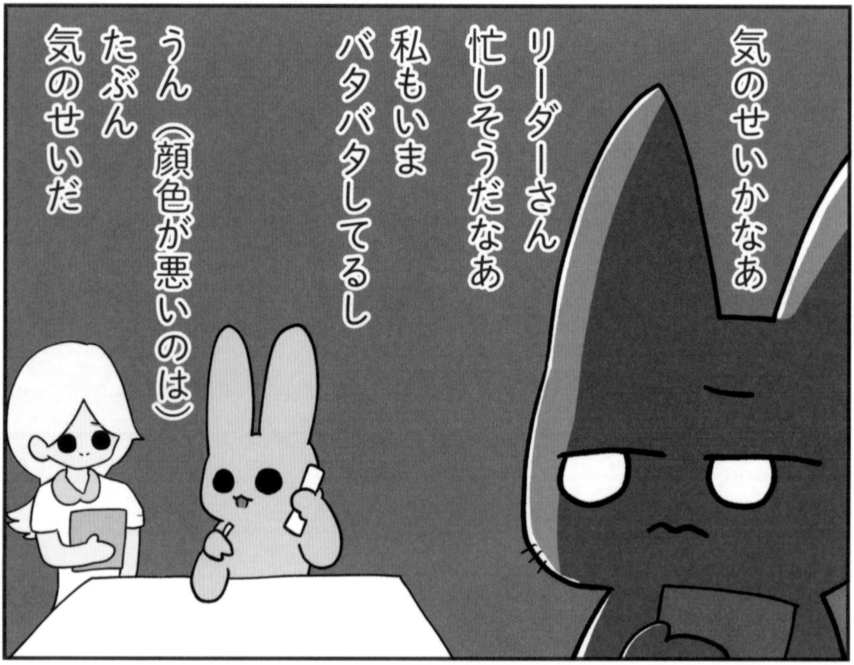

新人さんのせいだけじゃないよね……。

Lesson 7

急変対応

鬼切先輩
これって……
あわわ…
ダメね
すぐに応援を呼ぶわ
キャッ

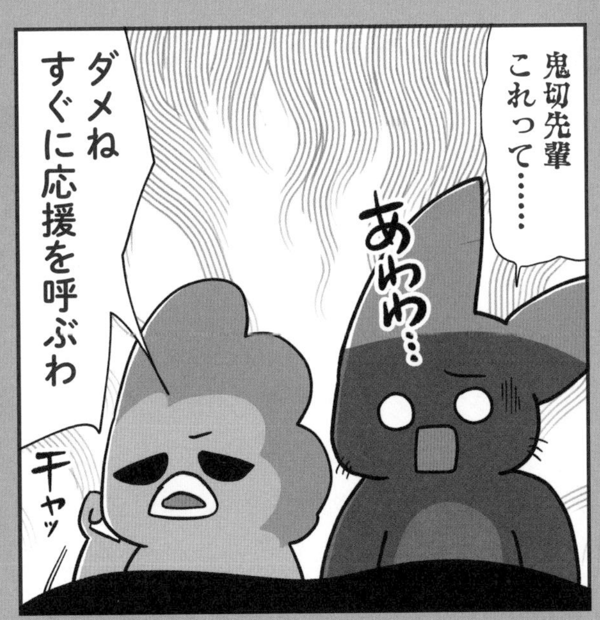

7-1

＼ 先輩の質問 ／

そもそも「急変」って、どんな状態かわかる？

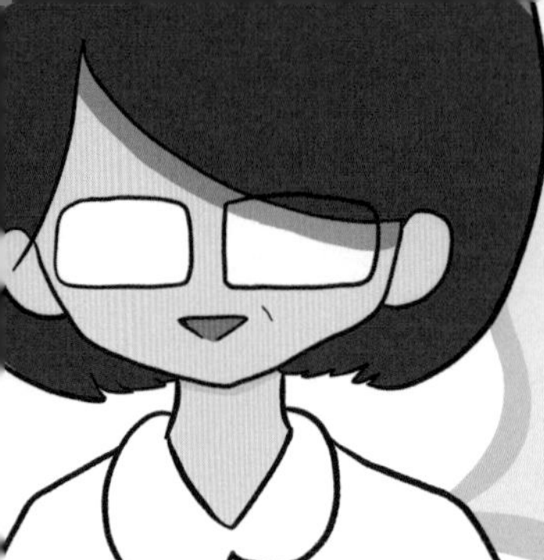

なぜこの質問をしているのか？

何が「**急変**」なのか知らないと対応できないから。

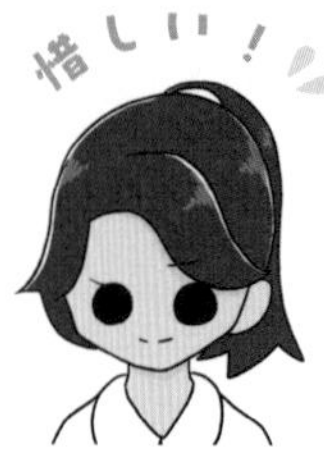

このまま放っておくと、命に関わるようなことが起こっている、ヤバい状態です。すぐに処置が必要です。

そう、ヤバい状態。具体的にどうヤバい状態なのか言えるといいね。

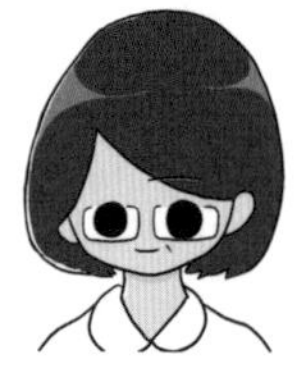

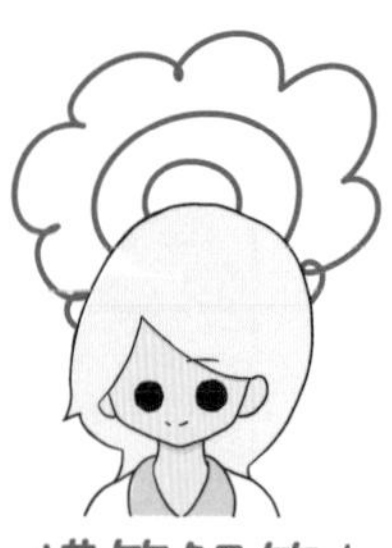

模範解答！

ショックや窒息など、命に関わるようなことが起こっていたり、このままだと重大な後遺症が残ってしまうような状態です。いずれにせよ、すぐに処置が必要です。

ぱれちにの一言　急変患者さんに当たりたくはないけど、当たるんだよね。

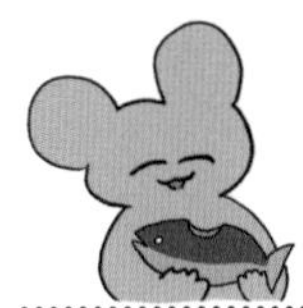

模範解答の根拠と知っておきたい知識

そもそも、何をもって「急変」と判断するんですか？

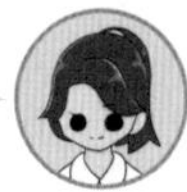

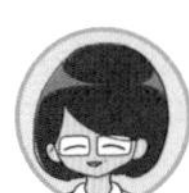

シンプルに言うと、**「患者さんの普段の状態が、急に、大きく悪化した状態」**ですね。それは、呼吸だったり、血圧だったり、胸の苦しみだったり、意識レベルだったり、さまざまです。このときの主な症状は、心停止、意識障害、嘔吐、胸痛などが挙げられますね。それらの症状が出ていると、たいていの場合、ぱっと見の印象だけでも、**「あれ !?」**ってなるよ。

目の前の患者さんの顔色がめちゃくちゃ悪かったり、いつもと比べて返答があまりに乏しかったりすると、自分の背中が一気に「ゾワッ」として、**背筋が凍る感じを覚える**ことがあるわ。そういう自分の感覚も、いまこの瞬間、患者さんが急変していることを示すサインだね。

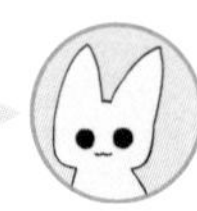

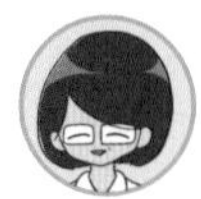

急変が起きていることに気がついたら、**その場を離れず**、患者さんを観察し続けながら、人を呼びましょう。患者さんの観察を続けながら人を呼ぶには、ナースコールを使ったり、リーダーなどのPHSに電話をかけたりします。大声を出しても構いません。応援を呼んだら、おそらく一瞬で人が寄ってきます。その間、ドキドキ、アセアセするでしょうが、患者さんのそばで症状の観察を継続します。

観察中、患者さんの顔色がみるみる悪化したり、動いていた腕がドラマみたいにパタンと落ちるかもしれません。嘔吐していたら、さらに嘔吐するかもしれません。こんなとき、初めてだと特に、あせってパニックになるでしょう。しかし、応援を呼んでから人が来るまでのわずかな時間、たとえ**“石化”していたとしても、経過を観察（その光景を見るだけでもいい）**はできます。経過を観察するだけでも、かけつけた人に経過を伝えるだけでも、その後の対応に生かせます。だから、その場を離れないことが大事なのです。“石化”せずに動けたら、バイタルを測ったり、気道確保したり（呼吸が止まっていたり浅いなら）、心臓マッサージを始めたり……と動けるようになってきます。頑張ってね！

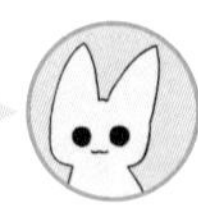

急変患者を見つけた
これヤバいやつや
ビクッ…

わ、急変発生!

すぐにリーダーに
走って報告を

……それでいいのか?

いや…
ここを離れたら
その間の観察は
誰がするんだ…?

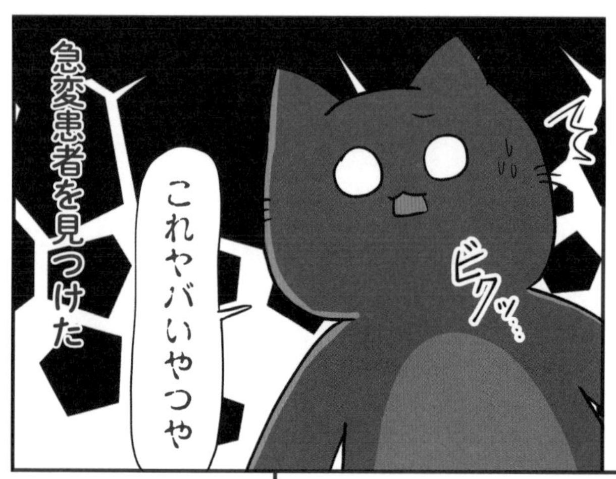

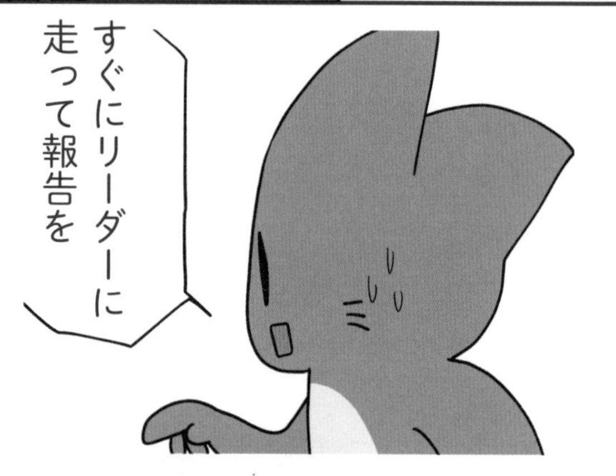

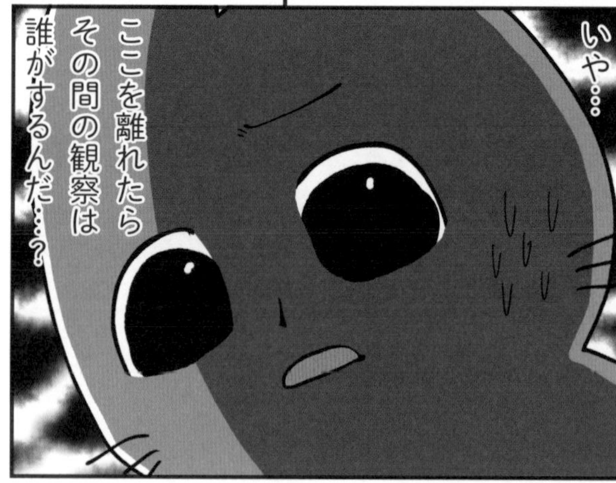

そう、あなたしか
観察できない!
頑張れ、
やらかしさん!

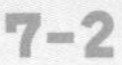

7-2

\ 先輩の質問 /

急変した患者さんのご家族には、どう対応する?

なぜこの質問をしているのか?

急変した患者さんのご家族は不安にかられているので、**対応を間違えない**ようにしてほしいから。

とにかく早く来てもらわないといけないので、そのことを伝えます。でもあんまり緊迫した感じで言うと、ご家族もパニックになったり、怖くなってしまったりするので、落ち着いた口調で話します。

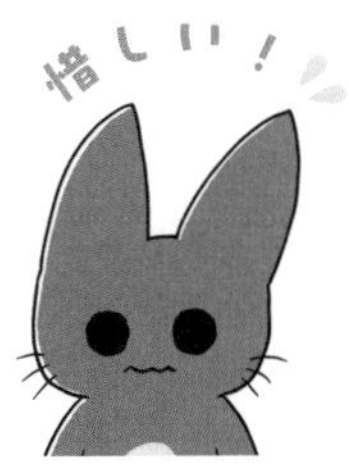

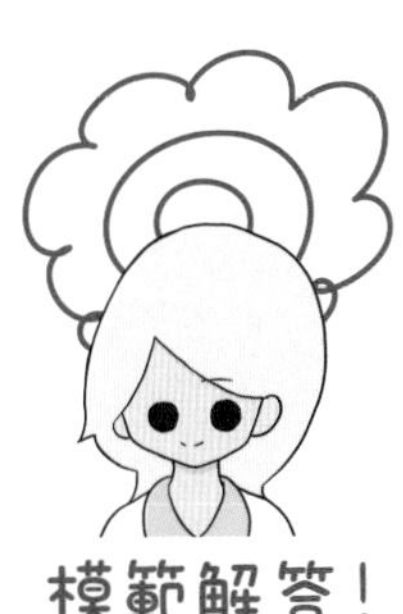

模範解答!

急変した患者さんのご家族が焦って、事故など起こさないよう、ゆっくり、落ちついて病院に来てもらうよう伝えます。そのとき、どれくらいの時間で病院まで来られるか所要時間を確認します。ご家族が到着したら、不安な気持ちが和らぐよう、こまめに声をかけるようにします。

ぱれちにの一言

電話するときは絶対に早口になるから「プルルル……」と呼び出し音が鳴っているときに深呼吸して、気持ちを整えています。

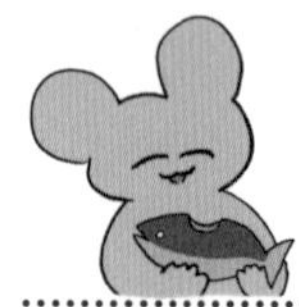

模範解答の根拠と知っておきたい知識

ここで、ねこしまさんが電話をかけるから、一例として見ておくといいよ。

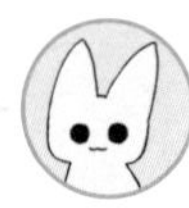

プルルル……

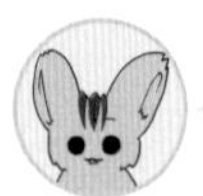

〇〇さんでしょうか？　□□病院のねこしまです。夜分遅くに申し訳ございません。△△△さんですが、先ほどから**状態が変わられ**、いま、医師が応急処置を行っているところです。いまから病院に来ていただけますか？　病状については後ほど、医師が説明します。**おおよそ、どれくらいのお時間で来られそうでしょうか？**　気をつけてきてくださいね。お待ちしております。

どのようなことを工夫しました？

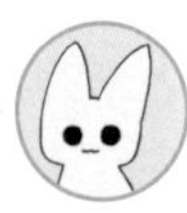

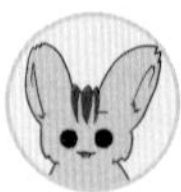

できるだけ、**ゆっくり**、**はっきりと話す**ように心がけました。状態について電話で細かく言うと、余計不安になったり、誤った解釈をされたりする恐れがあるので、「状態が変わった」という表現にしました。

● ポイント

・患者さんの状態や経過を把握している人がご家族へ連絡する。
・キーパーソンに伝える。
・ゆっくり、落ち着いて話す。
・どれくらいで病院に到着するか忘れずに聞く。
・ご家族も落ち着いて病院に来られるように促す。
・電話で病状について細かいことを話すのは避ける。
・ご家族の到着時間がわかったら、すぐ主治医に伝える。

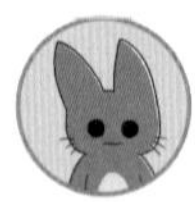

内心、ハラハラドキドキですが、落ち着いて話します。慣れるまでは、**話すことを書いたメモ**を見て、伝えようと思います。

●ご家族が病院に到着したら

急変した患者さんの処置が落ち着いており、病室に入っても問題なさそうであれば案内します。まだ処置が終わっていないなら、病院の説明室やラウンジなどで待ってもらいます。

ただ、ずっと待っていると不安が募るので、ときどき声をかけて、「**あとどれくらいかかりそうか**」とか、「**いまどういう状況か**」などをお伝えします。

ご家族の中には、泣いてしまったり、不安を訴えたりする方もいるので、お話を聞いたり、背中をさすったりして、ご家族に寄り添うのも大事な看護の一つです。

状態がもともと不安定な患者さんのご家族には、電話してほしいタイミングをあらかじめ打ち合わせておきましょう。「**どういうタイミングで電話がほしいか**」は、家族さんによって違います。

命の危機にかかわらず、状態が変化したら電話がほしいのか、命の危機が生じた場合にだけ電話がほしいのかなど……。

家族といっても、お住まいが遠方だったり、親密ではなかったり、さまざまです。来ても「あれ？　こんなことで呼んだんですか？　なーんだ」と言って帰ってしまうご家族もいます。

逆に「なんで、こんな状態になる前に呼んでくれなかったんですか！」と言う人もいます。

こういったトラブルを避けるためにも、**連絡のタイミングを事前に話し合う**ことは大事です。

もしもし…
○○さんの
息子さんですか？
とにかく
いますぐ
来てください
でないと
うわぁぁぁぁ
こうならないように
落ち着いて
伝えようね
はい
あなたが取り乱してどうする……

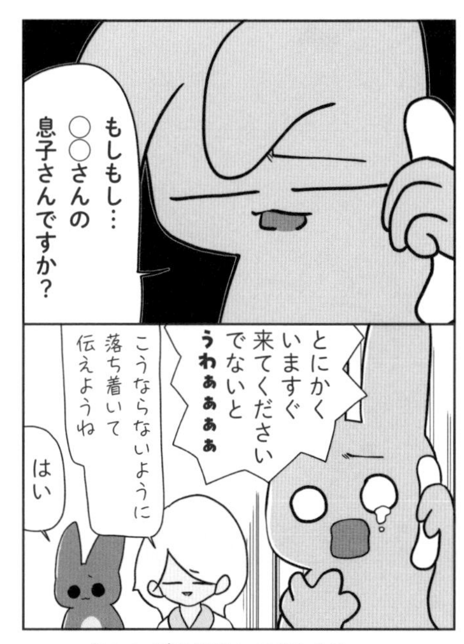

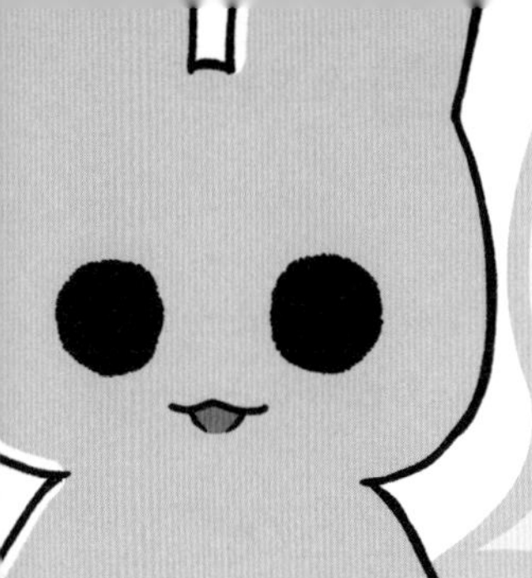

7-3

＼ 先輩の質問 ／

急変対応時の「外回り」の動きは?

なぜこの質問をしているのか?

急変患者さんの対応は大事だけど、**他の患者さんのことも忘れてはいけない**から。

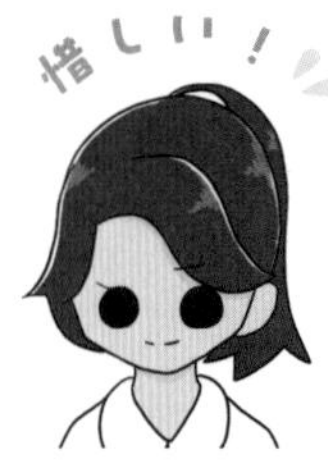

大丈夫です! 精一杯、自分の患者さんを見ます!

あの……私の患者も見といてくれない?
急変対応しないといけないからさ。

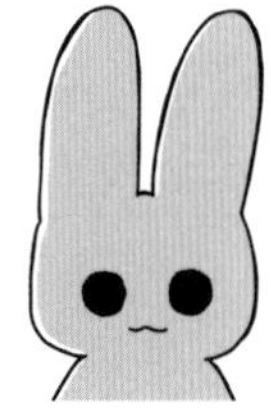

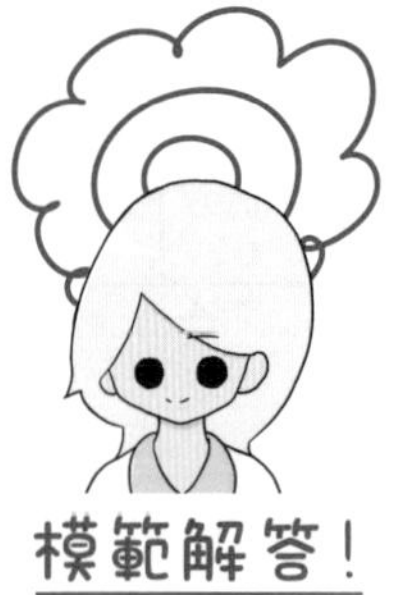

模範解答!

急変対応時の外回りの看護師は、自分の受け持ち患者の対応だけでなく、**急変対応している看護師の受け持ち患者さんの対応**もしないといけません。

ぱれちにの一言 「病棟は私が守る!」って気持ちになるよね。

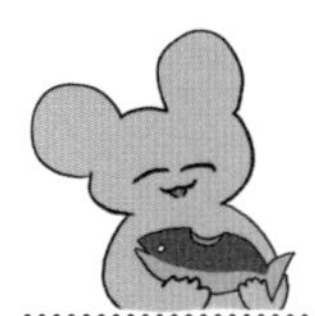

模範解答の根拠と知っておきたい知識

先輩やコード・ブルー（緊急事態発生）で集まってきた人たちが、急変対応をしている中、群衆の外の新人さんが何をすべきかといえば、**他の患者さんの対応**です。食事のタイミングなら、離床や配膳、食事介助などですね。トイレ介助やナースコールの対応なども求められるでしょう。急変に対応しているスタッフが受け持っている患者さんの情報や、すべきことが書かれたメモなどを見て、やるべきことを見つけましょう。**急変対応が落ち着いたら、自分が行ったことを、急変対応していたスタッフに伝えて**ね！

わかりました。（大汗）

外回りは
任せて
病棟は
私が守る
ねこしまさん
普段は
な顔なのに
まるで面構え
が違う
ビシィ

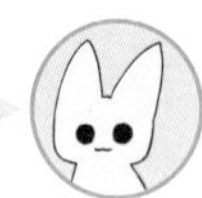

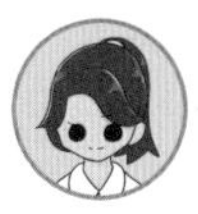

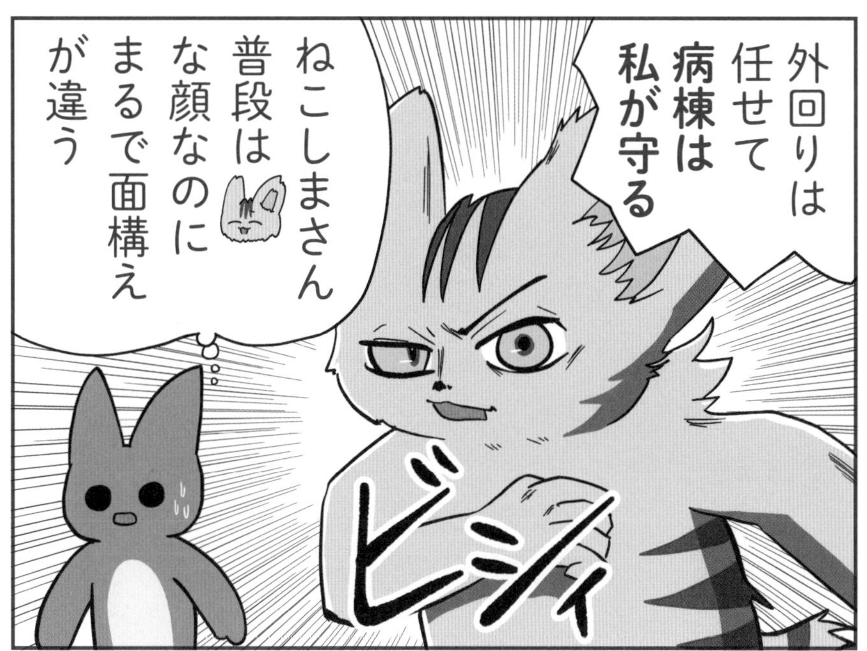

緊急事態で実力を発揮するタイプ

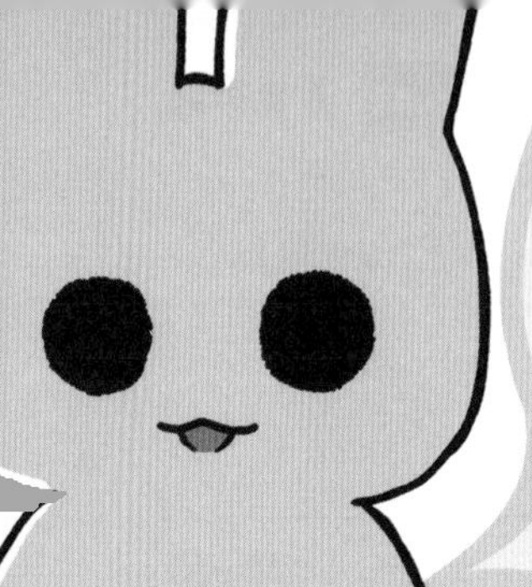

7-4

＼ 先輩の質問 ／

救急カートの中身、わかってる？

なぜこの質問をしているのか？

急変対応時に使う物品を理解しておかないと、いざ**急変が起こったとき**、余計にテンパるから。

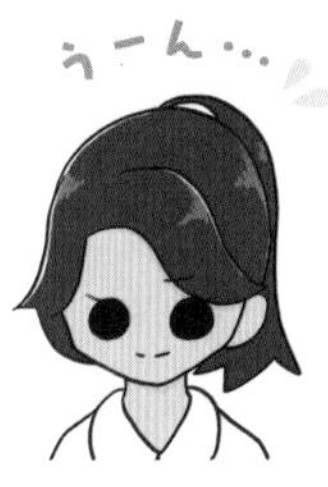

なんか、アンプルやらシリンジやらがたくさん入ってますよね。いざ患者さんが急変したとき、それらを使いこなせるのか、わかりません。

初めはみんなそうよ。それらが何なのか、一つ一つ見ていこうね。あと、急変対応の流れの中で、「これはこのときに使うのか」って考えると、覚えやすいよ。

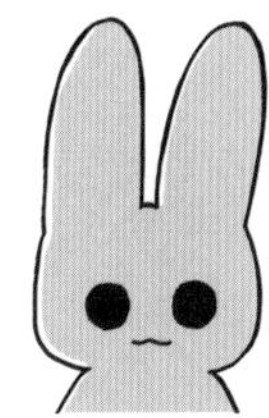

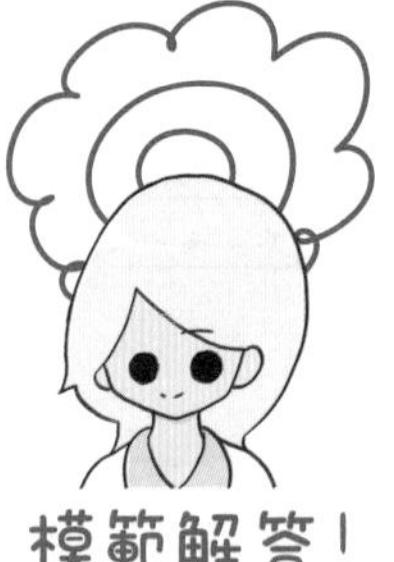

模範解答！

中身はひと通り把握しています。実際に**練習して試した**こともあります！

ぱれちにの一言

患者さんの急変に当たったことがないなら、使ったことがない物品でいっぱいだよね……。

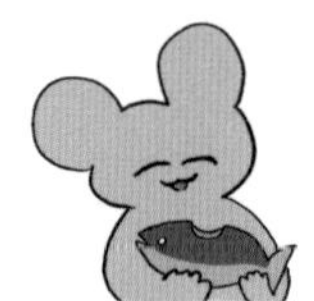

模範解答の根拠と知っておきたい知識

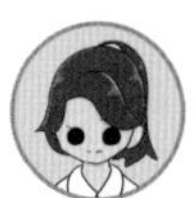

中身がたくさんありますね。使いこなせるかなぁ……。絶対にテンパってガサゴソやりそうです。

不安そうね。確かに、**実際に使う機会がないとなかなか覚えられない**よね。ここでは、**イメージで覚えてほしい**ので、ざっくり言うわ。急変は、「**呼吸機能、循環がめちゃくちゃ悪くなってる！　どうしよう？**」ってことが多いので、救急カートに入っているのは、それらをなんとかして持ち直すためのものがたくさん入っているの。

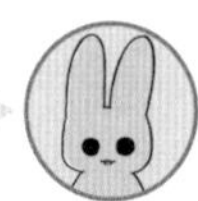

●呼吸をなんとかしよう！

痰や食べ物が詰まったり、気道が狭くなってしまったときなどに使うもの。気道の詰まりをなんとかこじあけて、空気の通りをよくしないといけないからね。

・吸引チューブ
・挿管するためのもの一式

挿管チューブ

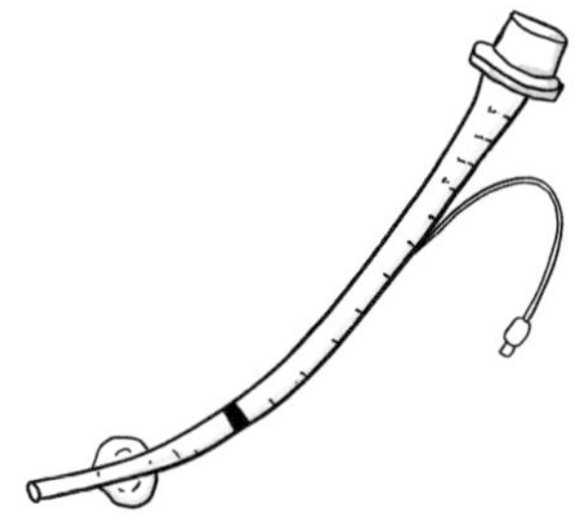

聴診器
潤滑油
カフ用のシリンジ
喉頭鏡ブレード
固定用テープ
など

スタイレット
（挿管チューブが折れ曲がらないようにするための支えになるもの）

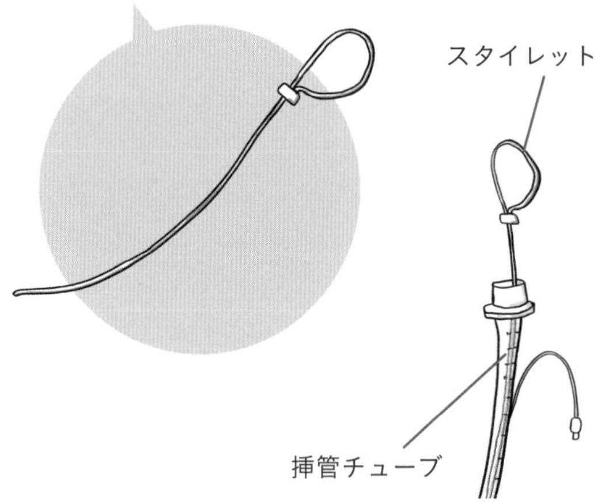

・酸素流量計
・酸素マスク
・バックバルブマスク
・バイトブロック
（噛みつかれないように口に挟むもの。
これも挿管で使うことが多いよ）

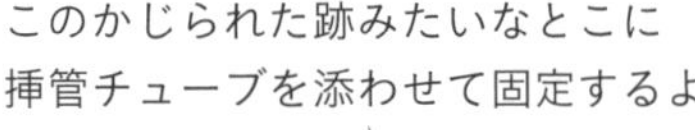

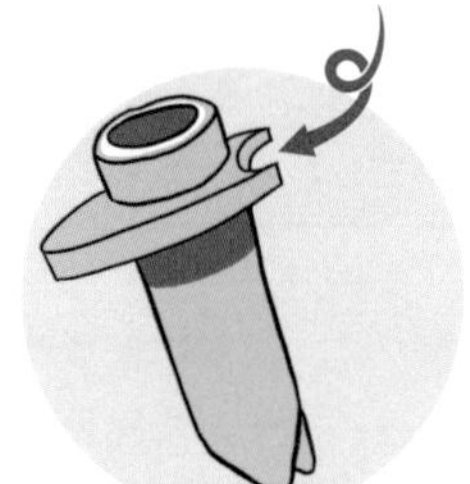

バイトブロック

●循環をなんとかしよう！

・アドレナリン
（心臓を動かす。心静止やアナフィラキシーショックに使う）
・アミオダロン　（不整脈をなんとかする）
・ルートキープするための物品　（輸液セットなど）
・いろいろな容量のシリンジ
・ラクテックなどの輸液

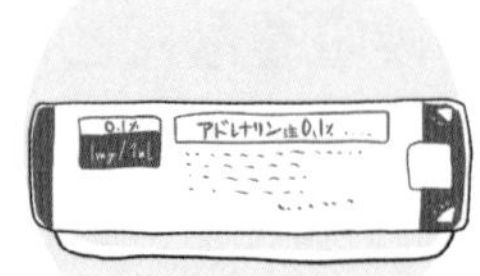

アドレナリン

●急変の理由を調べるためのもの

・採血セット
・マグネローデ　（心電図モニターの胸に貼るもの）

●急変時の記録や状況の整理に使うもの

・メモ　（急変時、いつ何をしたのか書くのに使う）
・ストップウォッチ　（心臓マッサージをしたり、除細動をかけて何分経ったのか測るために使う）

これだけのものが、ぜーんぶそろっているので、急変時に救急カートがいかに重要か、持ってこなきゃならない雰囲気を感じてくれたかな？　タンスのような引き出し式になってるから、**何が何段目にあるのか**、目を通して覚えておいてね。

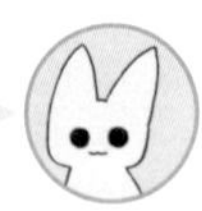

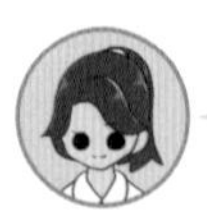

わかりました。確認しておきます。

たくさんあるから
最初は
循環をなんとかするやつ
呼吸をなんとかするやつ
など、ざっくりでいいから
イメージで覚えてね
これは？
喉頭鏡ブレードね
呼吸をなんとか
するやつの
一つよ
まずは
イメージから

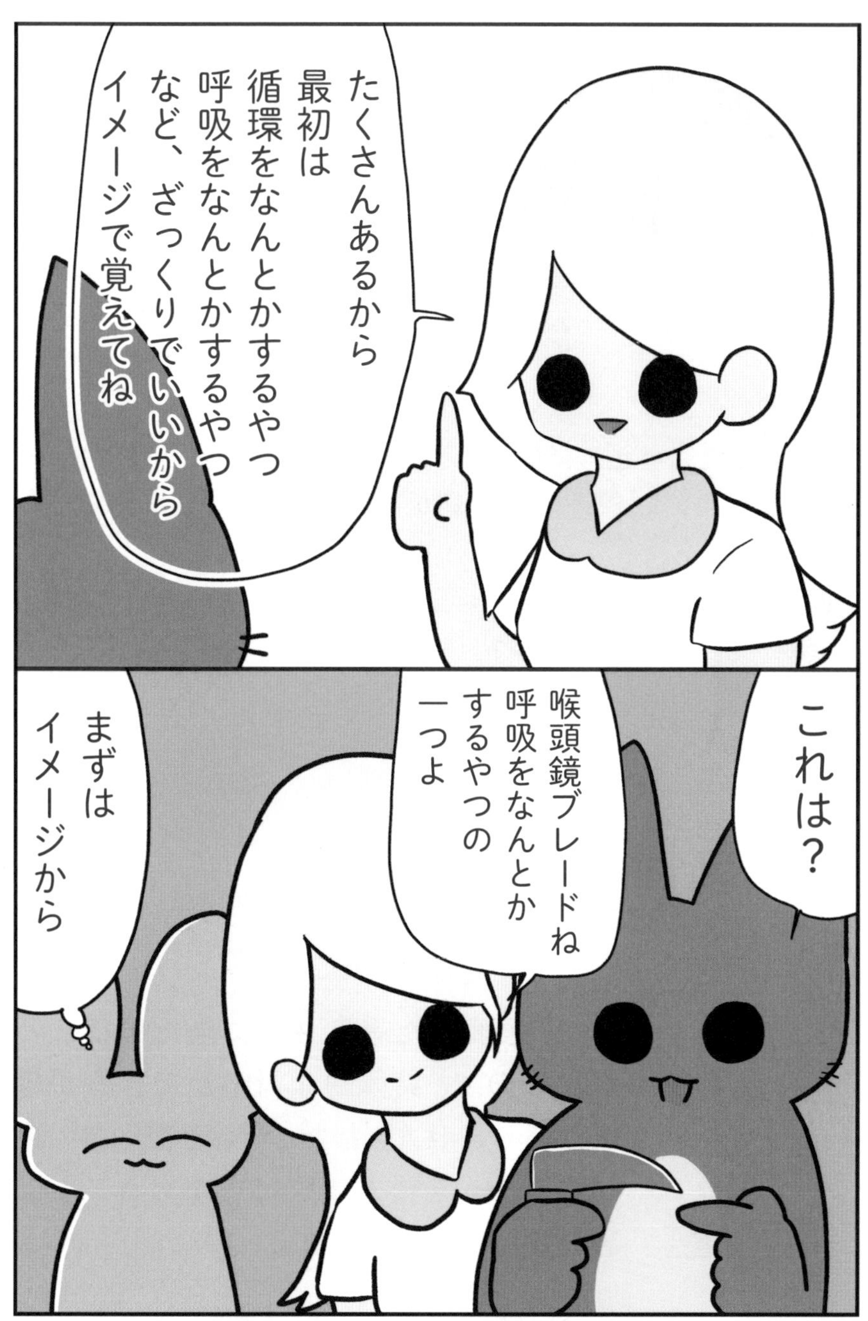

いきなり全部は覚えられないから、実際に見て、触ってみよう。

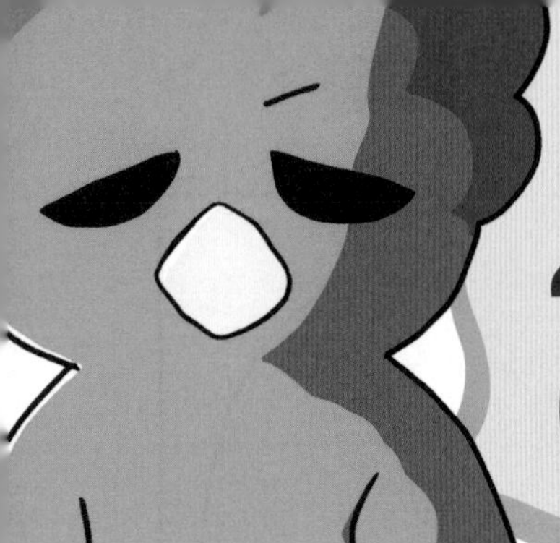

7-5

＼ 先輩の質問 ／

“石化” しないためにはどうする？

なぜこの質問をしているのか？

急変した患者さんにいきなり当たると、**頭が真っ白になって、固まって（石化）しまいがち**だから。

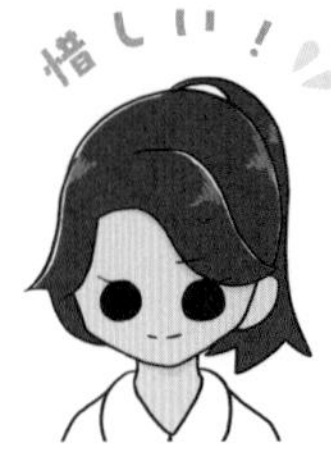

イメージトレーニングですかね。深呼吸して、呼吸を整えて、やるべきことを探すというか……。

すいぶん、ざっくりしたイメトレね。具体的にどういうイメージトレーニングをするの？

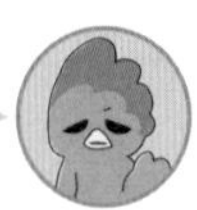

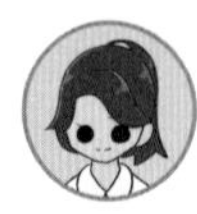

そ、それは……。

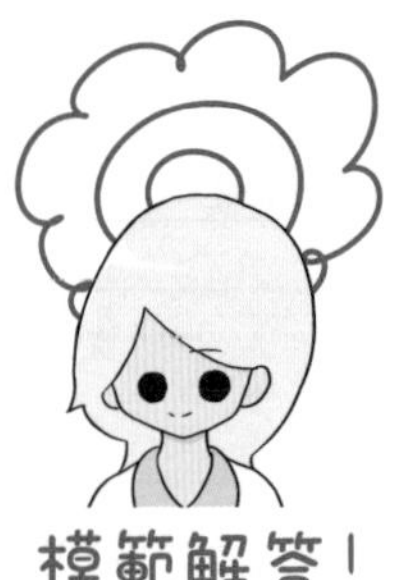

まだ、急変した患者さんに当たったことがないので、具体的な対応ができるか自信はありません。ただ、**現場を離れず、絶対にすぐ人を呼んで助けを求める**ことは忘れないようにします。

ぱれちにの一言

初めて急変の患者さんに当たったときは、動悸が止まらなかった。時間があっという間に過ぎたよ……。

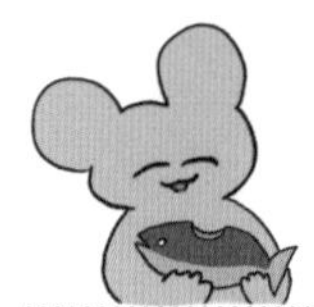

模範解答の根拠と知っておきたい知識

目の前で患者さんが急変したら、ただでさえ**頭が真っ白になる**というのに、急変した患者さんを経験したことがない看護師が、いきなりうまく対応できるはずがありません。じゃあどうすればいいのか……。とにかく、**人を集めることを徹底**しましょう。これができていれば、もう 100 点です！

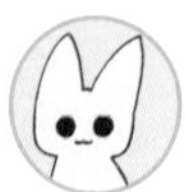

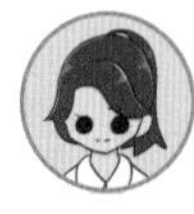

大声で人を呼んでもいいのですか？

もちろん！　大声でも、ナースコールでも、PHS でも方法は問いません。**とにかく呼ぶ**のよ。そこから自分のできることを少しずつ見つけて、経験を積んでいくと、対応できることが自然と増えていくものなのよ。

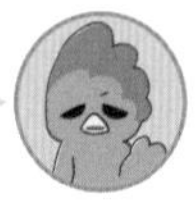

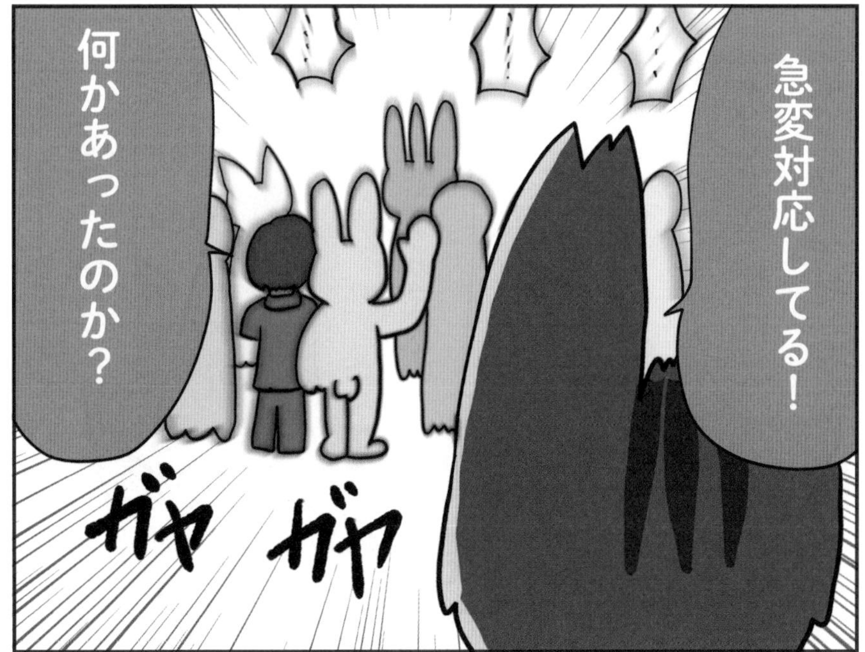

急変時は病院中のスタッフが集まるよ。

あ、やらちゃん
固まってる
初急変
だったのかな？
固…
最初はしょうがないよね！　でもこれも大切な経験。

石化が解け…
ズーン
全然
動けませんでした
次に活かせれば
いいのよ
次に活かせばいいんです。

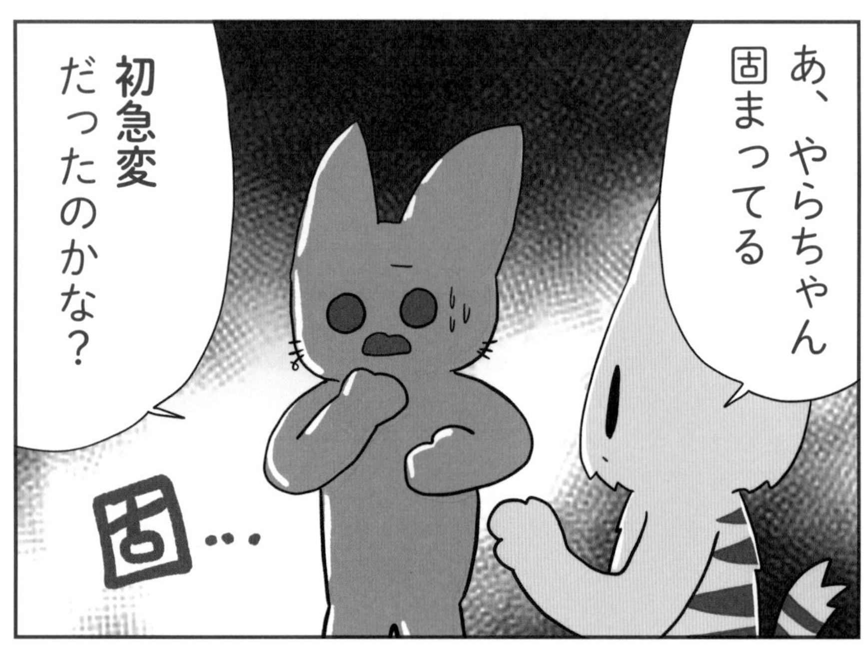

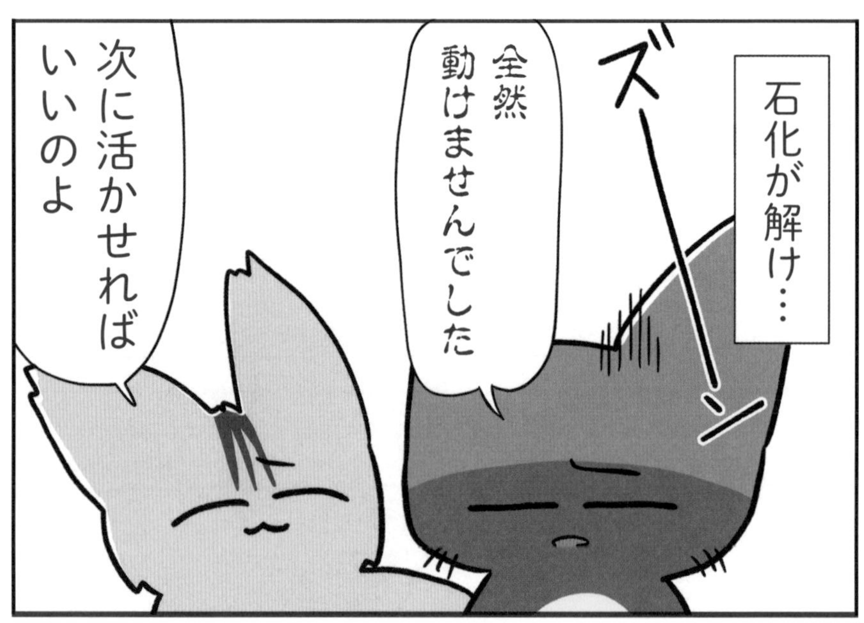

Lesson 8

消化器

もう便5日出てないわ
私もです
仲間
だね
ですね
2人で何言うてんの?

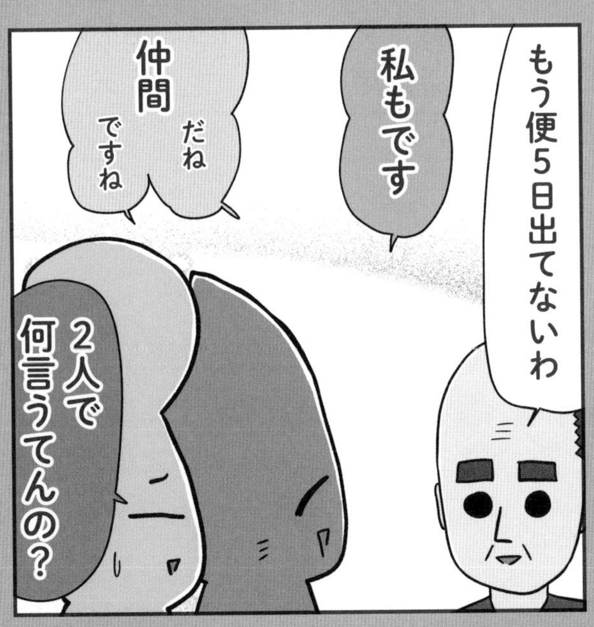

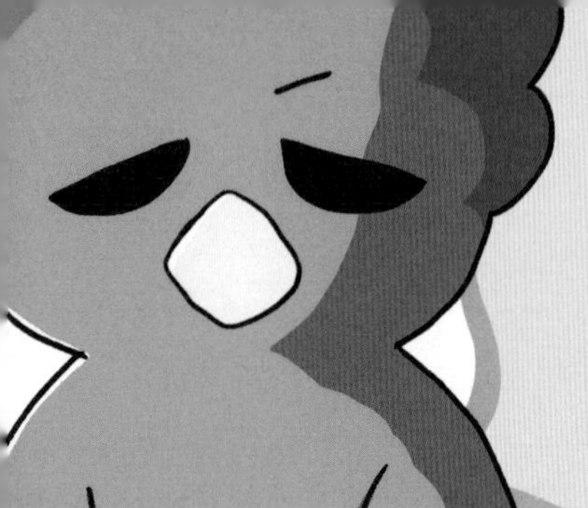

8-1

＼ 先輩の質問 ／

長く続く便秘は、何がまずいかわかる？

なぜこの質問をしているのか？

たかが便秘、されど便秘。**便秘がもたらす数多くの影響**を理解してほしいから。

便秘が続くとお腹が張って痛くなり、食欲がなくなります。そうすると、創部の治癒が遅くなったり、活気がなくなって、生活リズムが乱れます。

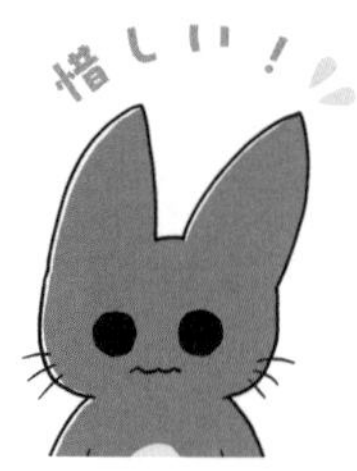

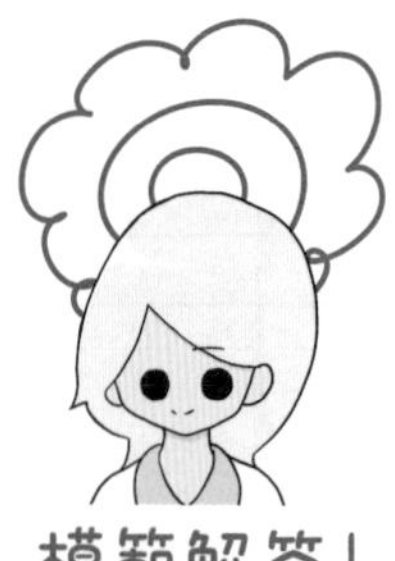

便秘が起こることで腹部症状が生じたり、自律神経が乱れることによって、生活リズムの乱れやストレスの増加、免疫力の低下など、さまざまな症状が現れます。硬便が停滞し続けることで生じる**腸閉塞**や**虚血性腸炎**のリスクも高まります。

ぱれちにの一言　臨床でもよく見る便秘。油断大敵！

模範解答の根拠と知っておきたい知識

●体のいたるところに影響が出る便秘

最も頻度が高いのは**腹部症状**です。お腹が張ったり、痛みが出たり、ガスがよく出たりします。脊椎損傷の患者さんの場合、このあたりの感覚がなくなり、気がつけばとんでもない便秘になってしまっていたこともよくある話です。要注意です。

他にも**「免疫力の低下」「自律神経の乱れ」「お肌の荒れ」「基礎代謝の低下」**などがあります。臨床で特に気をつけたいのが「腸閉塞」と「虚血性腸炎」です。

腸閉塞は、腸で便が詰まってしまうことで、嘔吐や猛烈な腹痛などが起こります。鼻からイレウス管を入れてしばらく絶飲食……と、患者さんの苦

最近
食欲なくって
運動もやる気
出なくってさぁ…

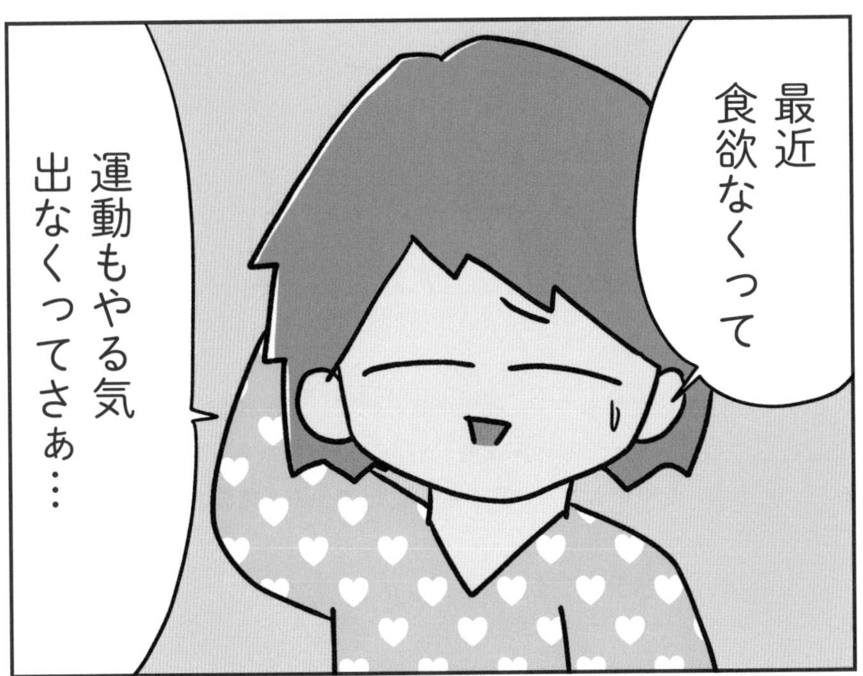

え？　なんでなんで？

痛はかなりのものです。

虚血性腸炎は、動脈硬化や便が溜まることで腸の血流が悪くなって起こる腸炎です。腹痛や発熱、便器が真っ赤になるほどの血便が出ます。これもかなりしんどいです。

夜も眠れんのよねえ
どうしたのかなあ
ちなみに
お通じは出てますか
もう7日くらい
出てないねえ
それだ

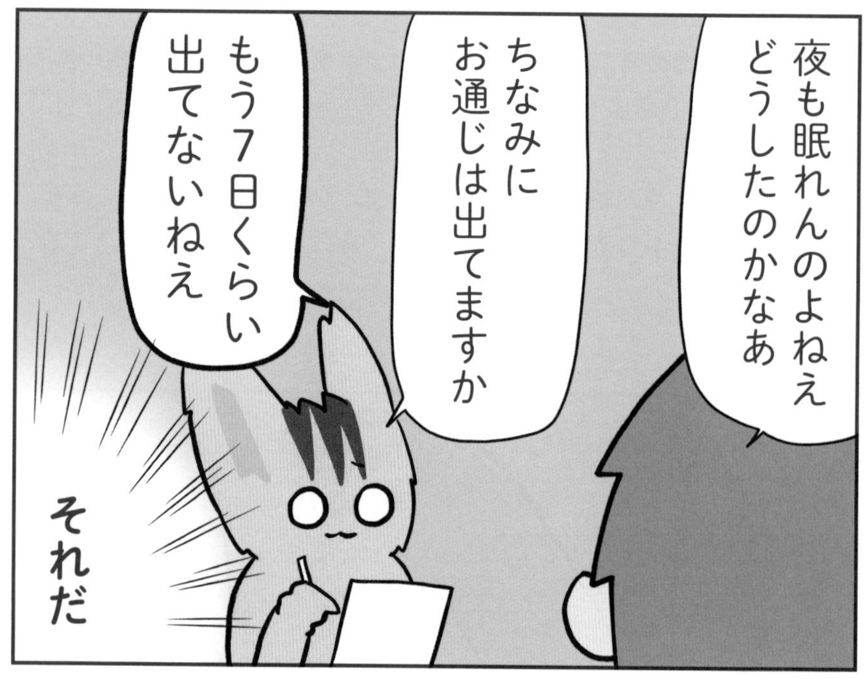

それ、たぶん便秘が原因です！

便秘一つで、お腹が張って、食欲がなくなり、ご飯が食べられず、体力や気力も失われ、リハビリも休みがちになり、日中寝たきりで、昼夜が逆転し、認知症も進行、低栄養もあり、褥瘡も発生して……と**負のスパイラル**に陥る原因にもなりかねません。

患者さんの排便状況はこまめにチェックしておきましょう。

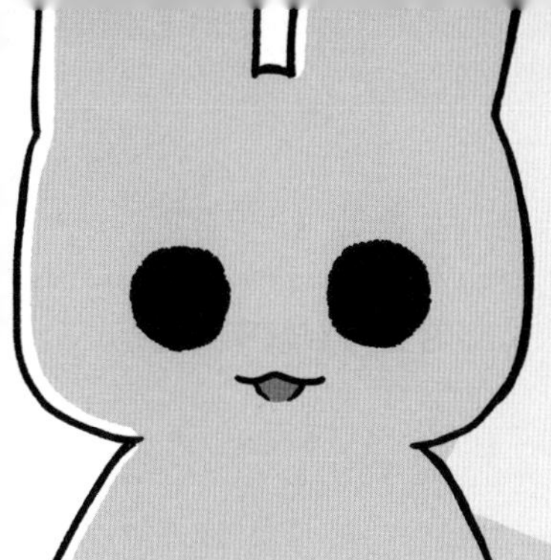

8-2

＼ 先輩の質問 ／

患者さんが血を吐いたらどう対処する？

なぜこの質問をしているのか？

血を吐いた！ ビビるよね！ 焦るよね！

でも**対処しないとダメ**だから！

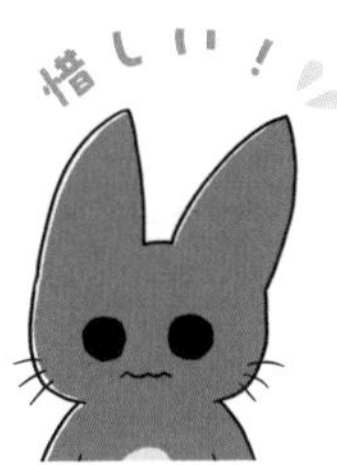

患者さんの口元を拭き、寝かせて、バイタルを測ります。その後、リーダーに報告して指示を仰ぎます。こんなの初めてで、すごく怖いです……。

やらかしさん、手が震えているわよ……。

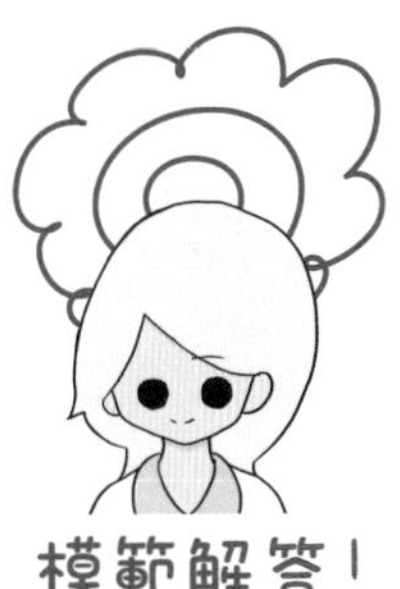

模範解答！

患者さんを左側臥位にして、吐血しにくい体勢にします。口腔内が血液で不快になっているので、嘔吐を誘発しないよう、口腔ケアを行います。その後、バイタルサインを測定し、医師の指示を仰ぎます。

ぱれちにの一言

吐血は急変リスクが高いサインだから要注意だよ。患者さんのメンタルもごっそり削られるから、忘れずフォローしてあげてね。

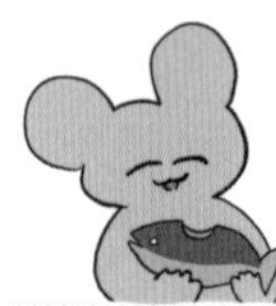

模範解答の根拠と知っておきたい知識

患者さんが血を吐いたらギョッとするよね。でも、患者さんも**超不安**だから、そこは切り替えて、落ち着いて対応しよう。

口から血が出るケースは大きく2つ。「吐血」と「喀血」です。

● 吐血

消化器が出血して、口から吐き出すもの。

● 喀血

呼吸器が出血して、口から出てくるもの。「泡立った血」のような感じで出てくるよ。

吐血の原因は、胃潰瘍や十二指腸潰瘍が多くを占め、次に胃がんや逆流性食道炎などがあります。患者さんは口の中が気持ち悪いので、口腔ケアを行い、楽な体勢（左側臥位）にして、バイタルを測ります。

吐血は出血の一つなので、**出血性ショック**に気をつけます。血圧を測って、上が100を切ったり、脈が100回を超えたら、ヤバいサインなので、医師に伝えましょう。ただし、**消化管出血の初期は血圧が低下しません。脈拍のほうが先に変化してくる**ので、血圧だけで判断してはいけません。全身状態をしっかり見てくださいね。

出血の性状と主な出血部位

症候	色、性状	主な出血部位	主な疾患
吐血	鮮血	食道	食道静脈瘤、マロリーワイス症候群
	暗赤色	胃、十二指腸	胃・十二指腸潰瘍、急性胃粘膜病変（AGML）
	コーヒー残渣様	胃、十二指腸	AGML、胃がん
下血	黒色便、タール便	食道、胃、十二指腸、小腸	胃・十二指腸潰瘍、AGML、胃がん、クローン病
血便	鮮血	直腸、肛門	大腸憩室、痔核、直腸がん
	暗赤色	小腸、大腸	大腸憩室、虚血性腸炎、大腸がん、潰瘍性大腸炎、クローン病

出典：久保健太郎、濱中秀人、植村 桜、豊島美樹／編著『先輩ナースが書いた 看護の鉄則』（照林社、2021年）

ぎょっ
ガバッ
びっくりするけれど
患者さんもとても不安

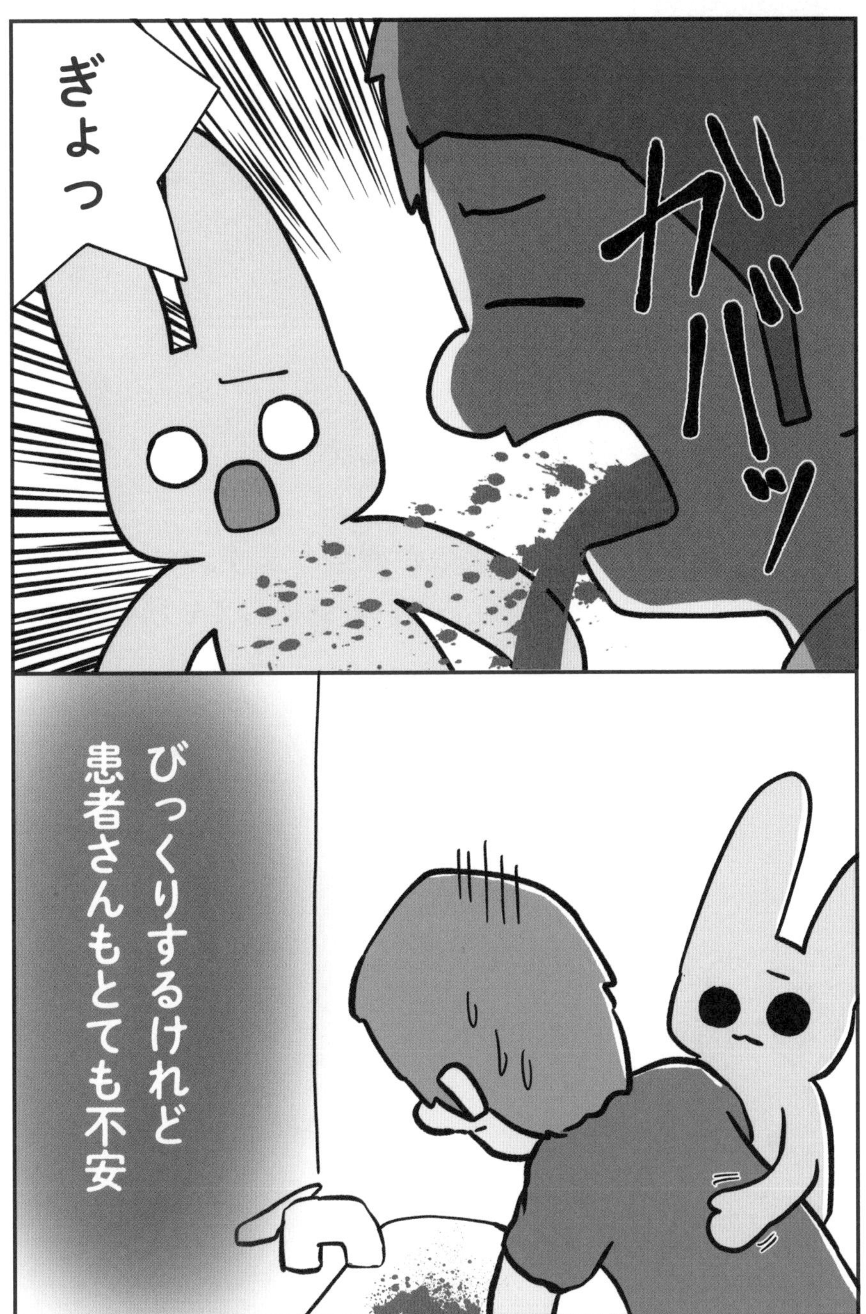

本人が一番びっくりするよね……。

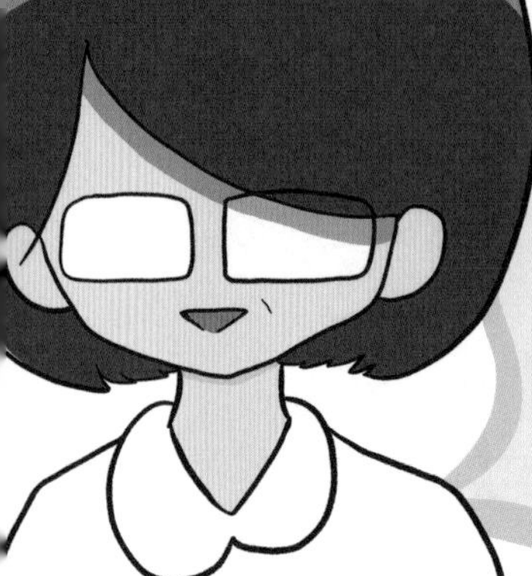

8-3

＼ 先輩の質問 ／

下血、血便を発見したらどうする？

なぜこの質問をしているのか？

下血、血便を発見したときの注意点を知っていてほしいから。

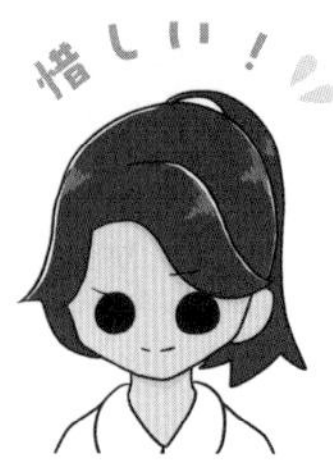

どんな色なのか観察します。バイタルサインを測定して、安静にしてもらいます。

それから、どうするの？

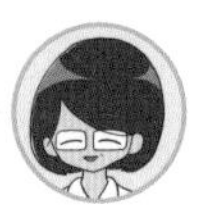

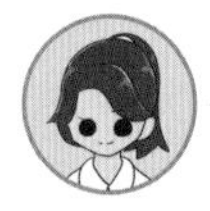

それから？　終わりです……が？

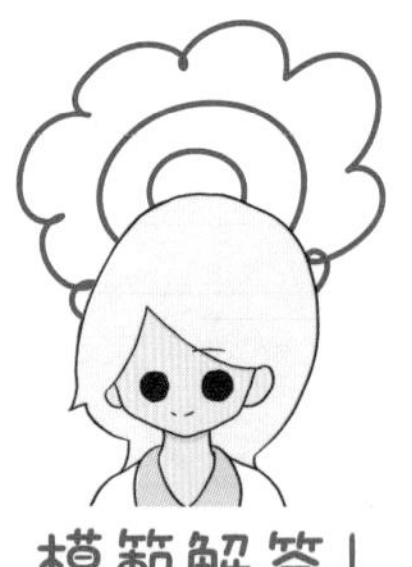

模範解答！

色やにおい、性状の観察、バイタルサインの測定を定期的に行い、医師へ報告します。

ぱれちにの一言

鉄剤を飲んでいると便が黒くなるので、下血なのか、鉄剤の影響だけなのか、評価しづらいね。

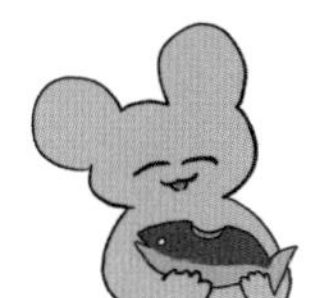

模範解答の根拠と知っておきたい知識

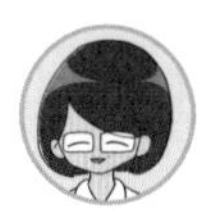

下血は、食道や胃、十二指腸のどこかから出血したものよ。色が黒いのは、胃酸と混じったから。それが便に混じって「うわ！　黒い便やん！？」ってなるわけよ。臨床では、黒色便と言ったり、「コールタール」に似てるので**「タール便」**と言ったりするね。

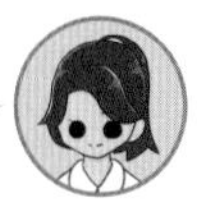

なんか……においがきつかったです。

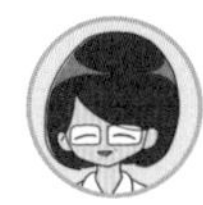

そうね。ねっとりしてて、何より**強い悪臭**が特徴ね。鉄剤を飲んだときも黒い便が出るのは有名だけど、タール便に比べたら全然マシよ。まぁ、便は全部臭いんですけど。でもにおいの変化を日々観察するのも大事ね。あ、**患者さんの前で「クサッ！」とか言っちゃダメよ。**

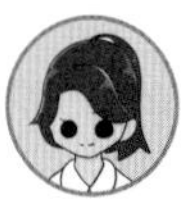

下血はわかりました。じゃあ血便は？

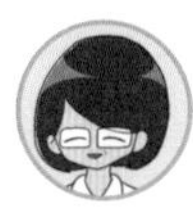

血便は、小腸や大腸から出血した血が、便に混じって出たものね。タール便と違って赤みのある便よ。まぁ、小腸や大腸には黒く反応するための胃酸がないんだから当たり前よね。**血便は、便が赤くなるというか「血が混じっている」「便に血がついている」ようなイメージ**ね。血の“ゼリー”のようなものが付着しているときもあるわ。

● 下血、血便の治療（吐血も同様）

❶輸液の投与

出血性ショックなどでバイタルが不安定なときは、細胞外液を1～2リットル（L）、急速に投与します。細胞外液は、血管外に漏れにくい成分の輸液です。生理食塩水やラクテック® などです。

❷手術

基本は内視鏡で止血術をします。クリップでとめたり、ゴムリングで縛ったり、焼いたりします。

❸輸血

輸液をしても状態が改善しなかったり、ヘモグロビンの値が大体7g/dL以下になってくると、赤血球輸血（RBC）をします。

●オムツ交換のとき、血が混じった便に遭遇したら？

その便が「どんな色なのか」「性状はどうなのか」が、「どこから出血したのか」を特定する目安になります。なので、写真に撮ったり、重さを測ったりして、**しっかり記録に残すことが大事**です。便に血が混じるということは、当然、身体から血が出ているので、**出血性ショックに注意が必要**です。バイタルサインに変化がないか、他の症状がないか、見てあげましょう。

このうんこは
いつものこの人の
うんこのにおいじゃない
これは鉄剤による
黒色便じゃない
タール便だ
カッ

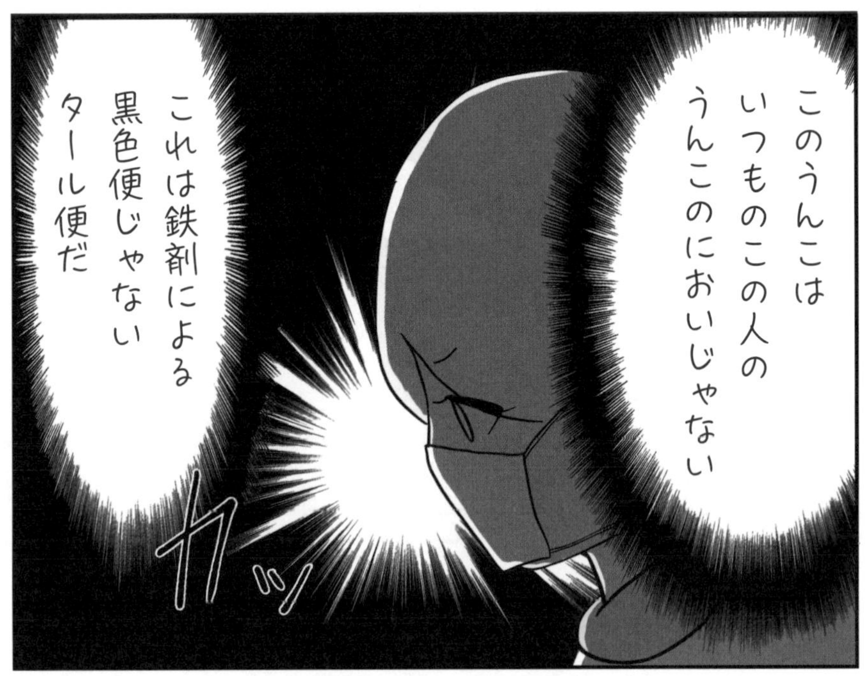

プロ看護師が身につけている特殊能力。

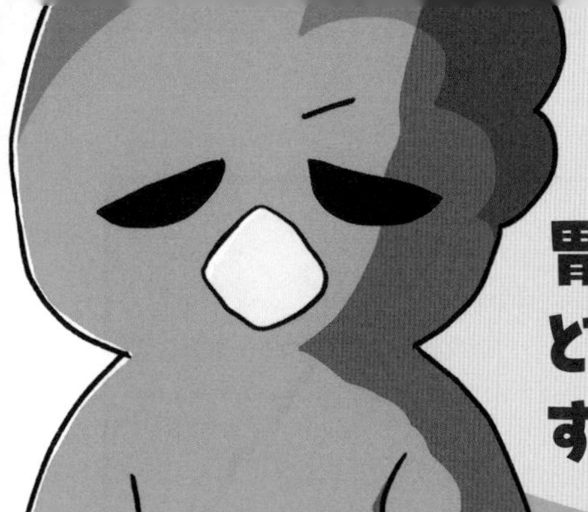

8-4

＼ 先輩の質問 ／

胃管やイレウス管は、どのように固定・管理する？

なぜこの質問をしているのか？

❶ **テープの固定や皮膚トラブルへの配慮**などが必要だから。

❷ **排液量の変化**などを見ないといけないこともあるから。

頻回に訪床して、チューブが抜けていないかチェックします。患者さんが抜いてしまいそうなら、ミトンも考えます。排液量はこまめに観察して、量の変化を記録します。

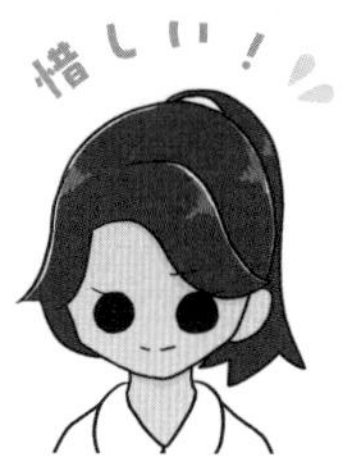

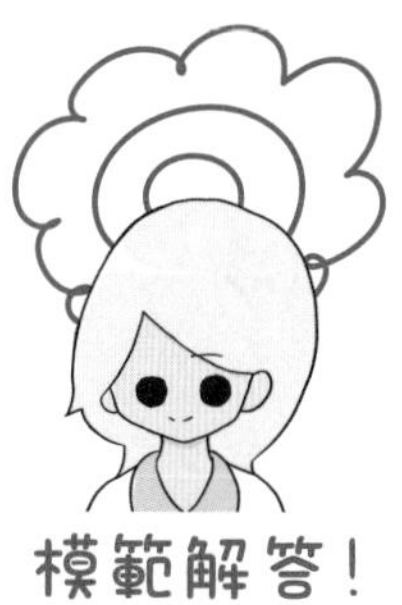

管は2か所で固定して、皮膚トラブルがないか適宜観察します。指示された長さで固定されているかも、こまめにチェックします。イレウス管では排液量の変化で、点滴の速度変更の指示もあるので、量の変化を注意して観察する必要があります。

ぱれちにの一言　抜かれるときは一瞬だよね。（泣）

よし、これで管の固定OK……
しゃっ
ブチッ
ズルッ
12-5「胃管を抜かれたらどうする？」を参照

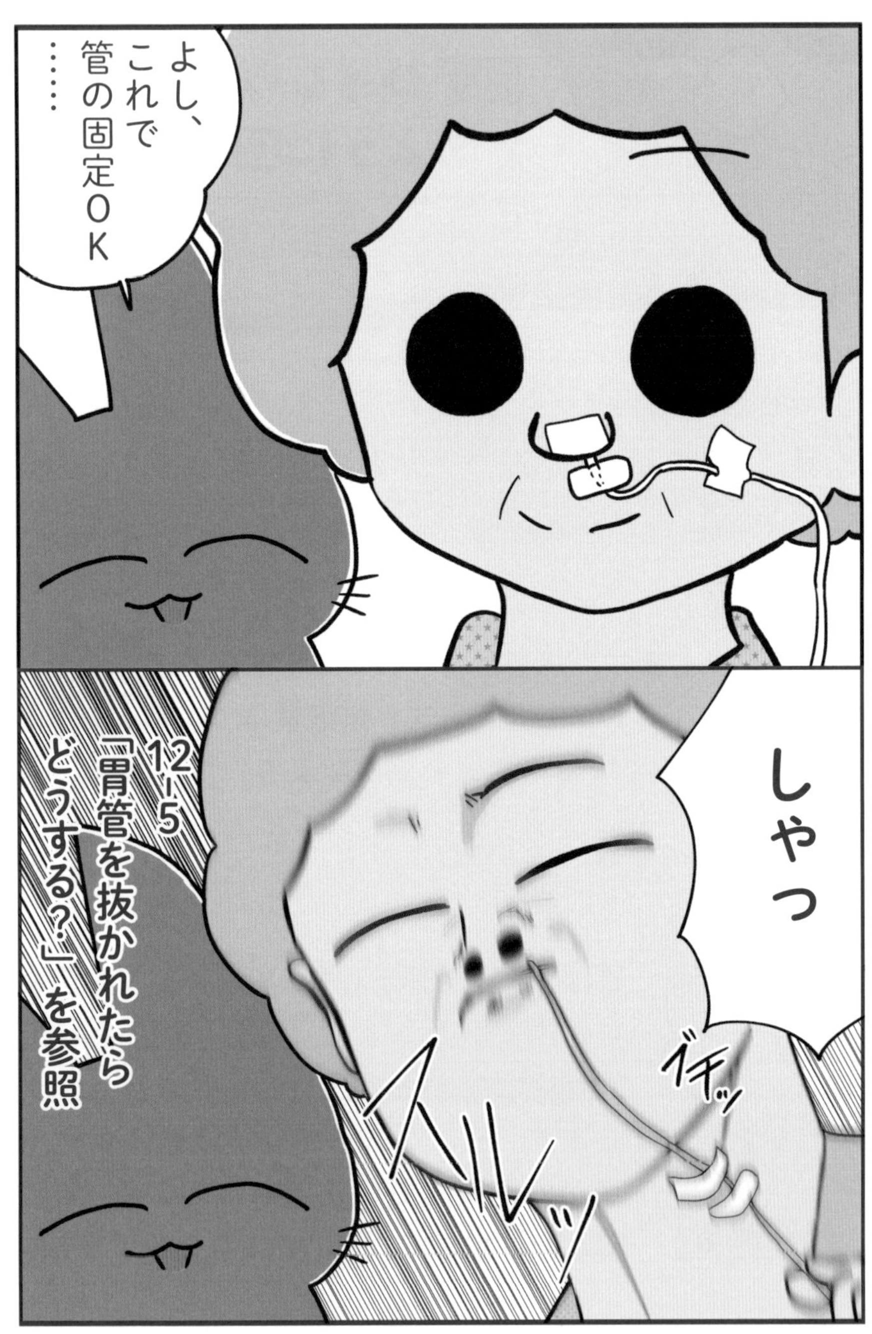

あっ！……。

●一般的な固定方法

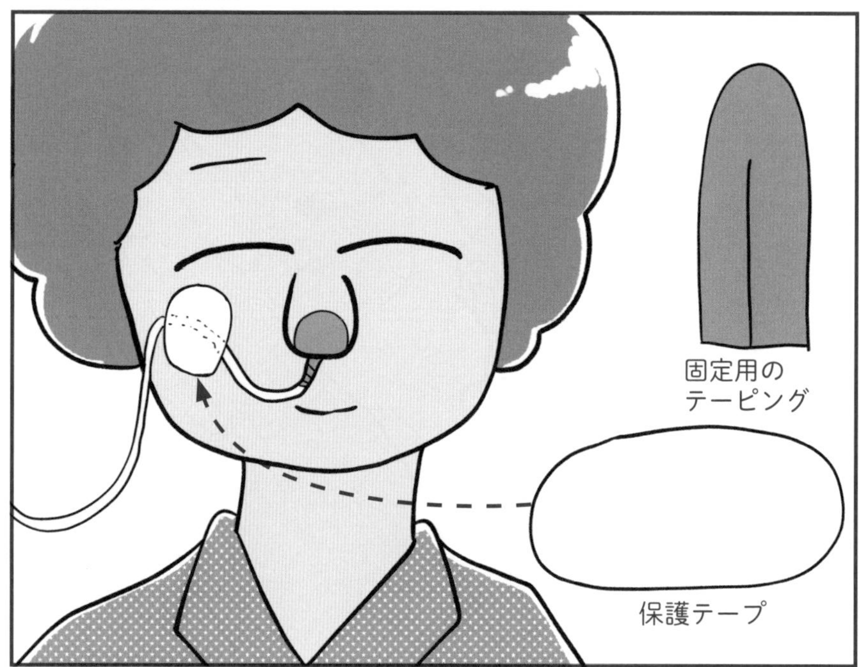

固定方法を覚えよう。

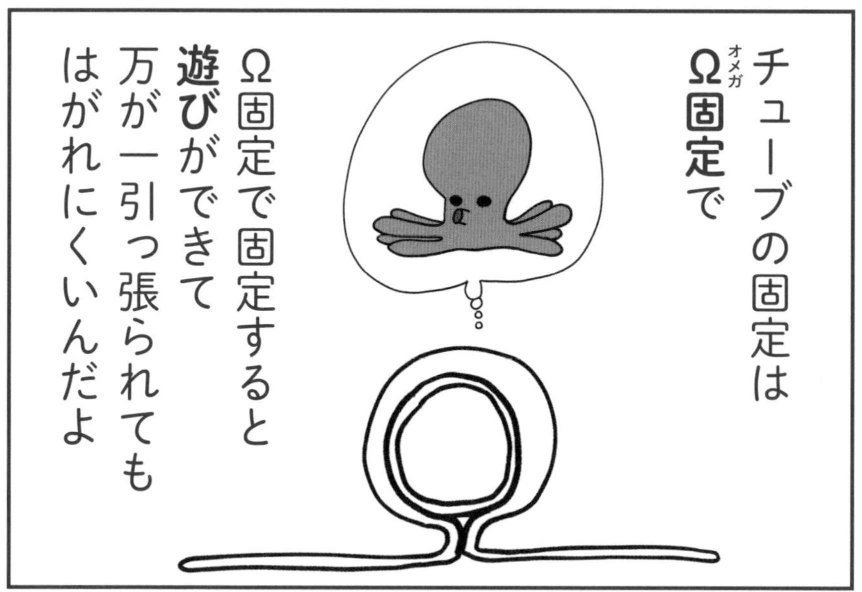

Ω固定は、はがれにくい。

自己抜去リスクの高い人は
身体とチューブのすき間に指が入り込まない
よう、テープで広範囲を固定しよう。
上からフィルム材で補強する方法もあるよ

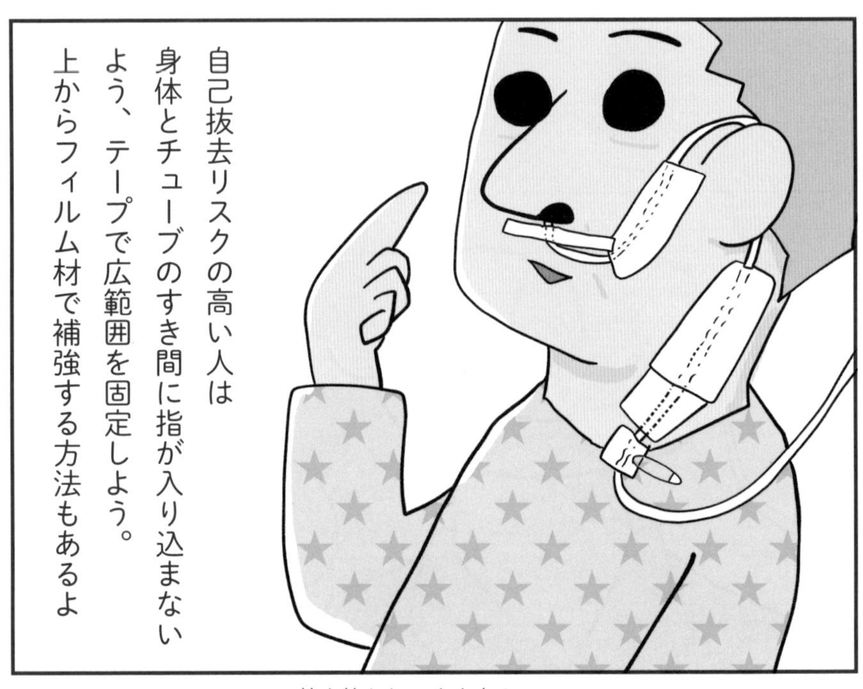

管を抜かれにくくするコツ。

●胃管の管理

そもそも胃管は大きく分けて、**「栄養剤を入れる目的」**のものと**「減圧が目的」**のものの2種類があります。術後の麻痺性イレウスや、手術をすれば改善する腸閉塞（イレウス）などの人には、減圧が目的の胃管を入れます。

指示された長さ（だいたい50cm）で胃管が固定されているか確認し、栄養剤を投与する前にカテーテルチップシリンジで空気を入れ、気泡音を聴いて、胃の中に入っているか確認します。

気管へ誤挿入することがあるので、**ちゃんと胃の中に入っていることを必ずレントゲンで確認します。**また、気泡音は、喉の奥でとぐろを巻き、食道までしか到達していなくても聞こえることがあるので注意が必要です。

●イレウス管の管理

イレウスで腸の働きが弱まると、腸が膨らんでパンパンになり、苦しくなったり、痛くなったりします。めっちゃ痛いんです。

それを抑えるために、腸でパンパンになっている空気や水などを外に出すのです。それがイレウス管です。前述した、**減圧が目的の胃管と同じような感じ**ですね。

排液の性状や量をこまめに観察しましょう。留置中は水などがいろいろ吸引されて脱水しやすくなるので、インアウトバランスや電解質異常の有無をチェックします。

イレウス管は、管の先端に**バルーン**があります。バルーンを膨らませることで腸内で固定され、蠕動運動で閉塞部位の近くまで到達します。役割は、腸管内の吸引と減圧です。

通常は胃の中で長さにゆとりを持たせて、イレウス管がちゃんと先に進めるようにしますが、胃の中での長さにゆとりがない場合は、鼻で固定してしまうと先に進めなくなります。

この場合、鼻では固定せず、20cmから30cmのゆとりを持たせて、**頬で固定**する必要があります。

イレウス管は、腸まで届くように、胃管に比べて長く、つくられているよ。

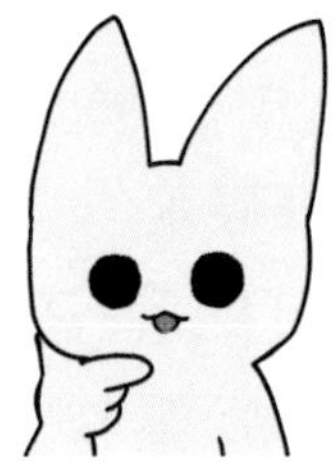

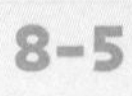

8-5

＼ 先輩の質問 ／

腹水って何? 何で溜まるの?

なぜこの質問をしているのか?

何が起こって腹水が溜まるのか、理解してほしいから。

アルブミンが低かったり、肝臓や腎臓が悪いと、血管から水分が漏れ出て、腹腔に腹水として溜まります。

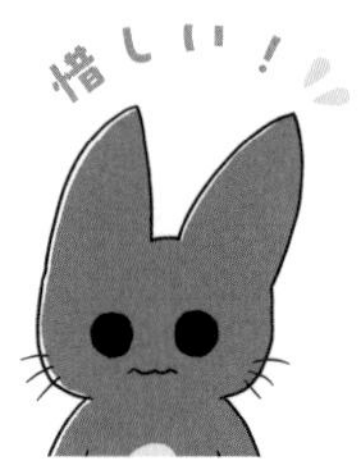

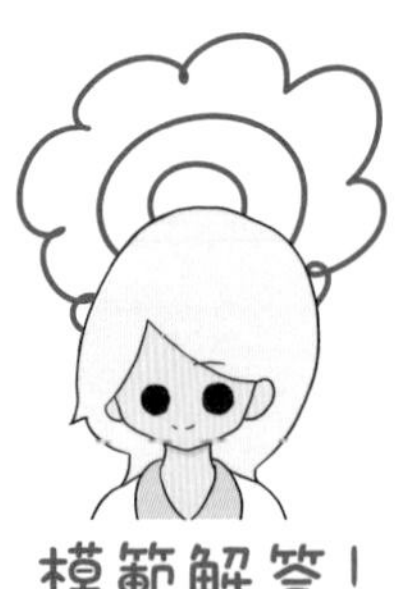

模範解答!

肝疾患や腎疾患、がん性腹膜炎などが原因で起こります。アルブミンが排出されてしまったり、つくられなかったりして低アルブミン血症になると、血管から水が漏れ出て、腹水が溜まってしまいます。また、肝硬変などによる肝臓内の循環障害により門脈圧亢進(もんみゃくあつこうしん)をきたすことで、血管外に水が漏れ出し、腹水につながります。

ぱれちにの一言

ネフローゼ症候群という腎臓の病気になると、尿と一緒にアルブミンを排泄しちゃうのよ(普通は排出しない)。

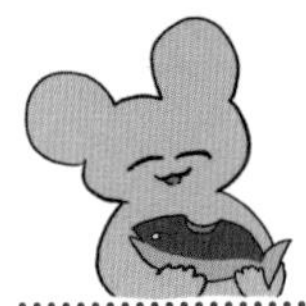

模範解答の根拠と知っておきたい知識

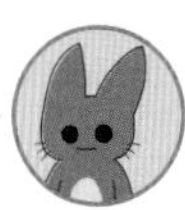

そもそも、腹水って何なんですか？

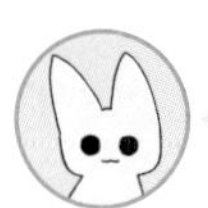

腸がスルスルとお腹の中で動けるようにするためのものよ。**ローション**のような意味を持つわ。**健康な人でも50mLくらいは溜まってる**のよ。でも、がんで腹膜に炎症が起こったり（がん性腹膜炎）、肝硬変、腎不全、心不全などで血管内の浸透圧が下がると、血管の中に水分を保持できなくなって、じわじわと漏れちゃうの。

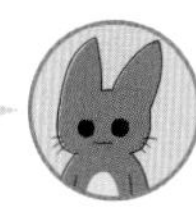

えらいこっちゃ、ですね。

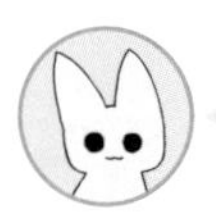

アルブミンってあるでしょ？　タンパク質の。あれは肝臓でつくられるんだけど、**血管の中の水分を血管にキープする役割**があるのよ。でも、肝硬変で肝臓が弱っていたりしてアルブミンが減ると、キープする役割の人がいなくなるでしょ？　そうすると「推しのセンターの子が卒業した後のアイドルグループ」からファンが離れるように、**水分も血管から離れちゃう**の。まぁ、離れると言うか、血管の外に行くアルブミンについていっちゃうって感じかな。

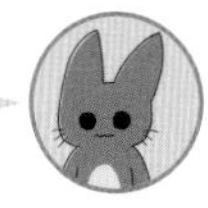

卒業してもなお追っかける……熱烈なファンですね。

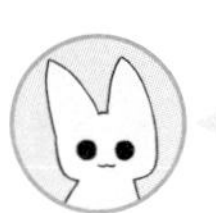

他にも、肝硬変などで門脈（肝臓に血液を送る血管）の圧が上がる「門脈圧亢進症」でも腹水が溜まるわ。送り先の肝臓が弱ってると、血液をちゃんと受け取ってくれなくて、**「ぷよぷよ」**みたいにどんどん溜まっていくの。そうなると血液が渋滞してしまい、もうパンパンでしんどくなると**「もう、やってられねぇよ」**となった体液が、門脈からにじみ出てしまうわけね。長くなったけど、こういうことで腹水って溜まるのよ。

●腹水の治療は？

塩分制限と水分制限、薬物治療が基本です。塩分をとると身体に水分が溜まりやすくなり、利尿剤を使用していても、効きにくくなってしまうからです。

薬物治療は、スピロノラクトンやフロセミド（水分を排出して血圧を下げる薬）、アルブミン製剤（アルブミンの補充）を使います。

ただし、スピロノラクトンは「**高カリウム血症**」の副作用が、フロセミドは「**低カリウム血症**」の副作用があるので**要注意**です。

●腹腔ドレナージとは？

管を入れて腹水を抜くことです。腹部膨満感を改善したり、腹水の検査をするために行います。ただし、水を抜いているときに腹腔内圧が下がり、**血圧が急激に下がることがあるので要注意**です。排液速度は1000mL/時間を超えないようにするのが一般的です。

意識レベルやバイタルサインの変動にも注意して、観察しましょう。ドレーンチューブが引っこ抜けないようにしてください。

●腹水の患者さんの看護

腹水は、肺や横隔膜を圧迫するので息が苦しくなります。胃も圧迫するので、ご飯も食べられなくなってきます。

たとえ食欲があったとしても、塩分制限で塩気が制限されるので、食事が味気なく、**「おいしくないなぁ……」**と表情が暗くなりがちです。

腹水だけでなく手足にも浮腫が出るので、皮膚トラブルが出ます。体重も増えるので、動くのが辛くなります。体形もガラッと変わるので、ショックを受ける患者さんも多いです。

安楽な体勢にしてあげたり、手足をマッサージしたり、栄養士にご飯の工夫を相談したり、話をじっくりと聞いたりして、苦痛を緩和するのも、**とても大事な看護**です。

ちょっと水分さん、どこへ行くんだよ
あん？
ゾロゾロ
アルブミンがいない血管なんて、とどまる意味ないでしょ
アルブミンはオタサーの姫かよ

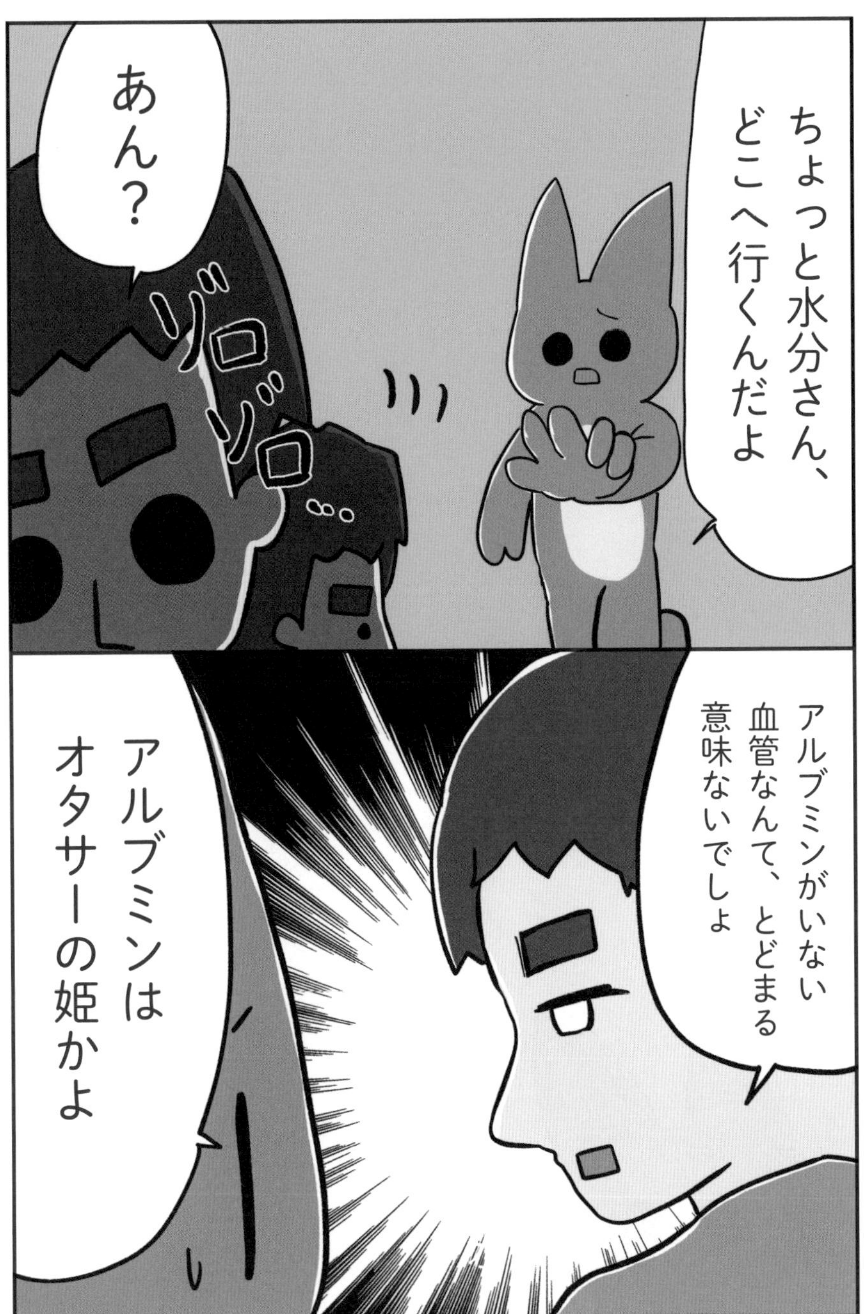

どんだけ人気なんだよ！　アルブミン。

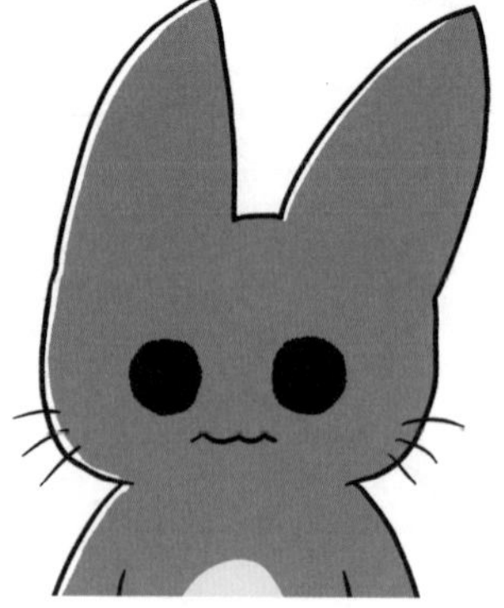

Lesson 9

呼吸

こうやって
ボンベを持つと
子どもが
幼かったときを
思い出す
医療用

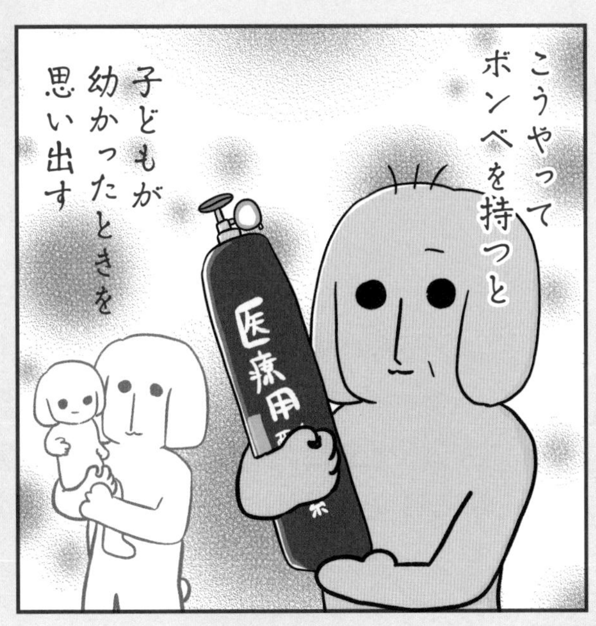

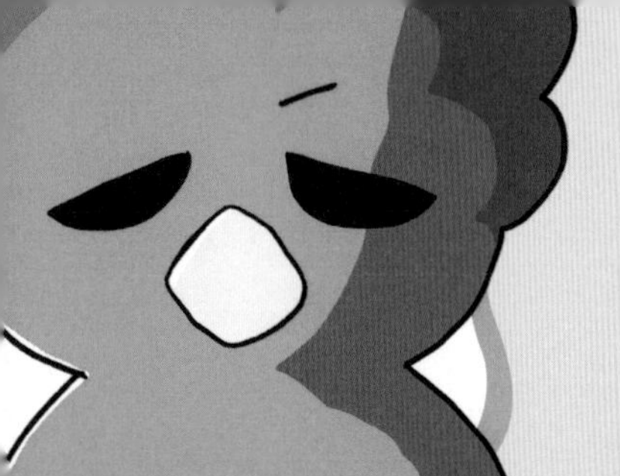

9-1

＼先輩の質問／

「SpO_2が高いのに頻呼吸」ってどういうこと？

なぜこの質問をしているのか？

SpO_2の値がすべてだと思ったら大間違いだから。

「なんか呼吸が苦しそう。でも SpO_2 が高く出てるってことは酸素化できてるし、ヨシ！」じゃないんですか？　あ、そうか、無理に呼吸して SpO_2 が上がってるだけで、他に何か原因があるかもしれない、と探す必要があるということですね？

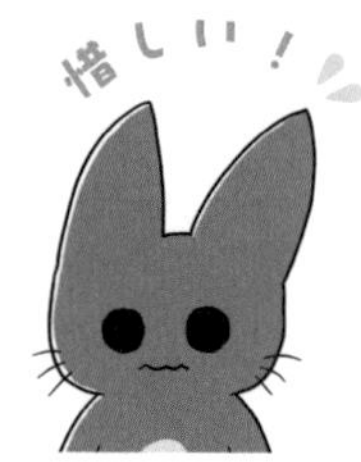

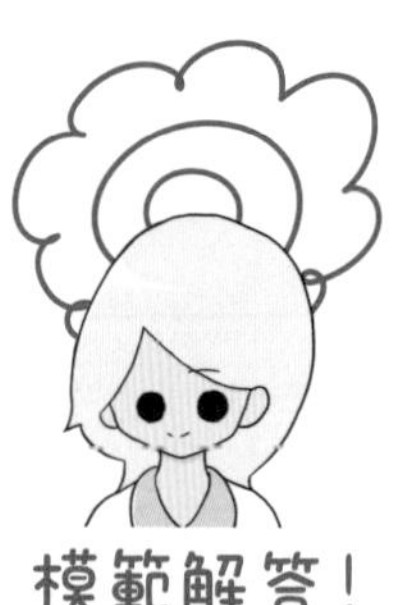

SpO_2が高くても呼吸苦を訴えてくる場合は、精神的な要因など、緊急性は低いことが多いのですが、まれに**代謝性アシドーシス**や**発熱による頻呼吸**など、**緊急性が高いこと**もあります。なので、多角的に患者を観察してアセスメントする必要があります。

ぱれちにの一言　呼吸数や呼吸音は、めっちゃ大事。呼吸数は1分間、必ず測定してね。

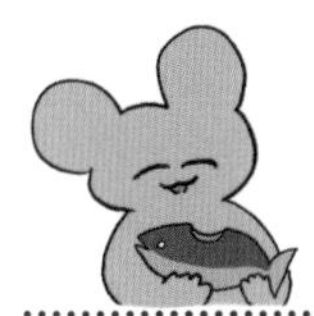

模範解答の根拠と知っておきたい知識

●代償機転とは何か？

痰や異物が詰まって気道が狭かったり、酸素を運ぶヘモグロビンが貧血で少なかったり、肺血栓塞栓症が起こっていたりすると、そのまま普通に呼吸をしていたらSpO_2が下がってしまいます。

ですから患者さんは、そうならないように呼吸数を増やしたり、1回の呼吸を力いっぱいやったり（努力呼吸）して、なんとか頑張ってSpO_2を維持しているのです。これを**代償機転**と言います。

しかし、代償機転は一時的なものです。不況のあおりを受けて、お金が回らなくなり、金融機関から高利なお金を借りまくっている企業のようなイメージです。やがて患者さんが疲れてくると、SpO_2が下がってきます。**いよいよ本当に危険な状態**です。**代償機転の破綻**です。

●頻呼吸でSpO_2も下がってきたら……

代償機転の破綻は、高利でもお金を貸してくれるところがない、従業員に給料も払えないヤバい状態です。すぐに応援を呼んで、救急カート、バックバルブマスクなどの補助換気の準備をします。酸素も投与します。

病室はナースステーションから近いところにしましょう。**酸素消費量を最小限にする**ため、患者さんには**安静**を促します。

呼吸が苦しいときの患者さんは、めちゃくちゃ怖い思いをしているので、治療やケアの介入時には、必要性を説明し、不安や恐怖の軽減を図ることが大事です。

すごく呼吸苦しそうだけど酸素飽和度高いからヨシ！
はぁ… はぁ… はぁ…
どこが？

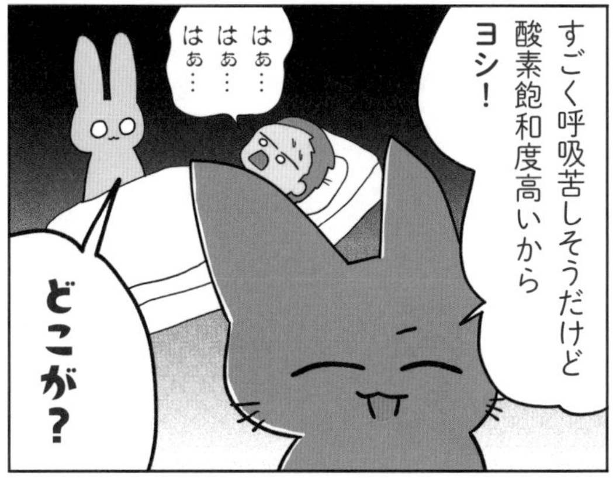

全然「ヨシ！」じゃない！

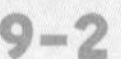

9-2

\ 先輩の質問 /

経鼻カヌラで 7L(リットル)って どう思う?

なぜこの質問をしているのか?

酸素投与は流量に合わせて、経鼻カヌラや酸素マスクを使い分けないといけないから。

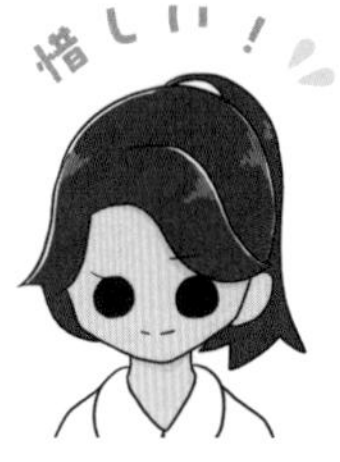

? まぁ、いいんじゃないですか?

それは、酸素デバイスと流量の関係を知っての発言かい?

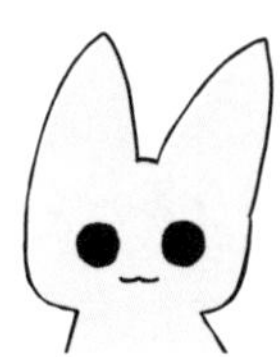

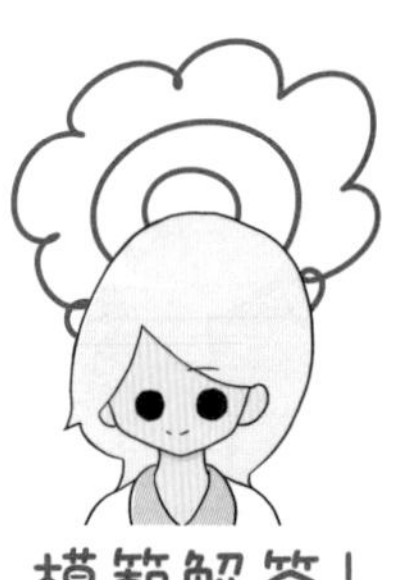

模範解答!

経鼻カヌラや酸素マスクは、酸素流量によって使い分けないと、十分な効果を得られなかったり、患者さんが逆にもっとしんどくなります。経鼻カヌラでの酸素投与は、6Lを超えたら患者さんの鼻が痛いので、7Lは多すぎです。

ぱれちにの一言

酸素流量を上げるほど酸素を送る風も強くなり、口や鼻の中がカピカピに乾燥します。

酸素投与デバイスの特徴と留意点

デバイス	酸素投与量	酸素投与濃度	特徴	留意点
経鼻カヌラ	0.5 ～ 6L	22 ～ 44%	・最も簡便 ・**酸素投与しながら食事・会話ができる**	・4L 以上は加湿する ・6L を超えて使用しない ・口呼吸の患者さんには不向き ・耳介に褥瘡発生リスク
酸素マスク	5 ～ 8L	40 ～ 60%	・中濃度の酸素投与が可能 ・**口呼吸**の患者さんに使用できる	・食事・会話が阻害される ・流量 5L 以上が必要 ・換気量や呼吸パターンによって酸素吸入量や濃度が変化する
リザーバー付き酸素マスク	6 ～ 10L	60 ～ 100%	・リザーバー内で呼気による**加湿**ができる ・高流量の酸素が必要な在宅療養患者さんに適する	・食事・会話が阻害される
ベンチュリーマスク	2 ～ 12L	24 ～ 50%	・**換気量や呼吸パターンに左右されず**、一定の酸素濃度を吸入できる	・8L 以上は加湿する ・ダイリュータに合わせて正確に酸素流量を調節する必要がある
ハイホーネブライザー	10 ～ 35L	40 ～ 98%	・高濃度の酸素投与が可能	・酸素濃度調整ダイヤルに合わせて正確に酸素流量を調整する必要がある ・配管内の結露対策としてウォータートラップを設置し適宜排水
ネーザルハイフロー	2 ～ 60L	21 ～ 100%	・高流量酸素投与により解剖学的死腔を洗い流し、CO_2 の再吸入を防ぐ ・呼吸仕事量の減少 ・呼気気道内圧を上昇させ換気量を増大させる	・酸素濃度の調節には、付属の流量ダイヤルで正確に調整する必要がある

参考：NTT東日本関東病院看護部／編著『1年目ナースが先輩から「よく聞かれること」108』（照林社、2021年、p.163）

9-3

\ 先輩の質問 /

この患者さん口で呼吸してるけど、経鼻カヌラつけるの?

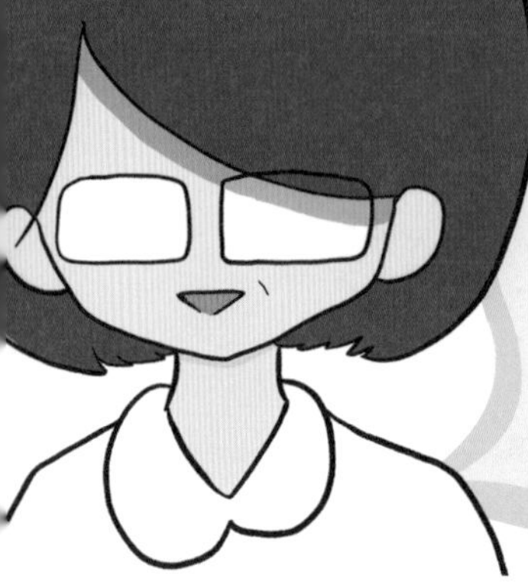

なぜこの質問をしているのか?

口呼吸の人に経鼻カヌラをつけても酸素を吸いにくく、効果はいま一つだから。

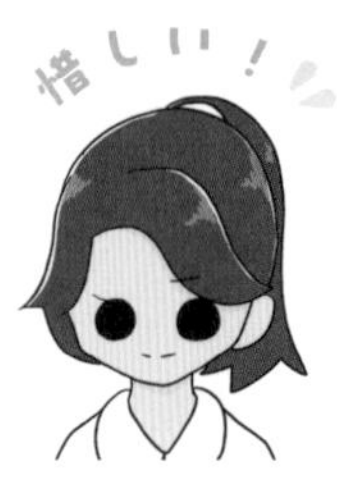

経鼻カヌラを口元にそっと添える感じでいいんでしょうか? でも、ちょっと顔を動かしたらズレちゃうし……。あ、わかりました。「顔を動かさないで」って声かけを頻回にしたらいいんですよね!

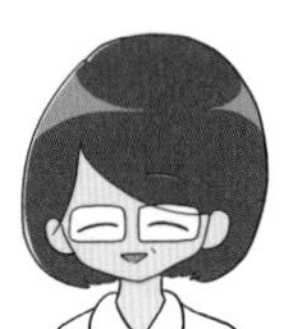

いや……それはちょっと酷な話ね。

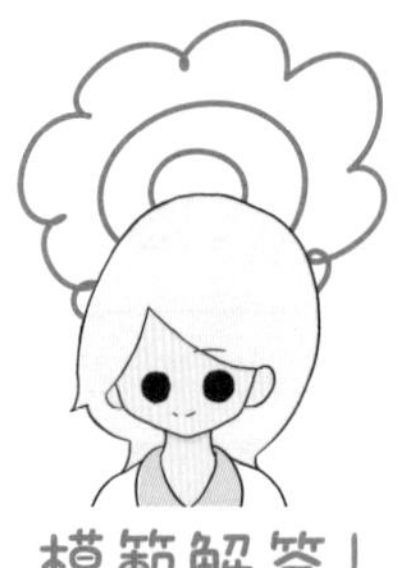

模範解答!

口呼吸の患者さんには、酸素マスクやベンチュリーマスクを使用すべきです(厳密に言えば)。

ぱれちにの一言

口が開いていても「実は、鼻で呼吸していました」という人がいるから、手を当てたりして、空気の出口を確認してね。

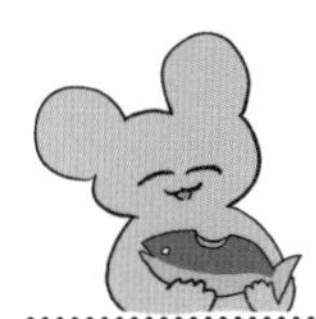

模範解答の根拠と知っておきたい知識

●経鼻カヌラは口呼吸の患者さんには向かない

鼻が詰まっていたりして口呼吸をしている患者さんには、経鼻カヌラを装着しても十分な効果を得られません。臨床では時折、**口元に経鼻カヌラをズラして添える方法**も見かけますが、外れやすかったり、患者さんが吐いた二酸化炭素（CO_2）を再吸収しやすい状態になってしまいます。

このような患者さんの場合、厳密に言えば、酸素流量が2Lや3Lなどの低流量の場合でも、**ベンチュリーマスク**を使用すると、安定して酸素を投与できます。酸素マスクに切り替えるのも一つの手なのですが、そのままの流量でいくと、CO_2を再吸収してしまうリスクが高いので、医師と相談して、酸素流量を増やすことも検討してください。

でも、現実問題として、なかなかベンチュリーマスクって、**それだけのことでなかなか使わない**よね……。

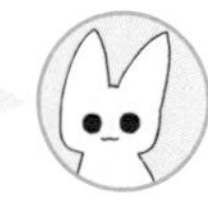

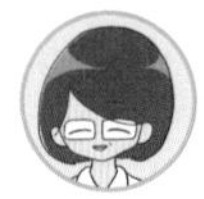

そうね……そう、あくまでこれは厳密に言えばの話。臨床現場だったら、経鼻カヌラや酸素マスクを口元に置いて、**軽くテープで固定したりするのが現実的かも**しれないね。

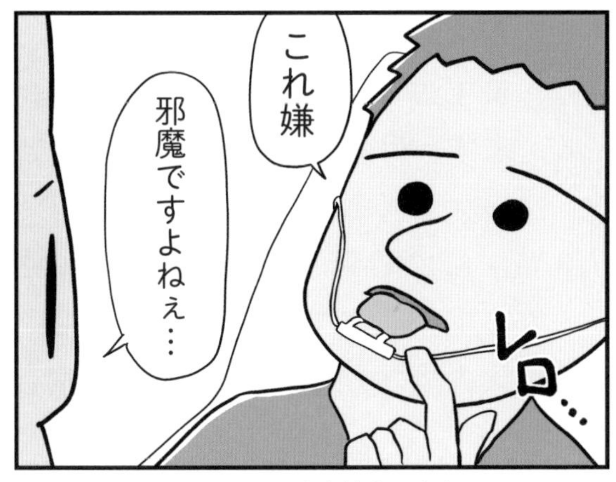

ベンチュリーマスクを使うべきか……。

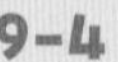
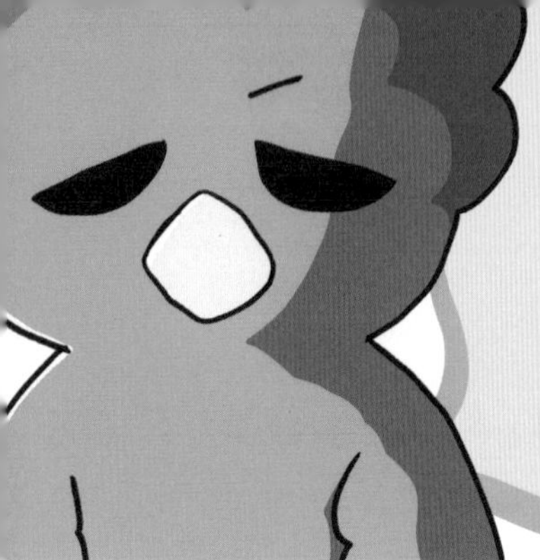

9-4

＼ 先輩の質問 ／

そのCOPDの患者さん、SpO_2が80%台だけど、どうする？

なぜこの質問をしているのか？

SpO_2 が低く出ている COPD（慢性閉塞性肺疾患）の患者さんにどう対応するかを知りたいから。

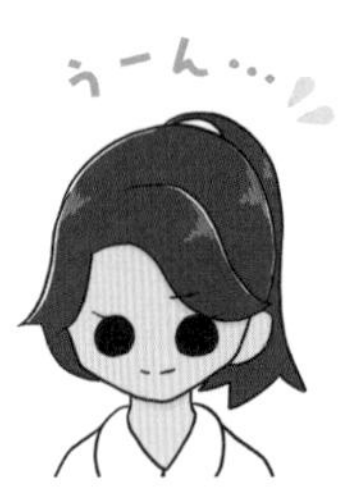

別に「苦しい」などとは言っておられないですし……うーん、でもまぁ、さすがに 80% 台はヤバそうなので、90% 台に乗るよう、酸素を投与します。

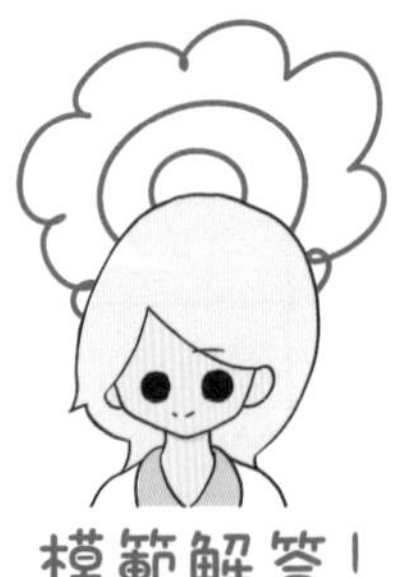

模範解答！

まずは本人の症状と医師の指示を確認します。明らかに呼吸苦があったり、指示から大きく逸脱していれば、少しずつ患者さんに酸素を投与し、医師の指示に従って調整します。このとき、**CO_2 ナルコーシスの症状が出ていないか注意**します。

ぱれちにの一言

COPDの患者さんはベースがもともと低いから、その人のもともとの値を考えながら対応するといいね。

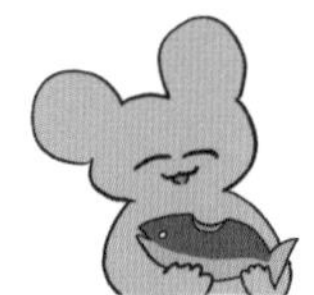

模範解答の根拠と知っておきたい知識

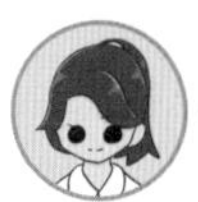

SpO_2が80%台!? 酸素投与しに行かなきゃっっっ！

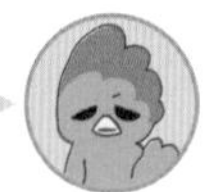

でも、医師からの指示には、88%を下回ったら酸素投与開始って書いてあるわよ？

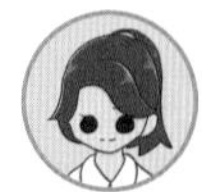

いまは89%……。ということは、まだ、行かなくていいの？ 普通ならとっくに酸素を投与しているような値だけど……。

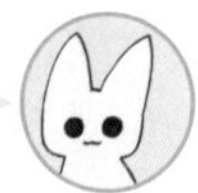

COPDの患者さんは、もともとベースが低いからねぇ。でも、CO_2ナルコーシスの症状がないかは、訪床してちゃんと見ておこうね。

おいおい 88%…
普通ならしんどくて立ってられないぞ？
普通に歩いてる
COPDの人によくある光景ね

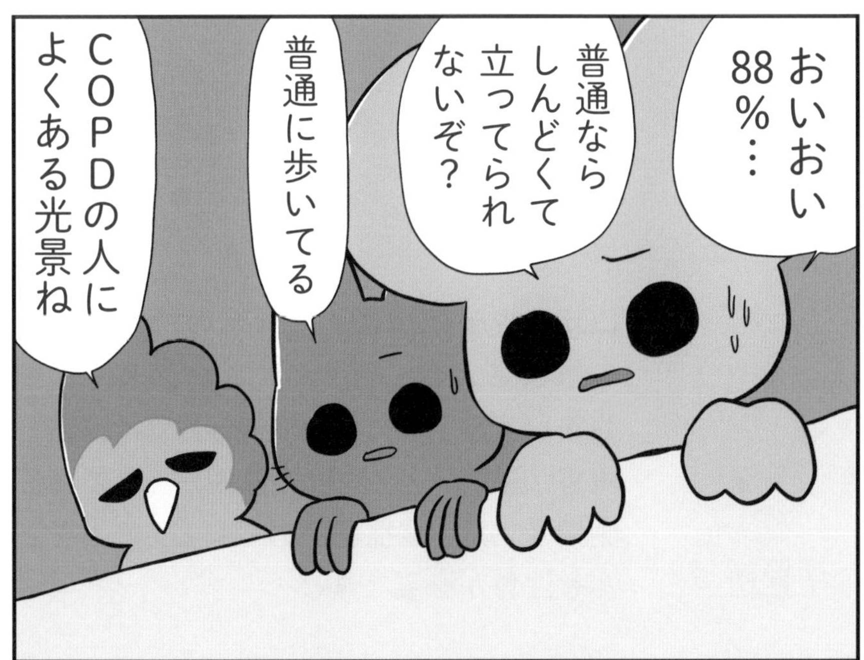

数字だけではわからないこともある。

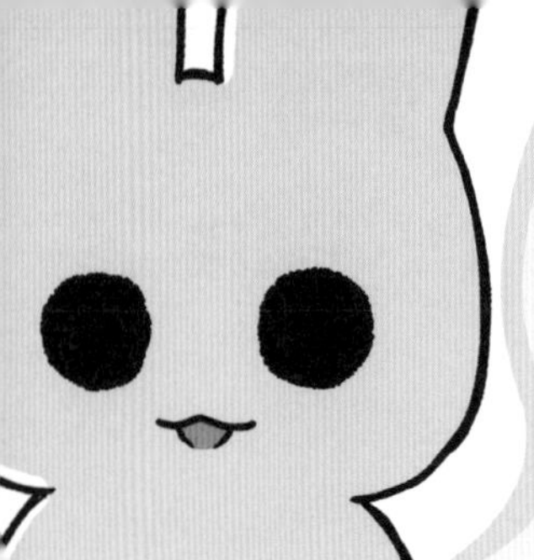

9-5

＼ 先輩の質問 ／

CO_2 ナルコーシスのハイリスク患者は？

なぜこの質問をしているのか？

酸素療法中は CO_2 ナルコーシスのリスクがあり、特に**ハイリスクの患者さんは要注意**だから。

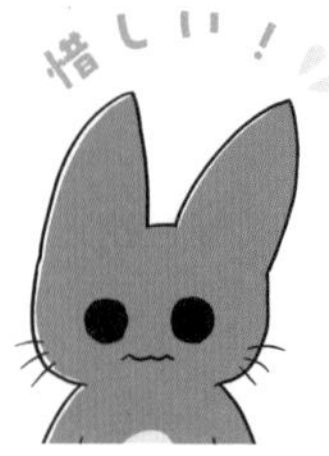

慢性閉塞性肺疾患（COPD）の患者さんです……。え？他にもいるんですか？

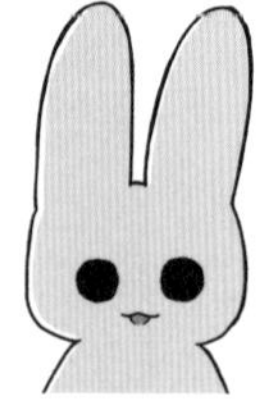

そう……いるのよ。

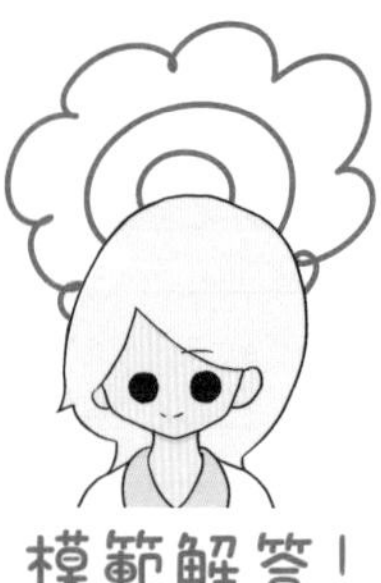

COPDや肺結核後遺症などの呼吸器疾患の患者さんは、CO_2 ナルコーシスになりやすいです。また、中枢神経障害（脳血管障害、脳炎など）や神経筋疾患（筋萎縮性側索硬化症、重症筋無力症など）の患者さんも注意が必要です。

ぱれちにの一言　よかれと思ってやった酸素療法でも注意が必要。

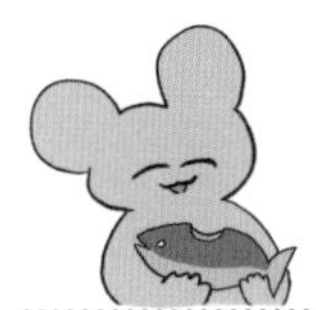

模範解答の根拠と知っておきたい知識

● CO_2ナルコーシスって何？

CO_2ナルコーシスは、呼吸の自動調節機構に異常が生じて、肺胞の換気が不十分になったとき、**二酸化炭素（CO_2）が体内に蓄積され、意識障害などの中枢神経症状が現れる病態**です。CO_2ナルコーシスが起こると、初期は呼吸促迫や頻脈、発汗、頭痛などの症状が見られ、進行すると意識レベルが低下し、傾眠から昏睡にいたります。以下は、**CO_2ナルコーシスの3主症状**としてよく知られています。ひどいと死にます。

❶意識障害
❷高度の呼吸性アシドーシス
❸自発呼吸の減弱

❶意識障害

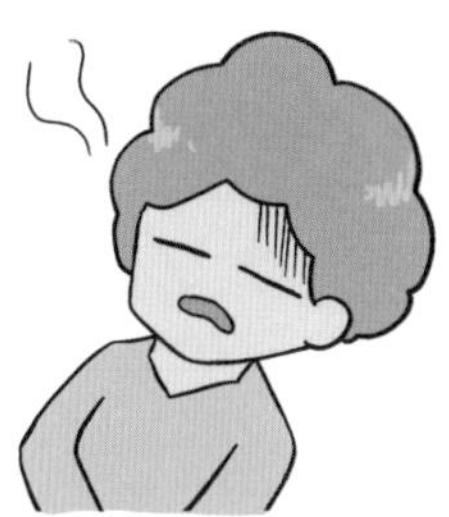

❷高度の呼吸性アシドーシス

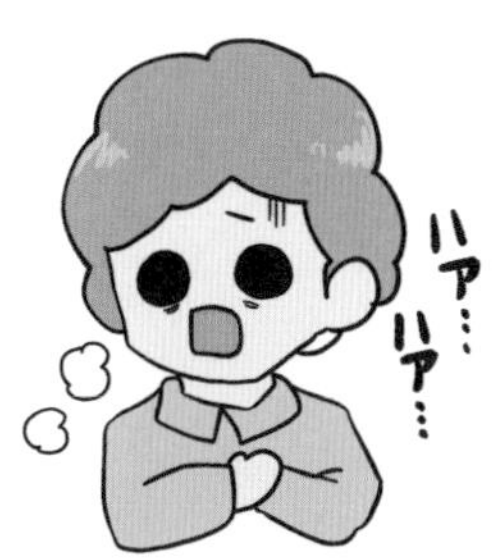

❸自発呼吸の減弱

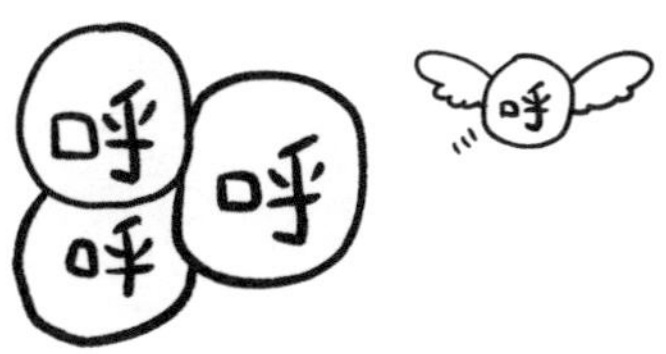

CO_2ナルコーシスの3主症状はこれ。

ただし、呼吸不全の患者さんは、もともとの症状がひどくなったときに重度の低酸素血症をきたし、不整脈や心筋梗塞などの致死的な病態を引き起こす危険があります。CO_2ナルコーシスを恐れるあまり、酸素投与をためらうのは避けなければなりません。

CO_2ナルコーシスのリスクが高い基礎疾患がある場合は、**低濃度から酸素投与を開始して、SpO_2で酸素化を評価し、吸入酸素濃度を設定、管理**しましょう。

●酸素療法をするときは必ず既往歴を確認

体内に慢性的にたくさんCO_2が溜まっている状態の人は、CO_2ナルコーシスを起こしやすいです。例えば、**普段から息切れのあるCOPDの患者さん**です。既往歴を確認し、リスクのある疾患がないか確認しておきましょう。

CO2ナルコーシスって怖いですね
ひどいと死ぬからね

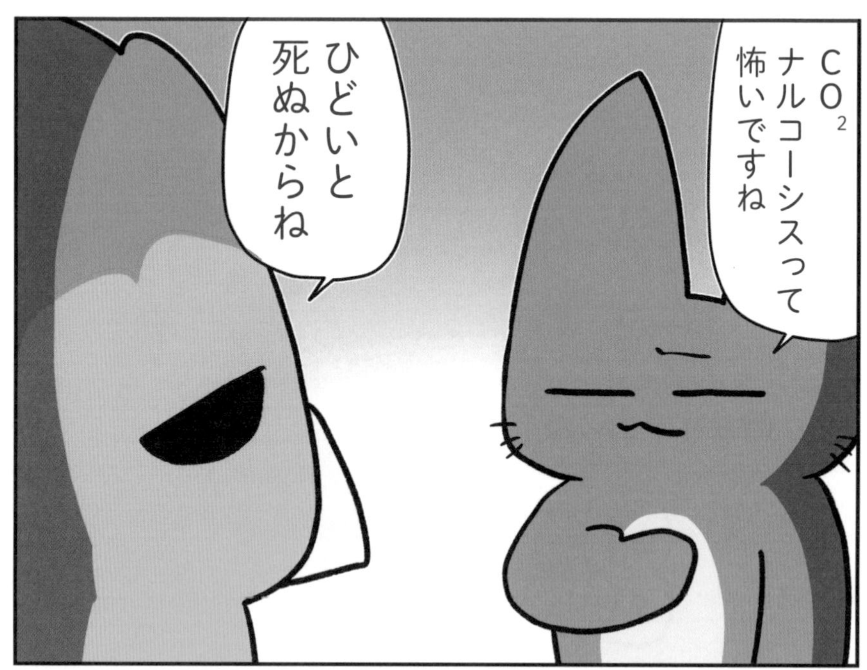

CO_2ナルコーシスは怖い。

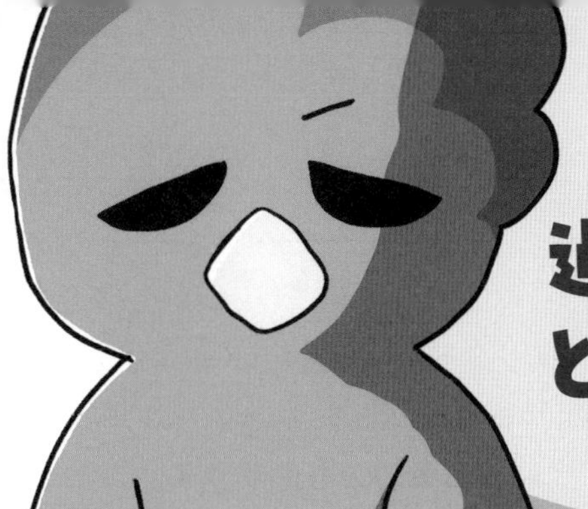

9-6

＼ 先輩の質問 ／

過呼吸が起きたらどう対処する？

なぜこの質問をしているのか？

過呼吸の原因や対処法の正しい理解は必須だから。

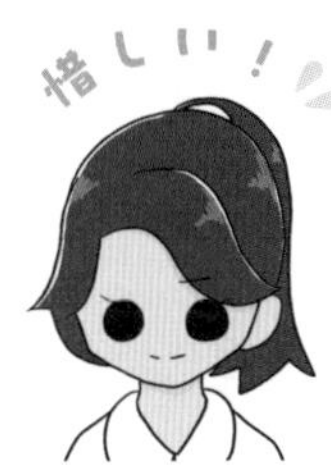

紙袋を口に当てて、吸ってもらい、呼吸が整うようにします。でも、ウチの病棟、紙袋なんてあります？

今朝、スーパーで買ってきた焼き芋の紙袋ならあるけど……。
でも、それって最近は、しないんじゃなかったっけ？

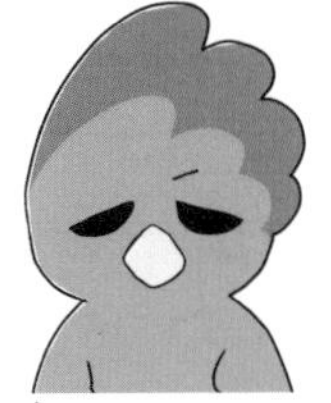

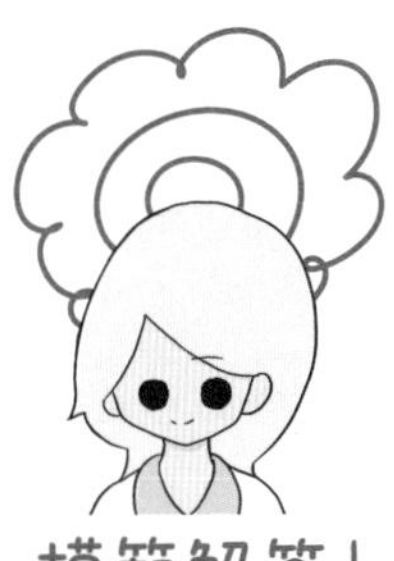

落ちついた口調で患者さんに話しかけ、リラックスしてもらえるように接します。「吸う：吐く」を「**1：2**」の割合で、ゆっくりと**10秒くらい**かけて行ってもらうように促します。

ぱれちにの一言

いきなり症状が現れるから、なった本人も、見つけた方もびっくりするよね。でも落ち着いて対処してあげよう。

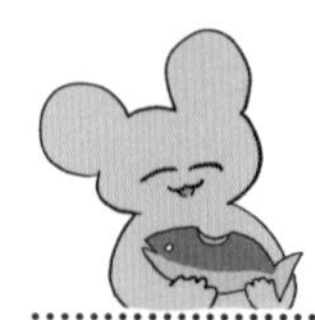

模範解答の根拠と知っておきたい知識

●どうして過呼吸って起こるの？

過呼吸は、几帳面だったり心配症の人がなりやすいと言われています。緊張しやすい人や不安を感じやすい人、怖がりさんなどですね。他にも、体を動かしすぎて、身体的に疲れているときに起こることもあります。**いろいろなストレス**がかかると、脳の中にある**呼吸中枢が過剰に刺激**され、これにより呼吸が速くなって、**過剰な換気**が起きるのです。

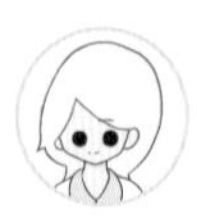

かつて私が新人だったころ、過呼吸を起こしたことがあるのですが、もうとてつもなくしんどかったし、途中で記憶がなくなりました。手足が痺れたりして、立っていられませんでした。

ちなみに、見た目は「いまにも死にそう」に見えますが、実は**命に関わることはありません**。しんどいですが、次第に症状は消えていきます。

●症状が出たときの対処法

まず、呼吸のリズムを整え、正常なリズムに戻すことが大切です。**「吸う：吐く」**を**「1：2」**の割合で行います。このとき、1回の呼吸はゆーっくり、**10秒ぐらい**かけます。ゆっくり患者さんの背中をさすったりして、できるだけリラックスしてもらうようにしましょう。症状が激しいので、焦りがちですが、周りがあたふたすると、当の本人も余計にしんどくなってしまうので、周りの人はできるだけ冷静にね！

ちなみに、紙袋を口に当てる**ペーパーバック法は、現在、勧められていません**。この方法だと血液中の酸素濃度が低くなりすぎて、逆に酸素不足になってしまうからです。だから、わざわざ紙袋を取ってきたりする必要はありません。昔は当たり前だったことも、時代と共に変わっていきますね（しみじみ）。

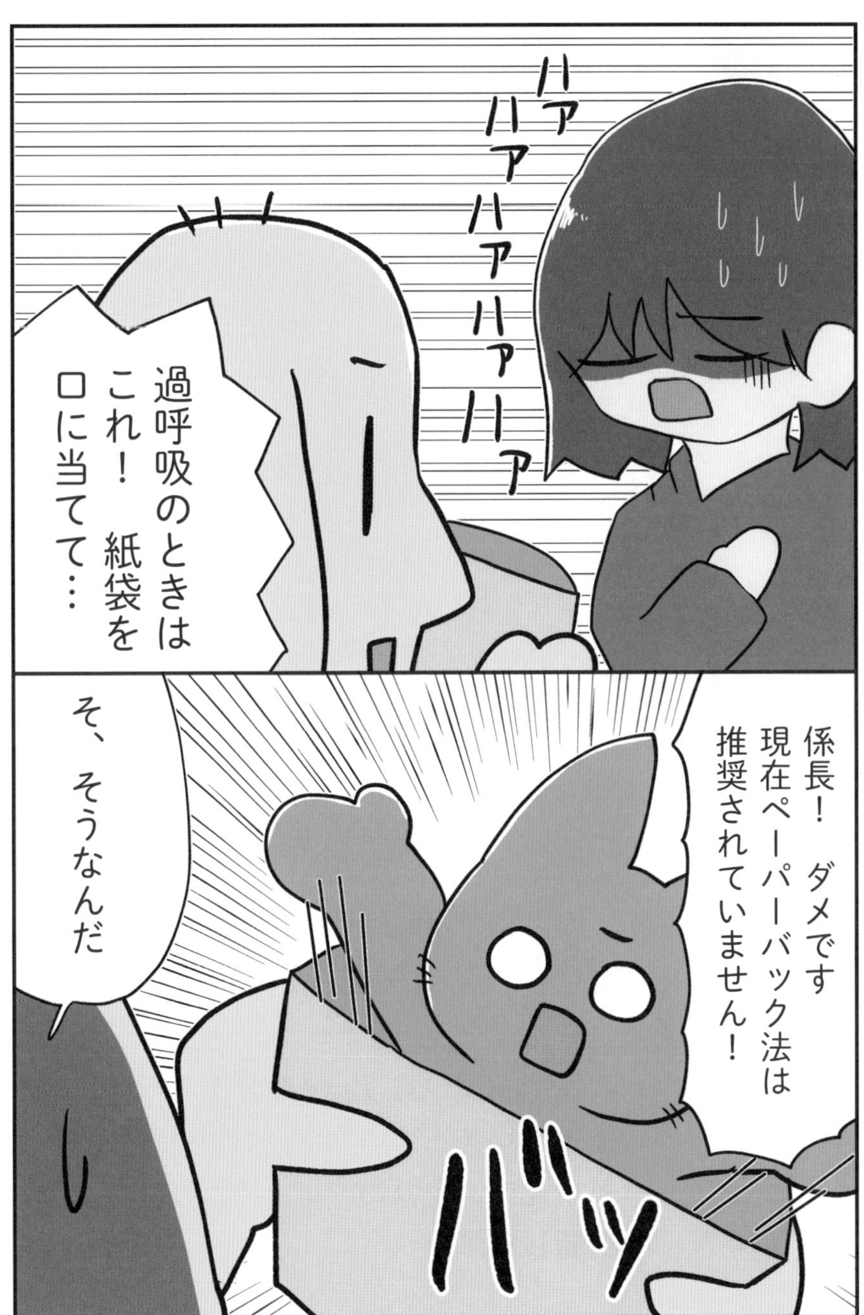
ハァ
ハァハァハァハァ
過呼吸のときはこれ！ 紙袋を口に当てて…
係長！ ダメです
現在ペーパーバック法は推奨されていません！
バッ
そ、そうなんだ

時代は変わる！

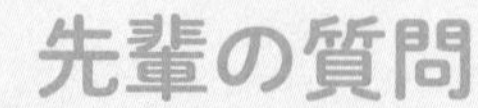

＼ 先輩の質問 ／

1時間に1回、定期的に痰を吸引してるけど、その理由は?

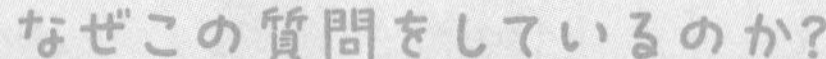

ルーチンで行うのではなく、**患者さんの状態に合わせて吸引**したほうがいいから。

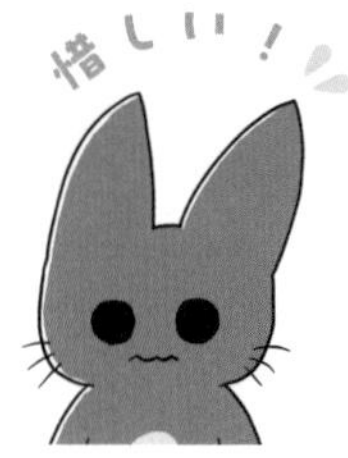

患者さんが、痰を詰まらせないようにするためです。SpO_2 が下がったときも吸引しています。

結構、ゴロゴロしているから、1時間に1回くらいしといたら安心だな……と思って……。

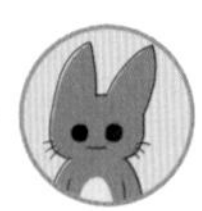

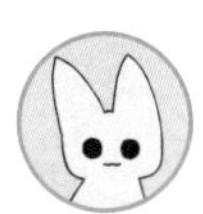

気持ちはわかるけど……それ、あなたの都合ですよね?

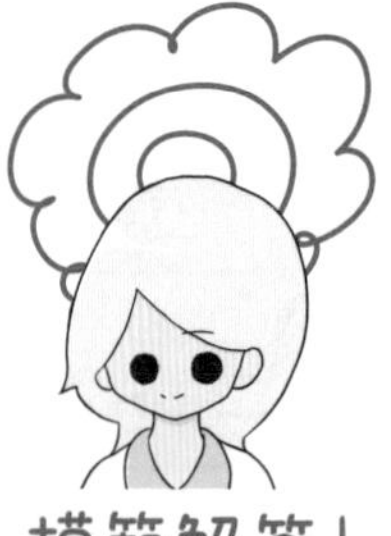

よく考えたら、ルーチンでやるのは間違っていました。患者さんの状態をしっかり見て、**吸引のタイミングは総合的に判断**します。

ぱれちにの一言　痰が詰まったら怖いし……というのは、すごくよくわかるんだけどね。

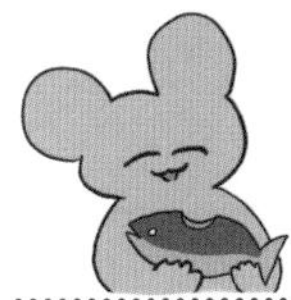

模範解答の根拠と知っておきたい知識

●いつ痰を吸引するか？

以前は、「2時間ごとに吸引しましょう」といったように、**ルーチン**で行う看護が当たり前のようにされていました。しかし現在は、「何時間ごとと時間を決めて、定期的に吸引する」ではなくて、**きちんとアセスメントして、吸引すべきかどうかを考える必要**があります。

「1時間おきに訪床して、患者さんの様子を見る」というのは全然問題ないのですが、「そのときに吸引も必ずする」というのは、また別の話です。患者さんの状態を考えたら、本当はもっと頻回にやらないといけなかったりもするし、もっと間隔をあけて行うべきかもしれません。**「ルーチンで痰を取る」という考え**は、やめようね。

なお、ゴロゴロと痰がからむ音が聞こえたのであれば、**痰がちゃんと取れる位置にあるのか**を確認し、なければ（届かなさそうなら）**体位ドレナージ**を行い、吸引可能な位置まで痰を移動させましょう。痰が硬くて吸引が困難な場合は、加湿して、痰をやわらかくしてから吸引しましょう。

ゴロゴロ音
聞こえるけど
まだ1時間しか
経っていないし
大丈夫っしょ
ゴロゴロ

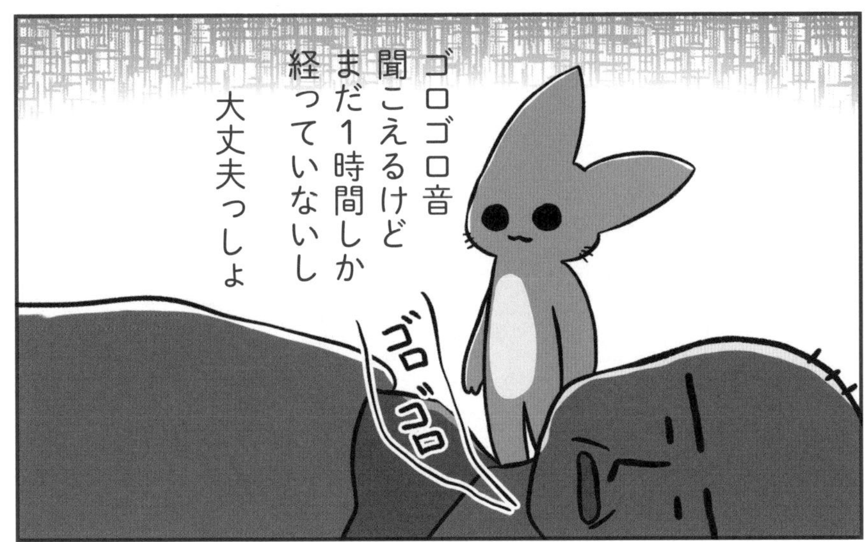

時間だけで判断していいの？

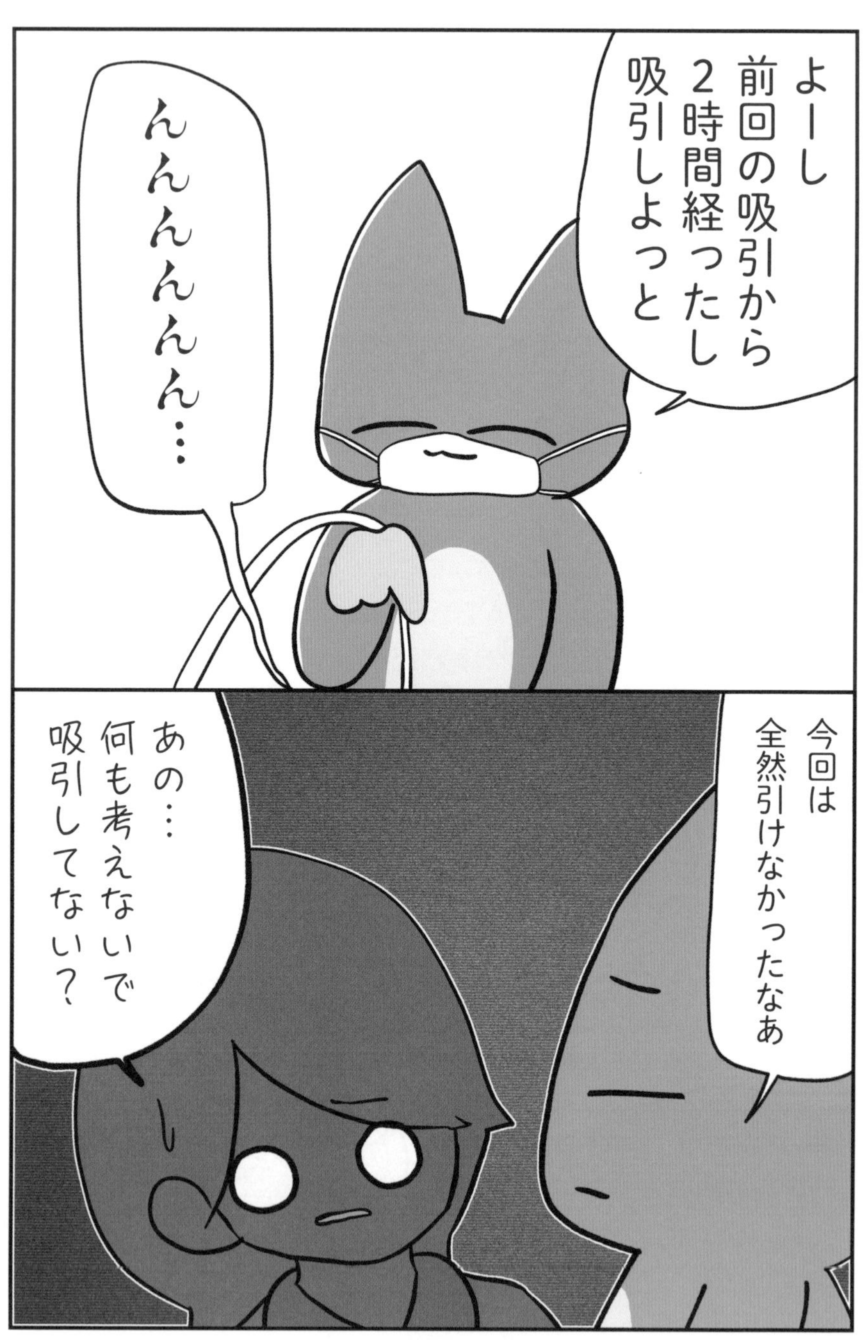
よーし
前回の吸引から
2時間経ったし
吸引しよっと
んんんんんん…
今回は
全然引けなかったなぁ
あの…
何も考えないで
吸引してない？

それ、やる意味あった？

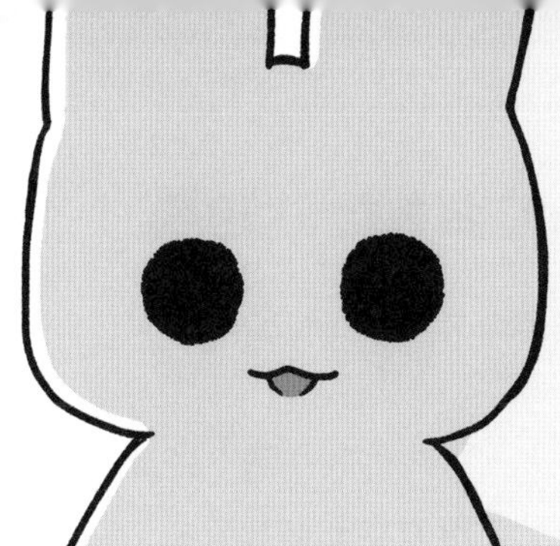

9-8

＼ 先輩の質問 ／

この患者さんの口の中が全体的に黄色い理由は?

なぜこの質問をしているのか?

肺炎など痰が多い患者さんだと、こういうケースも少なくないから。

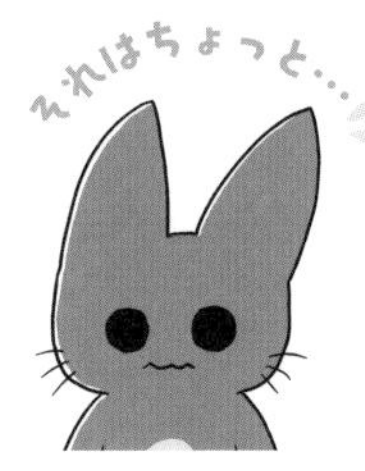

パイナップル味のアメでも大量になめたのですか？

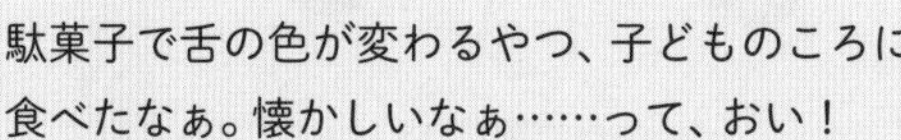

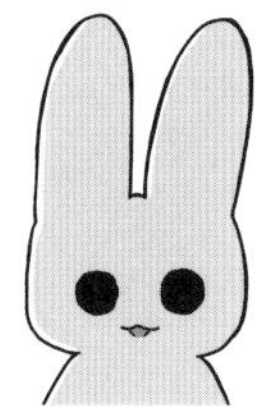

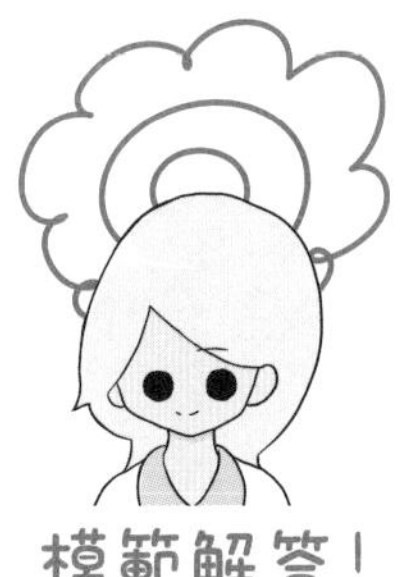

模範解答！

これは全部、痰がこびりついてしまっている状態です。喉の奥から、梅干し大ぐらいの大きな痰の塊が出てくることもあります。

ぱれちにの一言　最初見たときはびっくりしました。

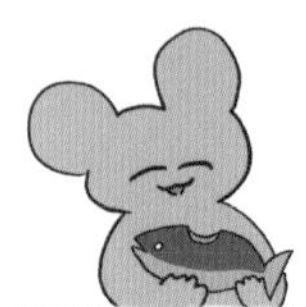

模範解答の根拠と知っておきたい知識

口の中にこびりついた痰は、水を含ませた口腔用のスポンジでふやかすと、少しずつ浮いてきます。

他にも、乾燥してこびりついた食べかすなどをスムーズに取り除くには、**保湿ジェル**や**保湿スプレー**でふやかしたり、**口腔ケア用のウェットティッシュ**を使うと効果的です。

また、**リップクリーム**を塗っておくことで、唇の乾燥や、痰が唇に貼りついてしまうのを避けられます。

下のイラストのように、口の中いっぱいに痰がこびりついている人は、巨大な痰の塊が喉から出てくることがたまにあります。**スポンジ**と**吸引管**で取り除いてあげてね。

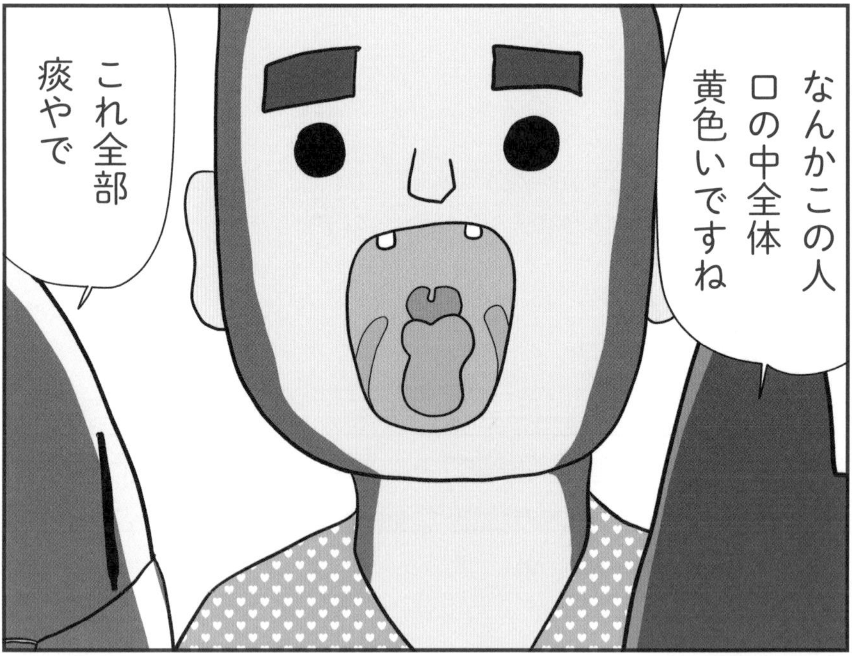

なんかこの人
口の中全体
黄色いですね

これ全部
痰やで

なんでこんなに黄色いの？

水を含ませたスポンジで痰をしっかりふやかすと
こ、これ全部痰…!?
少しずつ浮いてくるよ
あー
おおおスッキリしたね
これ全部痰…!!ヤベええええ

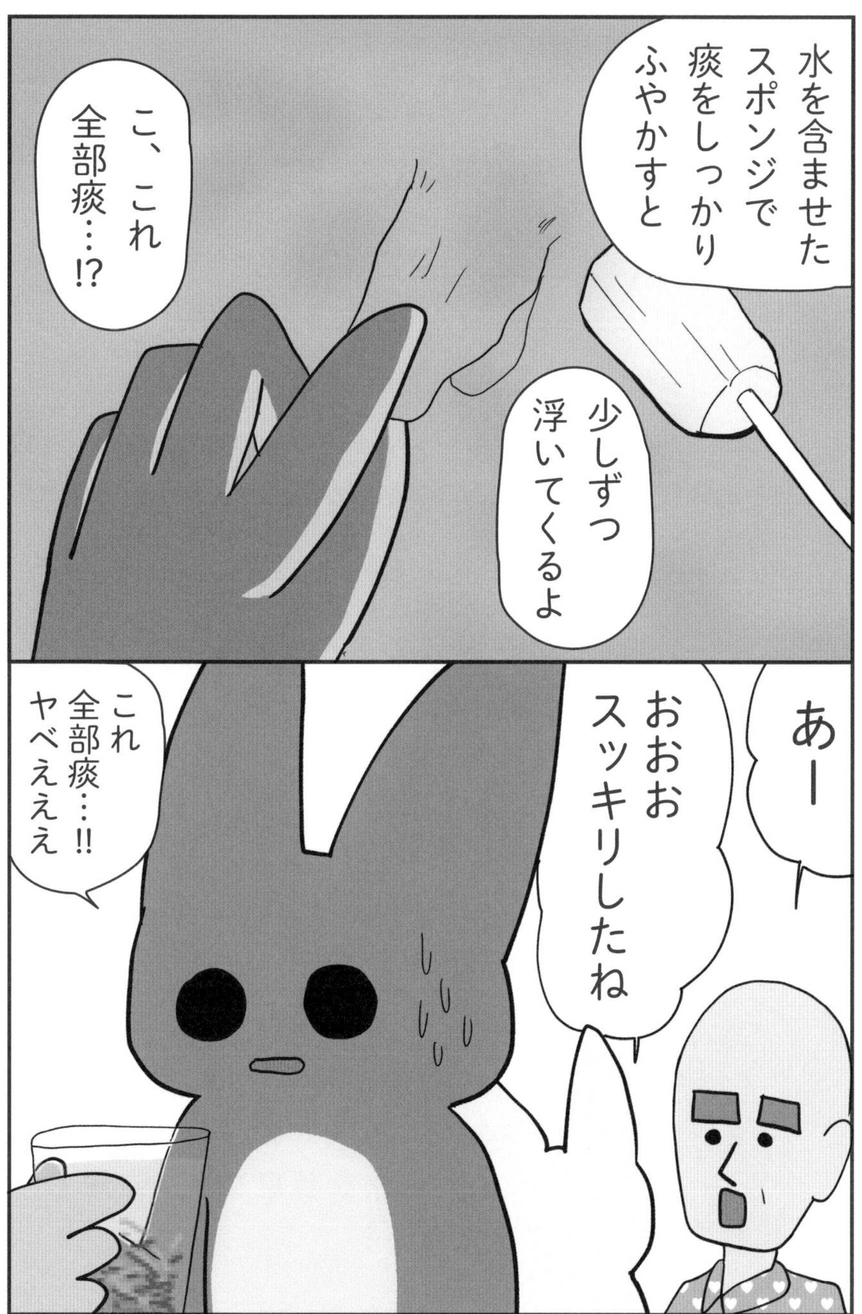

こんなについてたら患者さん、つらかったよね……。

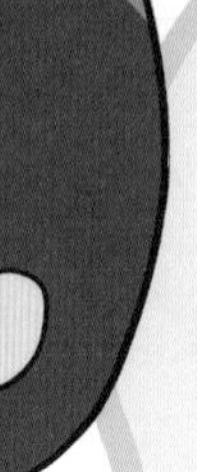

9-9

＼先輩の質問／

その患者さんの呼吸、大丈夫？

なぜこの質問をしているのか？

❶**「息をしてるから大丈夫」と油断してると危険**だから。

❷**その呼吸はちゃんとした呼吸なのか、理解しておく必要**があるから。

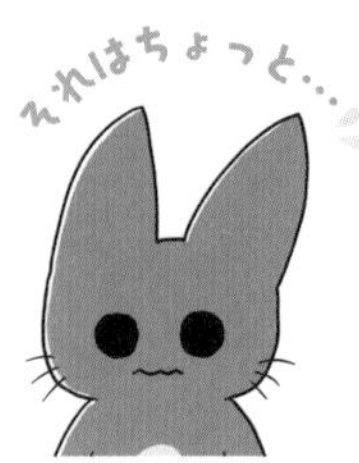

はい、呼吸してるから大丈夫かと……。え……違うんですか……？　まさか、大丈夫じゃない呼吸だったりしますか？

一緒に見に行こうか。

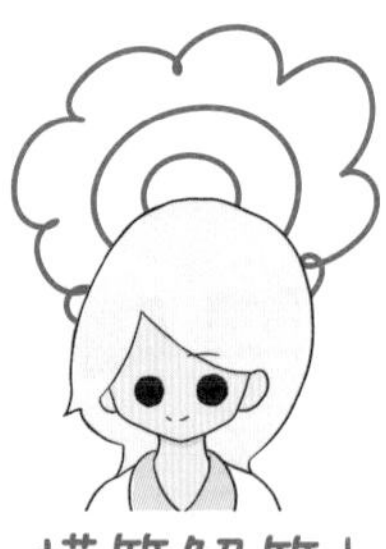

模範解答！

こ、これは下顎呼吸です！　急変した患者さんなので、すぐに急変対応しなければならない危険な状態です。先輩も手伝ってください！

ぱれちにの一言

ずっと口を開けている患者さんで、鼻呼吸か、口呼吸かわからない場合は、口元に手を当てて、空気の流れを確認します。

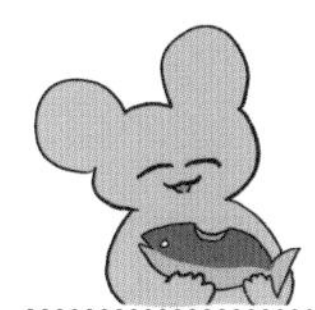

模範解答の根拠と知っておきたい知識

● 下顎呼吸とは？

下顎呼吸は、死戦期呼吸の一つ。つまり、**亡くなる直前の患者さんによく見かける呼吸**です。死戦期呼吸には、いくつかの種類があります。

・下顎呼吸：下顎を開いたり、閉じたりしながら、呼吸しているように見える状態。

・鼻翼呼吸：鼻翼（小鼻の部分）が膨らんだり、縮んだりしながら、呼吸しているように見える状態。

・あえぎ呼吸：あえぐように呼吸しているように見える状態。

これらの呼吸の出現パターンは状況によりいろいろで、「どれから始まる」といった規則性などはありません。これらの呼吸は呼吸のように見えても、実際には呼吸ではないため、酸素が肺に取り込まれず、胸が動いていないのも特徴です。

これらの呼吸が出たら、もうすぐ亡くなってしまう可能性が高いです。急変した人だったら、すぐに胸骨圧迫やらなんやらの急変対応をしないといけない危険な状態です。ターミナル期で、もう治療を望まない人であれば、ご家族を呼んだりします。

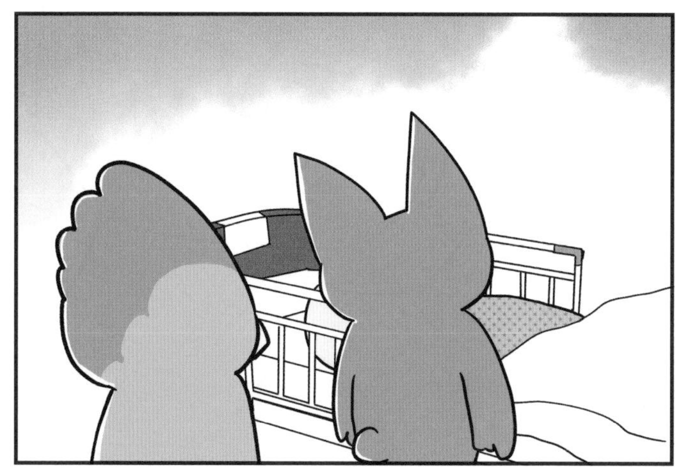

この患者さんの呼吸は……。

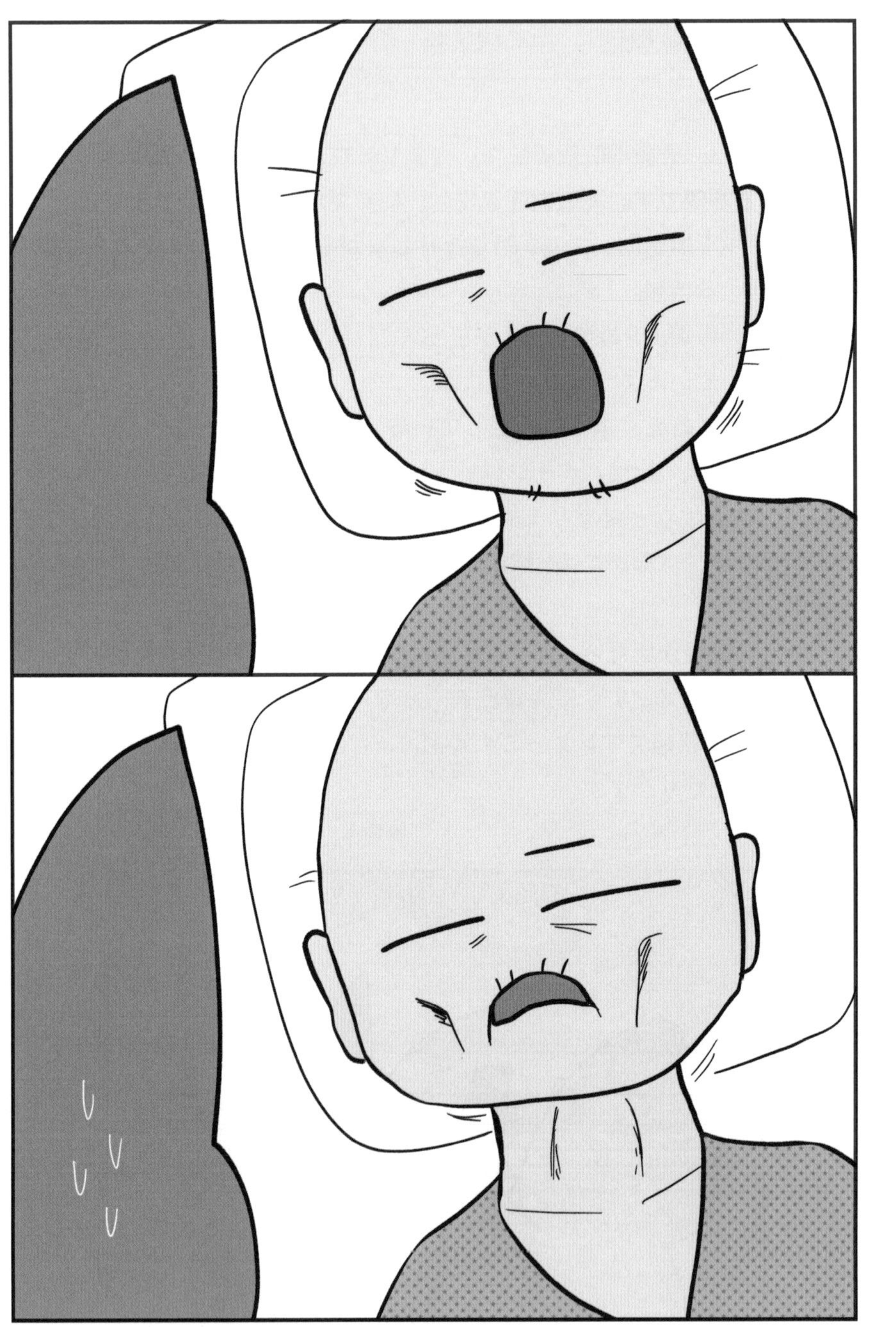

あれ!?

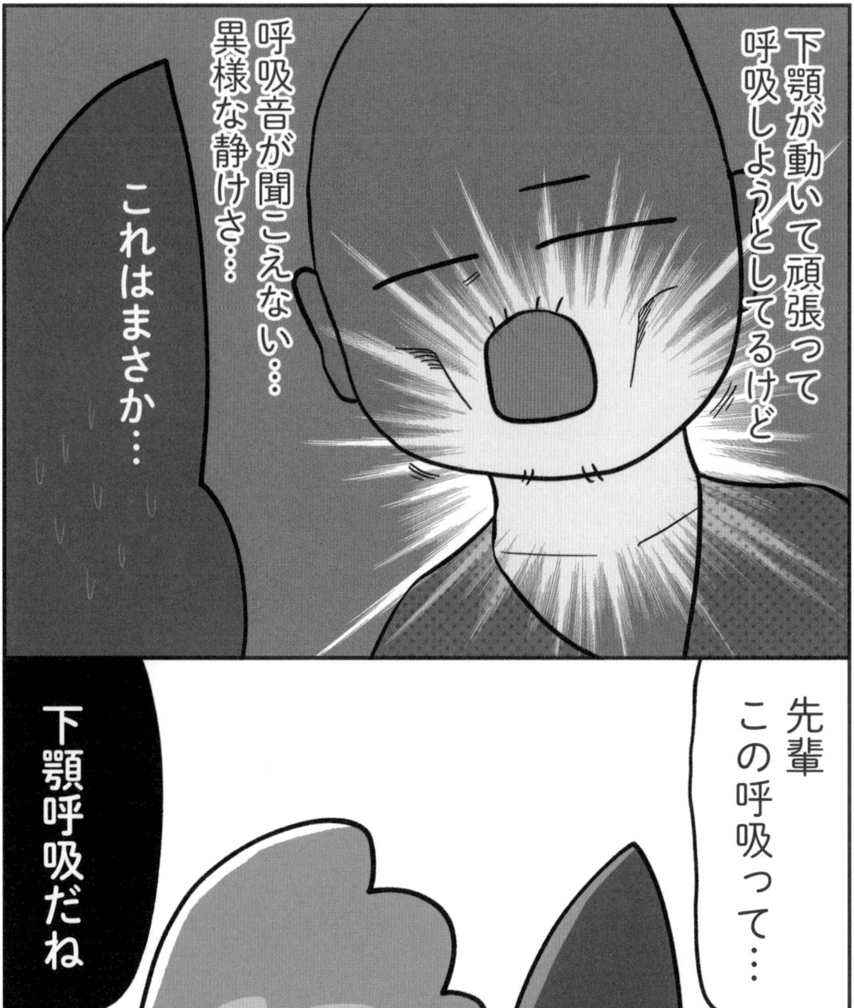

下顎が動いて頑張って
呼吸しようとしてるけど

呼吸音が聞こえない…
異様な静けさ…

これはまさか…

先輩
この呼吸って…

下顎呼吸だね

急変なら、即対応！

あらかじめ「**DNAR（Do Not Attempt Resuscitation）**」があるか確認しておこう。DNARは、がんの末期などで、心停止もしくは呼吸停止したとき、心肺蘇生を行わないという特別な指示。これがある場合、心肺蘇生を省略できます。

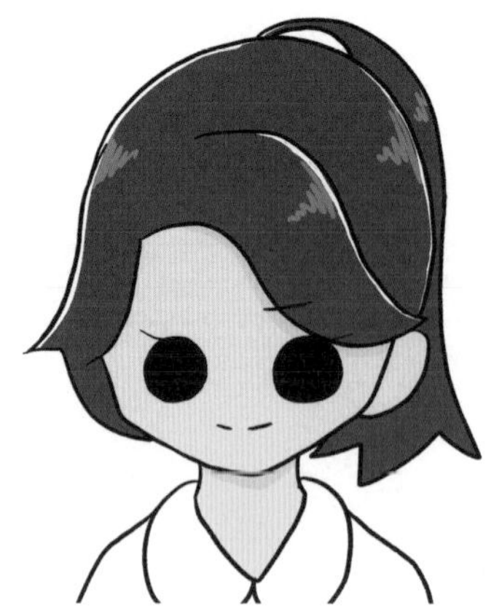

Lesson 10

循環

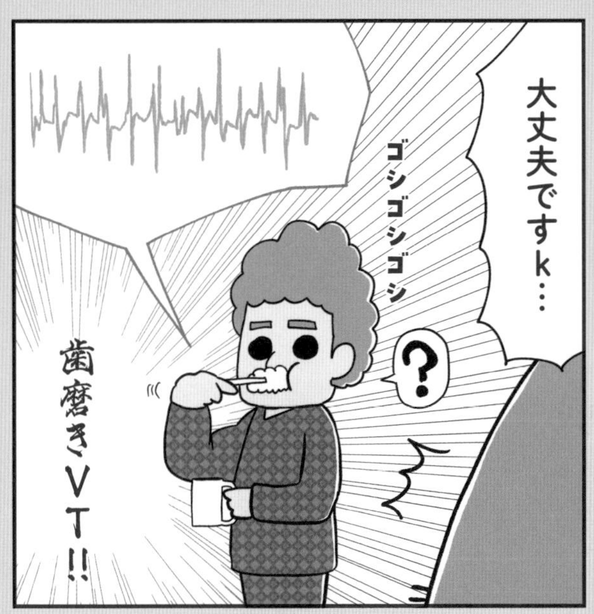

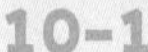

10-1

＼ 先輩の質問 ／

こんな波形が出てるけど、大丈夫？

なぜこの質問をしているのか？

❶**モニター心電図の異常波形**に敏感になってほしいから。
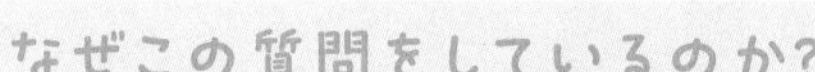
❷ **異常波形が何を示しているのか**理解してほしいから。
❸ **アラームが鳴ったら消音する**だけでなく、訪床してほしいから。

大丈夫だと思います。さっき見に行ったときは元気そうにされてたんで。体動で乱れただけじゃありませんか？

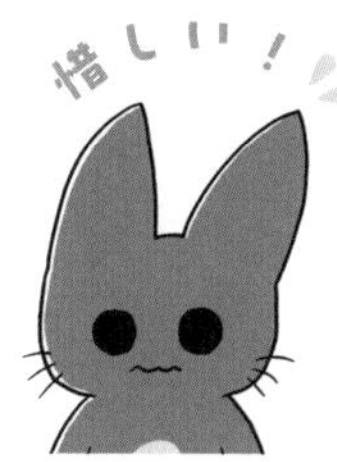

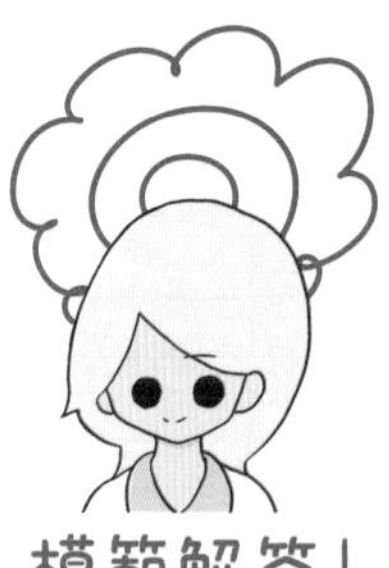

すぐに見に行って、症状がないかどうか観察します。胸が痛かったり、苦しかったり、意識レベルが低下していたり、といった症状があれば、すぐに応援を呼んで処置します。

ぱれちにの一言

心電図読むのって難しいよね。アラームが鳴ったら、とにかくベッドサイドに行って、意識レベルや胸部症状を見る習慣をつけよう。

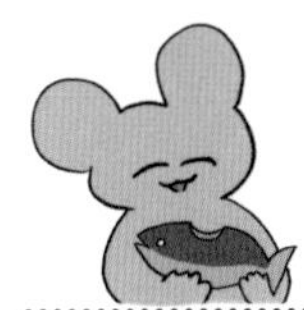

模範解答の根拠と知っておきたい知識

●特にヤバい異常心電図

以下の４つは、**幾多の異常心電図の中でも特にヤバいやつ**です。この４つを見かけたら、**全力で患者さんの元へダッシュ**してください。早くしないとマジで患者さんが死にます。

❶ 心室細動（VF：Ventricular Fibrillation）

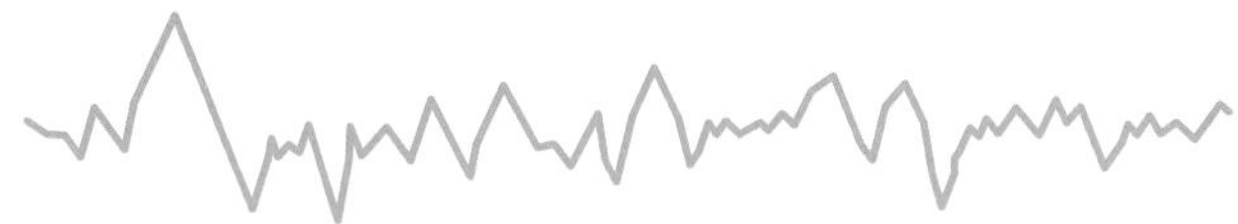

リズムや高さがめちゃくちゃな波形は、心室が震えている（細動）状態です。このとき、心室からの拍出はなく、脈と意識はない状態です。

現場での対処

ただちにCPR（胸骨圧迫、人工呼吸）、除細動をします。ルートキープも行います。CPRを2分間やっても電気ショック適応のリズム（VFや脈なしVT）が続いていれば、アドレナリンを投与します。

❷ 心室頻拍（VT：Ventricular Tachycardia）

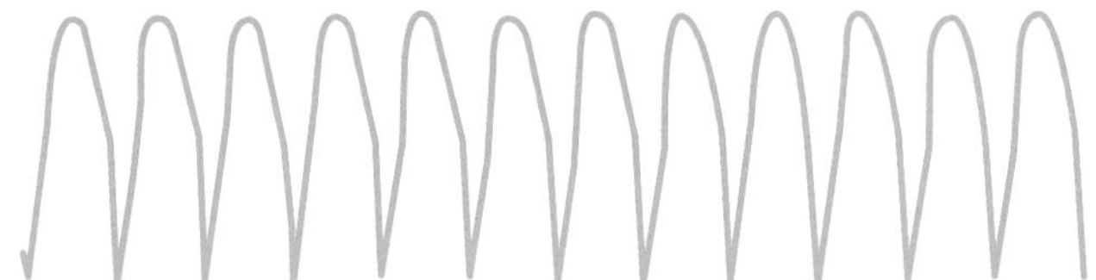

ドキドキが速すぎて、心臓からの拍出がうまくできず、脈と意識はない状態です。

現場での対処

●脈なし

ただちにCPR（胸骨圧迫、人工呼吸）、除細動をします。ルートキープも行います。CPRを2分間やっても電気ショック適応のリズム（VFや脈なしVT）が続いていれば、アドレナリンを投与します。

●脈あり

胸骨圧迫をし、呼吸がなければ人工呼吸もします。除細動はしません。安定しているなら薬物療法を行い、不安定ならR波同期放電を行います。

❸ 心静止（asystole）

洞結節からの信号もなく、心房・心室が収縮していません。心臓がまったく動いていない状態です。

現場での対処

電極が正しく装着されていて、意識と脈がない場合は心静止です（電極が外れていて、元気そうなのに胸骨圧迫したら、それはただの拷問なので、やめてくださいね）。ただちに胸骨圧迫、人工呼吸を行います。しかし、除細動は行いません。ルートキープを行い、できるだけ早急にアドレナリンを投与します。対処中に原因を精査します。

❹ 無脈性電気活動（PEA：Pulseless Electrical Activity）

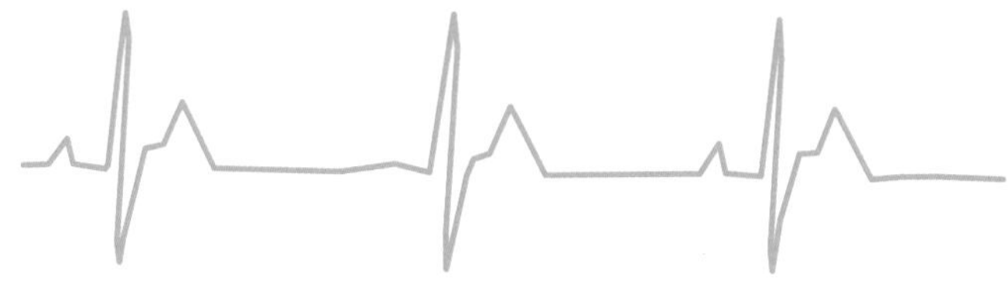

心電図はあるけれども「脈がない」状態です。橈骨（とうこつ）動脈や頸動脈が触れません。どういう意味かというと、電気信号は出ているけど、心臓の収縮が弱く、血液の拍出が少ないため、脈（拍動）が発生しないということです。心電図も、特に決まった波形はありません。

現場での対処

胸骨圧迫、人工呼吸を行います。除細動は行いません。ルートキープを行い、アドレナリンを投与します。対処中に原因を精査します。対応は心静止と一緒です。

ヤバい波形が出たときの手順

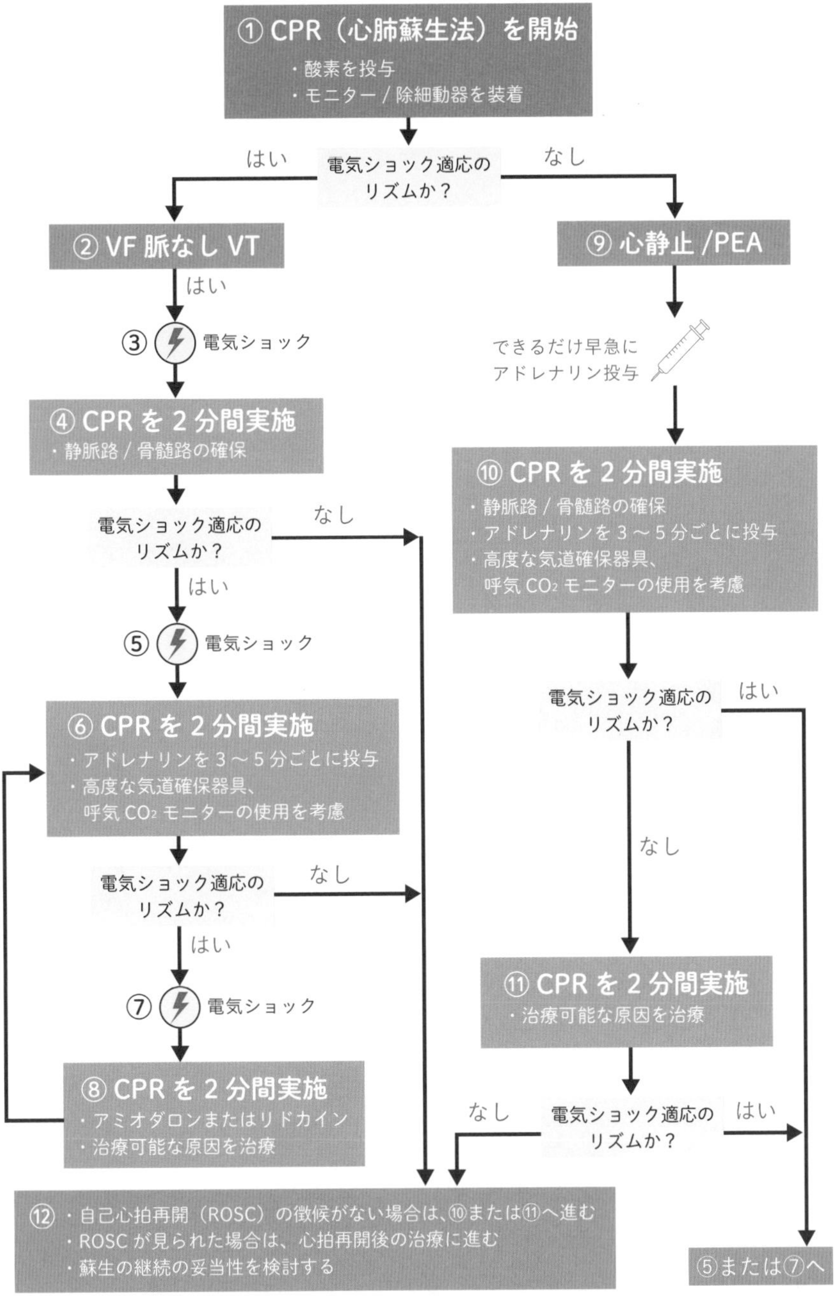

① CPR（心肺蘇生法）を開始
・酸素を投与
・モニター／除細動器を装着

電気ショック適応のリズムか？
はい → ② VF 脈なし VT
なし → ⑨ 心静止 /PEA

② VF 脈なし VT
はい → ③ 電気ショック

④ CPR を 2 分間実施
・静脈路／骨髄路の確保

電気ショック適応のリズムか？
なし → ⑫へ
はい → ⑤ 電気ショック

⑥ CPR を 2 分間実施
・アドレナリンを 3 ～ 5 分ごとに投与
・高度な気道確保器具、
呼気 CO_2 モニターの使用を考慮

電気ショック適応のリズムか？
なし → ⑫へ
はい → ⑦ 電気ショック

⑧ CPR を 2 分間実施
・アミオダロンまたはリドカイン
・治療可能な原因を治療
→ ⑥へ

⑨ 心静止 /PEA
できるだけ早急に
アドレナリン投与

⑩ CPR を 2 分間実施
・静脈路／骨髄路の確保
・アドレナリンを 3 ～ 5 分ごとに投与
・高度な気道確保器具、
呼気 CO_2 モニターの使用を考慮

電気ショック適応のリズムか？
はい → ⑤または⑦へ
なし → ⑪ CPR を 2 分間実施
・治療可能な原因を治療

電気ショック適応のリズムか？
なし → ⑫へ
はい → ⑤または⑦へ

⑫ ・自己心拍再開（ROSC）の徴候がない場合は、⑩または⑪へ進む
・ROSC が見られた場合は、心拍再開後の治療に進む
・蘇生の継続の妥当性を検討する

⑤または⑦へ

参考：アメリカ心臓協会（American Heart Association）『ハイライト　CPRおよびECCのガイドライン』（2020年）

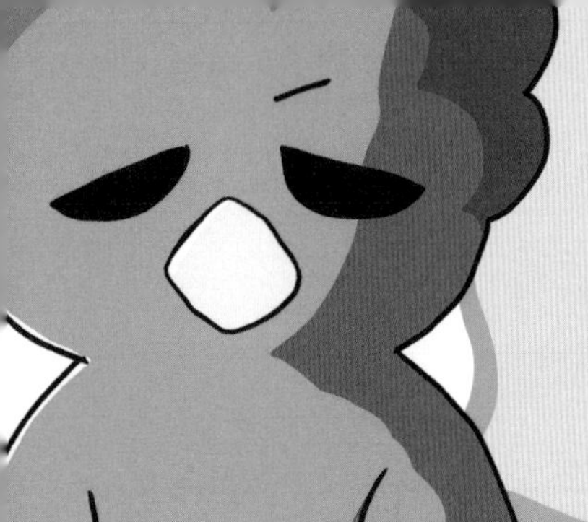

10-2

＼ 先輩の質問 ／

モニター心電図のアラームがずーっと鳴ってるけど？

なぜこの質問をしているのか？

ちょっとしたことでアラームが鳴ると**「またか……」となって、本当にヤバいときを見過ごす**から。

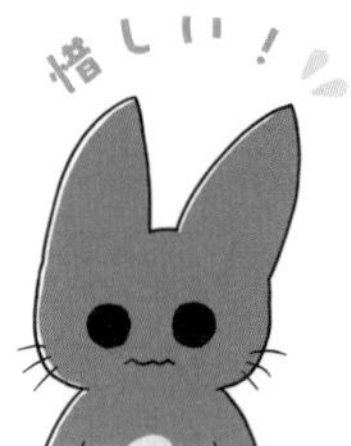

え？　アラームの設定って変えていいんですか？　もう、うるさくって、音消すのも大変なんですよ！　家に帰ってもたまに聞こえることがあります。

わかる〜。私も家に帰ってから、ナースコールやアラーム音が聞こえることがあるわ。……ん？　ちょっと待って。**うるさくって音消すの大変**って……おい！

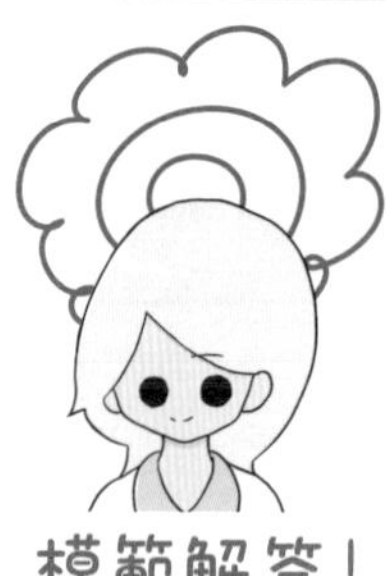

アラームは、医師の指示を確認したり、患者さんの状態を観察したり、アセスメントを行い、先輩と相談しながら**適切に設定**します。

ぱれちにの一言　アラームが鳴りすぎて「狼少年」になると超危険だよ！

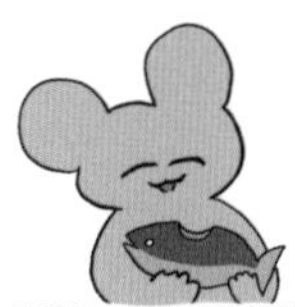

模範解答の根拠と知っておきたい知識

●モニター心電図のアラームはどう設定する？

モニター心電図のアラーム設定は、バイタルや波形の設定をいろいろと変更できます。

ですから、「**この値になったら訪床しなきゃ**」とか、「**酸素、行かなきゃ**」など適切に設定しておくことは、患者さんの安全を守ることに直結します。

もちろん、適切なアラーム設定の内容は、患者さんによって違うので、患者さん一人一人に合わせて、アラームが鳴るようにしておきましょう。

ただし、設定を変えるときはリーダーと相談してね。

この人ずっとモニター鳴ってます
ピコーン
ピコーン
この人はもともとちょっと頻脈だからこのままだと永遠にモニターが鳴ることになるわ
設定を変えましょう

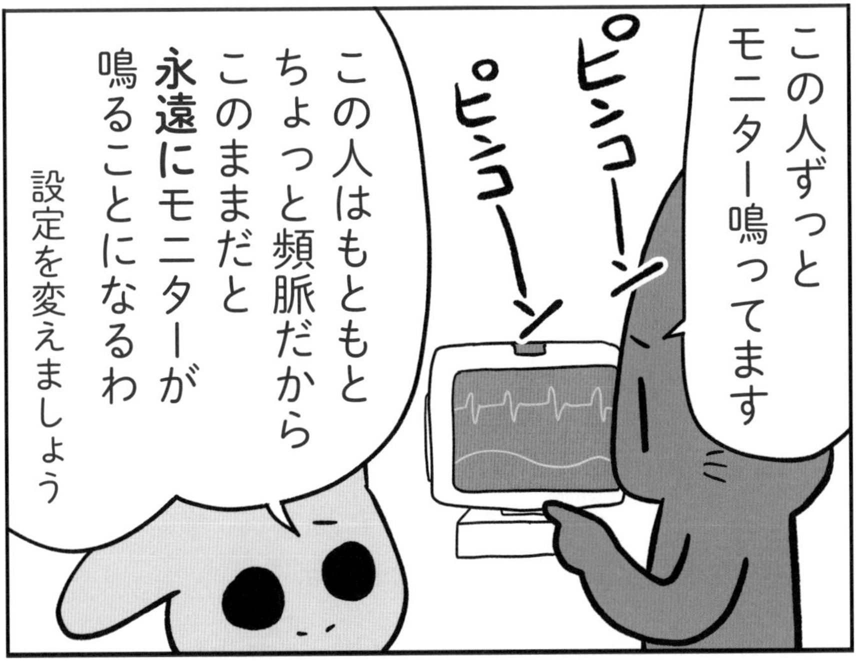

鳴り続けてたらアラームの意味がないよ。

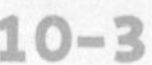

10-3

＼ 先輩の質問 ／

その患者さん、心不全じゃない!? どうする？

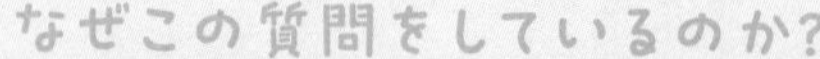

心不全の患者さんは、**気をつけないといけないこと**が山ほどあるから。

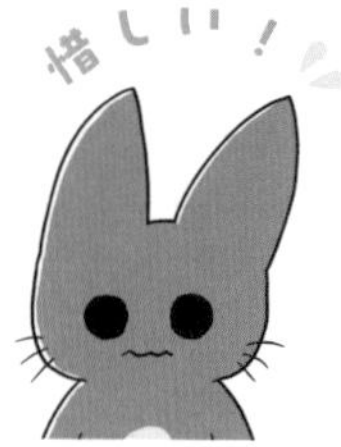

心臓への負荷を考えて、水分を控えます。塩分も。あ、体重も。あ、浮腫も！　もういっぱいありすぎて、目が回ります。

落ち着いて、一つ一つ一緒に見ていこうか。

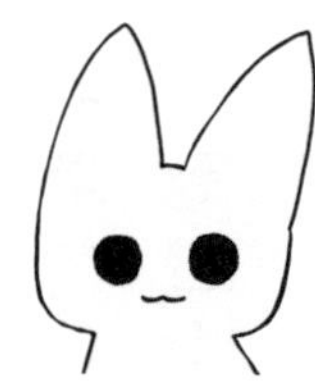

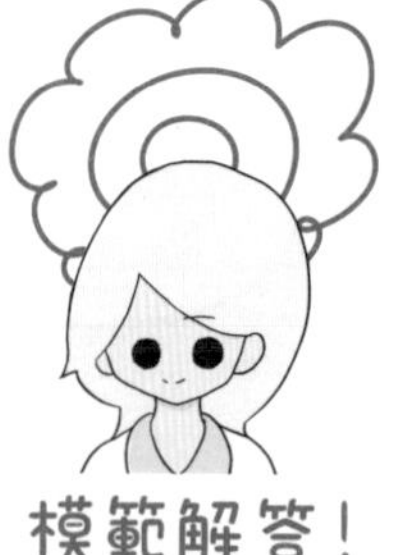

模範解答！

軽い慢性心不全に水分制限は必要ありません。重症心不全で希釈性の低ナトリウム血症をきたした場合は、**水分制限が必要**で、**塩分制限**もします。

ぱれちにの一言

心不全の患者さんは減塩食になるから、薄味で、食欲がなくなり、摂取量が減りがち。栄養士さんと相談して、ゼリーなどをつけて補助してあげてね。

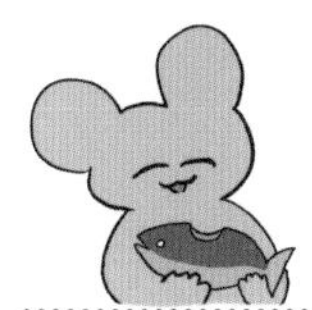

模範解答の根拠と知っておきたい知識

●そもそも心不全ってどういう症状があるの？

心不全は､大きく分けると「**右心不全**」と「**左心不全**」の2つがあります。それぞれ、症状が異なります。

左心不全の症状

①肺うっ血の症状

・血性泡沫痰　・湿性ラ音の聴取　・呼吸困難

②血圧低下の症状

・血圧低下　・チアノーゼ　・全身倦怠感　・四肢冷感

左心室のポンプ機能が低下して、左心房圧が上昇します。左心房と肺静脈に血液のうっ滞が起こり、肺にうっ血（肺水腫）が生じます。その結果、**血性泡沫痰**が見られたり、**湿性ラ音**が聴取できるようになります。また、心拍出量が低下して、血圧低下、頻脈、チアノーゼなどが出現し、主要臓器への血液供給不足により、全身倦怠感、四肢冷感なども現れます。呼吸困難は、症状の進行にともない、以下のように進行していきます。

労作性呼吸困難（動いたら、ハァハァ）➡発作性夜間呼吸困難（夜になると、ハァハァ）➡安静時呼吸困難（安静にしていても、ハァハァ）

右心不全の症状

・頸静脈怒張　・下肢浮腫　・腹水　・肝腫大　・腸管浮腫　など

右心室のポンプ機能が低下して、右心房圧が上昇し、右心房や静脈系に血液のうっ滞が起こり、上記の症状が現れます。

●両心不全の場合も多い

左心系と右心系の両方のポンプ機能が低下することもあります。右心不全の患者さんは左心不全を合併しているケースが多いです。最低でも次のことを観察しましょう。

血圧：ちゃんとポンプしているか？　低くなっていたら、心臓が悪くなっているかも……。
尿量：ちゃんと出ている？　出せている？
浮腫：身体に水が溜まっていない？　足だけでなく**顔がむくむ**こともあるよ。
呼吸：肺にも水が溜まったりして苦しくない？　20回/分以上の頻呼吸や喘鳴、湿性咳嗽(がいそう)はない？
電解質バランス：腎臓にも負担がかかるよ。電解質のインアウトは大丈夫？
体重の変化：水が溜まると体重も増えるもの。水分制限を守っているのに体重が1日に0.5kg、3〜5日で0.8kg以上増えたら、「心不全がひどくなってるで」っていうサインかもしれません。
水分制限：水を飲みすぎると心臓の負荷が増えます。特に心不全がひどくなるに従い、制限が必要になります。医師の指示に従い、看護師が管理します。患者さん自身で管理できるなら、水分制限を自己管理してもらいましょう。

心不全が急激に進んで入院した人は、**クリニカルシナリオ（CS）**という治療分類に従って、その人の心不全を分類して、それに沿った治療をします。

心不全は**じわじわと悪くなって、急性増悪を繰り返すのが特徴**です。慢性心不全の患者さんは、急性増悪になる頻度を少なくすることや、悪化しても、その影響を最小限にとどめることが大事です。

急性増悪の要因として一番多いのは、**塩分や水分の不適切な摂取**です。いきなり減らすのは辛いですが、少しずつ減らして慣らしていくしかありません。退院後も続けて体調管理できるように、キーパーソンやサービスなどの協力体制を確認しておきましょう。

何も食べる気が
おきないし
ほら見て、この足
まるで象の足だよ
しんどいですね…
頸動脈腫れてる
ドクドク

↑右心不全の症状。

はぁはぁ
ダメね…
ほんのちょっと…
歩いただけ…なのに…
し、しんどい
休みながら
少しずつ
動きましょう
ドッドッドッ
ハァハァハァ

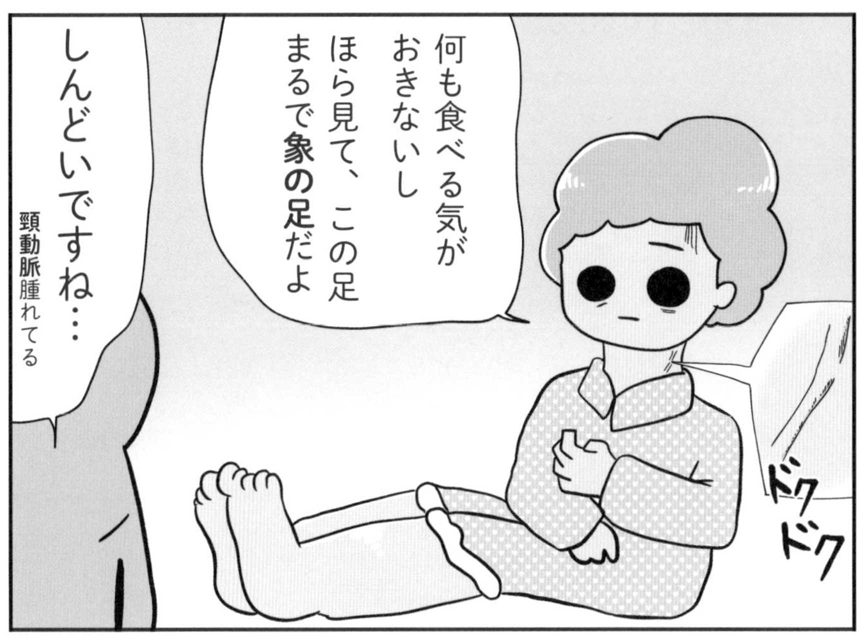

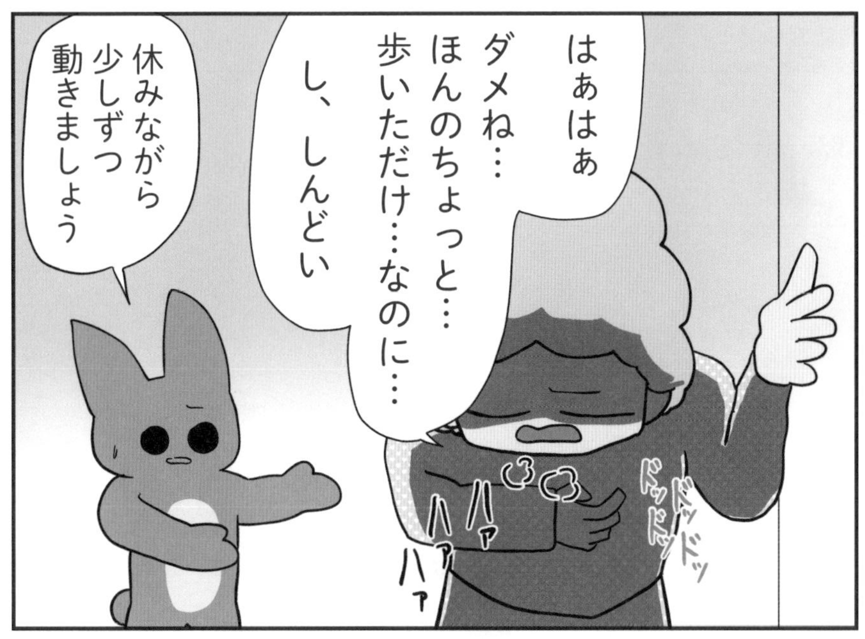

↑左心不全の症状。

表　クリニカルシナリオ（CS）

CS 1	収縮期血圧が 140mmHg以上	・急激に発症する ・肺水腫が肺全体に均等に広がっている状態（びまん性） ・全身性浮腫は軽度（体液量が正常または低下している場合もある） ・左室駆出率は保持されていることが多い ・病態生理としては血管性
CS 2	収縮期血圧が 100～140mmHg	・徐々に発症し、体重増加をともなう ・全身が浮腫む ・肺水腫は軽度 ・静脈圧や肺動脈圧の上昇 ・その他の臓器障害：腎機能障害や肝機能障害、貧血、低アルブミン血症
CS 3	収縮期血圧が 100mmHg以下	・急激あるいは徐々に発症する ・主病態は低灌流 ・全身浮腫や肺水腫は軽度 ・充満圧の上昇 ・以下の2つの病態がある ①低灌流または心原性ショックを認める場合 ②低灌流または心原性ショックがない場合
CS 4	急性冠症候群	・急性心不全の症状および徴候 ・急性冠症候群の診断 ・心臓トロポニン（心筋細胞が壊れると上昇する酵素）の単独の上昇だけではCS4に分類しない
CS 5	右心不全	・急激または緩徐な発症 ・肺水腫はない ・右室機能不全 ・全身性の静脈うっ血所見

参考：急性心不全治療ガイドライン（2011年改訂版）

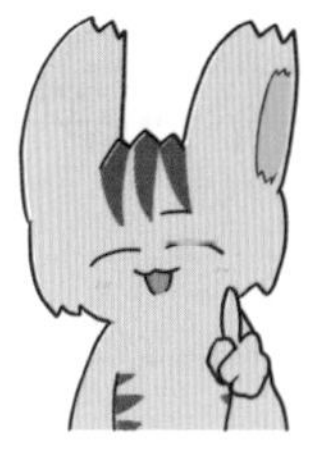
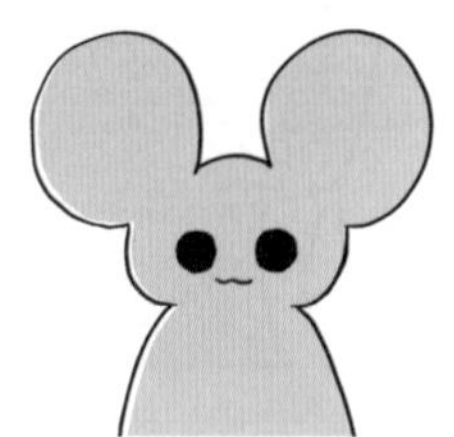
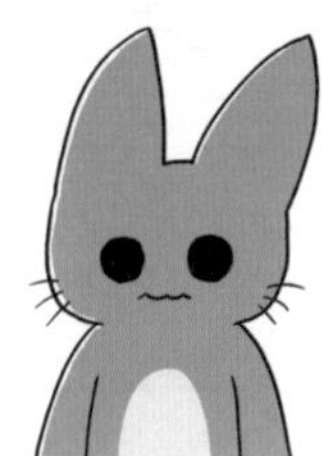

治療	・治療は陽圧換気（CPAP[※1]やNPPV[※2]治療など）による酸素化の改善を図る ・硝酸薬（血管を拡張する薬）による血圧の管理
	・NPPVおよび硝酸薬 ・慢性の全身性体液貯留が認められる場合に利尿薬を使用
	・体液貯留所見がなければ補液で容量負荷 ・強心薬 ・改善が認められなければ肺動脈カテーテル ・血圧＜100mmHgおよび低灌流が持続している場合には血管収縮薬
	・NPPVおよび硝酸薬 ・ガイドラインが推奨するACS（急性冠症候群）の管理： アスピリン、ヘパリン、再灌流療法 ・大動脈内バルーンパンピング
	・容量負荷を避ける ・SBP＞90mmHgおよび慢性の全身性体液貯留が認められる場合に利尿剤を使用 ・SBP＜90mmHgの場合は強心薬 ・SBP＞100mmHgに改善しない場合は血管収縮薬

※1：顔につけて気道に空気を送り込み、圧をかけて無呼吸を防止する機械。睡眠時無呼吸症候群の人がつけることが多いよ。

※2：非侵襲的陽圧換気のこと。患者さんを傷つける（気管切開など）ことなく、顔マスクで陽圧に肺胞の換気を促すことだよ。

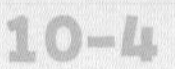

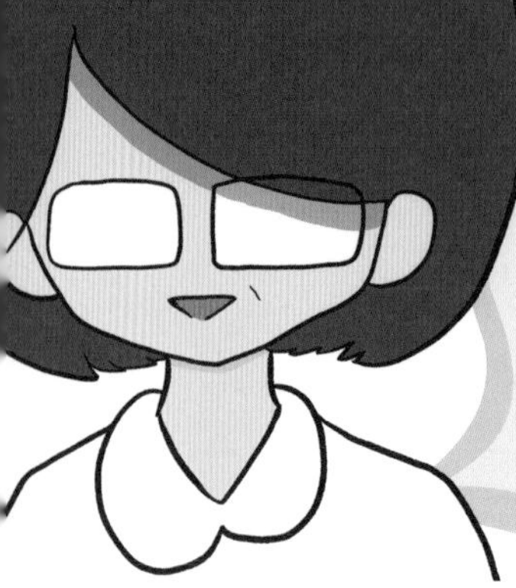

＼ 先輩の質問 ／

この患者さん、心筋梗塞じゃない!? どうする？

なぜこの質問をしているのか？

心筋梗塞が起こったときの症状や対応を理解できているか確認したいから。

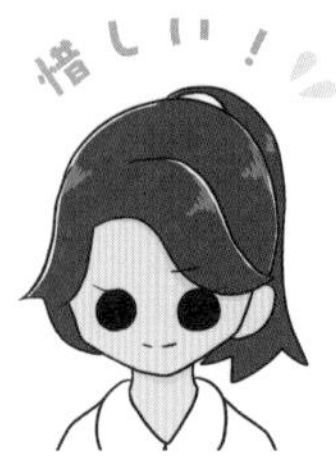

とりあえず、12 誘導心電図を取って評価します！

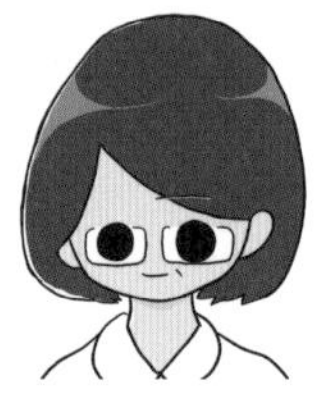

とにかく！　急いでやるわよ！

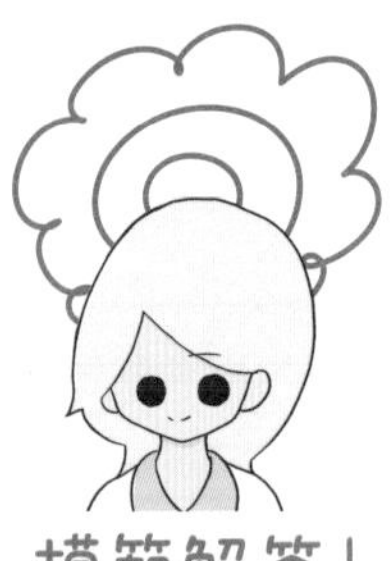

模範解答！

12誘導心電図を取って、バイタルサインを測定します。モニター心電図を装着するとともに、その結果を医師に報告し、指示を仰ぎます。患者さんは安静にしてもらいます。

ぱれちにの一言　大丈夫？　私も焦ってる！　どうする？　わかってる？

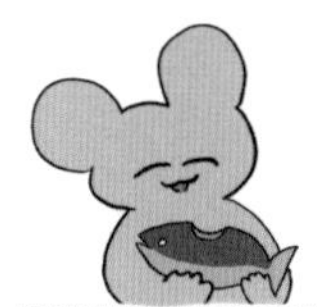

模範解答の根拠と知っておきたい知識

●胸痛＝心筋梗塞ではない！

心筋梗塞は普通、30分以上続く前胸部の**超痛い胸痛**が特徴なのですが、糖尿病がある人や高齢者だと、痛みの感受性が低くて、痛みを感じなかったり、人によっては胃とか歯とか背中が痛いと言ったりします。だから「胸痛だけが心筋梗塞」と、決めつけないほうがいいのです。

他にも、**ショックによる顔面蒼白**、**冷汗**、**呼吸困難**、**血圧低下**、**致死性不整脈**など、ヤバい症状が起こる可能性があります。ぱっと見で「ヤバい、普通じゃない」って思います。そんなときはすぐに人を呼んで、12誘導心電図を取って評価しましょう。

初期治療は、いわゆる「**MONA**」を行います（表）。他に、バルーンやステントを入れる治療や、血栓溶解療法なども行います。できるだけ早く、時間との勝負です。心筋が壊死したら、元に戻らないからです。なお、血栓溶解療法は、脳出血の既往の人、大動脈解離など出血リスクが高い人には禁忌です。

表　心筋梗塞のファースト・エイド「MONA」

M	モルヒネ投与	痛みで交感神経が活性化すると心臓の負荷が上がるので鎮痛させるため
O	酸素投与	心不全合併で低酸素になるため
N	ニトログリセリン投与	血管拡張作用があるため
A	アスピリン投与	血液凝固を防ぐため

出典：『Evidence blog』（https://evidencenote.com/7499394-2/）

●心筋梗塞はそれで終わりじゃない……主な合併症

・不整脈

不整脈（心室頻拍：VT、心室細動：VF、心室性期外収縮：PVC）が起こります。特に**VFとVTは致死的**になります。心室性期外収縮（Premature Ventricular Contraction）とは、心室筋から独自の興奮が起こり、洞結節からの予定された伝導よりも先に心室が収縮してしまうことです。

図　心室性期外収縮（PVC）の波形

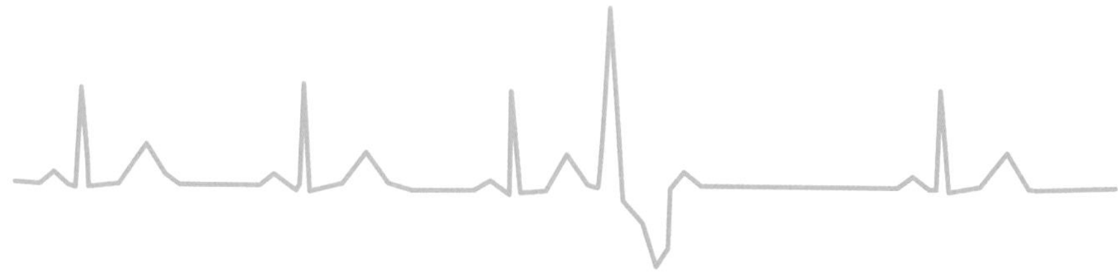

・心破裂（心タンポナーデ）

怖いですね。急に血圧が下がって、呼吸困難が起こります。ただし、出血が少ないと症状が出ないこともあります。

●心筋梗塞のリハビリ

急性期は、心負荷を最小限にするため絶対安静です。12誘導心電図や自覚症状で改善が認められれば、医師の指示に従い、少しずつ離床を進めていきます。**一つの動作のあとに、もう一つの動作をすると、心負荷が二重にかかり、しんどい**ので、30分程度の休憩を挟むようにしましょう。例えば、「食事のあとは30分ほど空けて入浴」などです。

●退院する心筋梗塞患者さんへの注意

冠危険因子を避けるよう、患者さんやご家族に指導します。冠危険因子は「**①高脂血症**」「**②高血圧**」「**③糖尿病**」「**④肥満**」「**⑤喫煙**」「**⑥運動不足**」「**⑦ストレス**」「**⑧飲酒**」です。

「いきなり全部は難しい」っていう人もいるでしょう。だから、できることから少しずつやってもらって、自信につなげていきましょう。

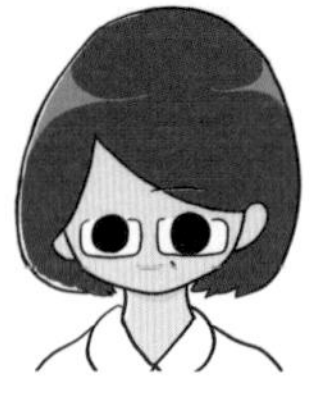

12誘導
どこに貼るん
でしたっけ…ええっと…
肋骨の4つ目
だっけ…1、2…
あたふた
肋骨を数えている
暇などない！
乳首と乳首の間くらいから
ダダッと左の胸を
囲む感じだよっ！
女の人だったら胸が垂れていない
のを想像して貼るのよ
バババッ
おおおっ

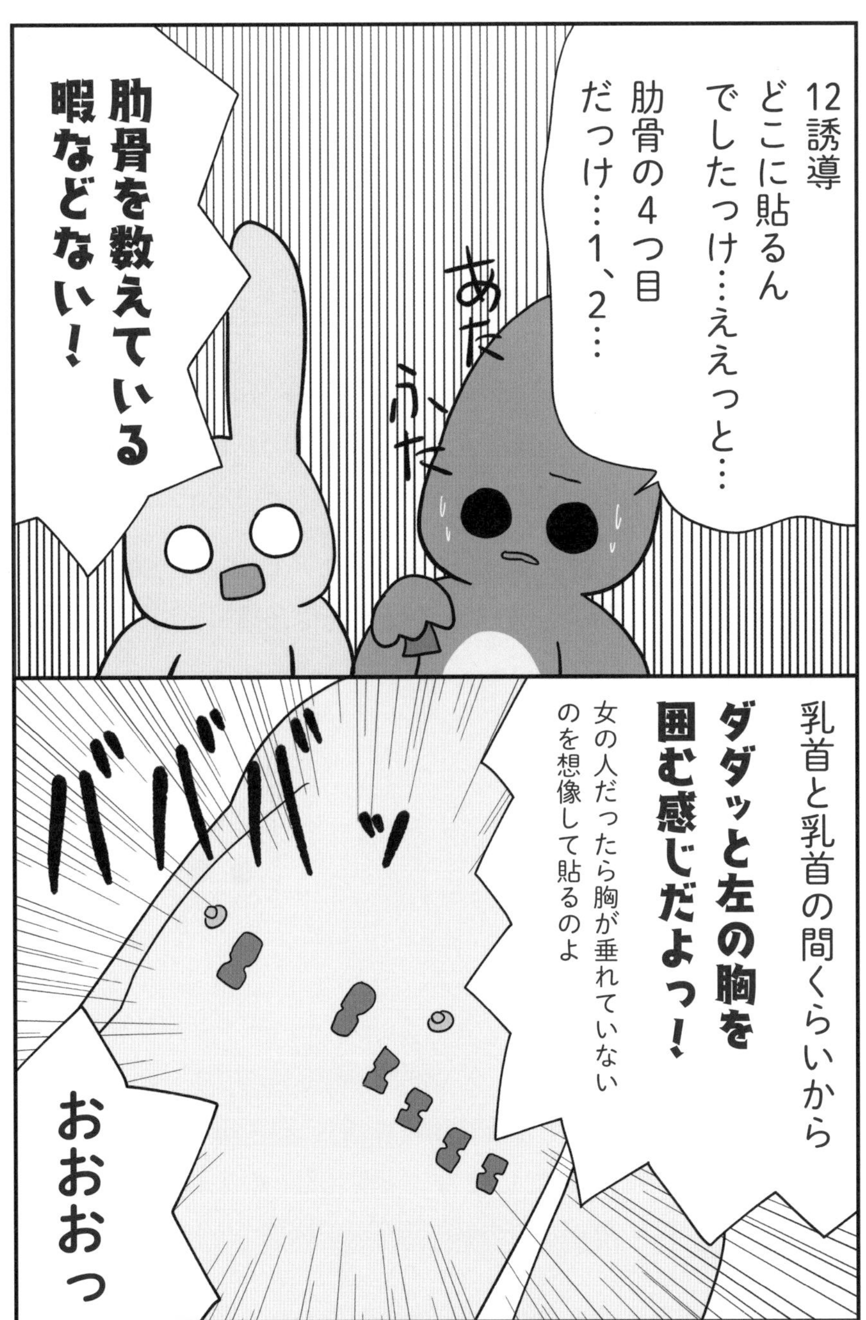

いざというときに取れるように！

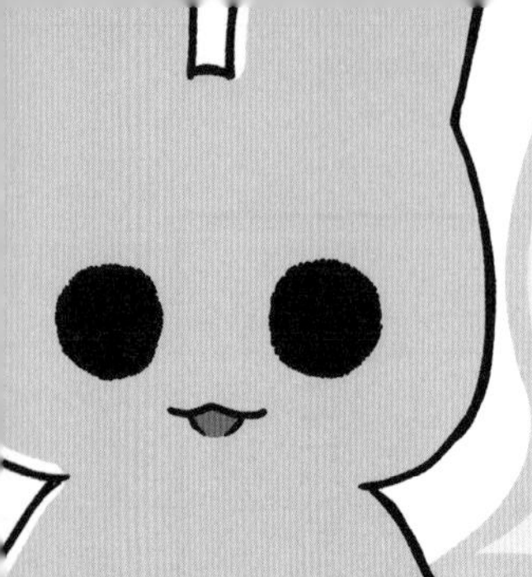

10-5

＼ 先輩の質問 ／

血管造影（アンギオ）の注意点は?

なぜこの質問をしているのか?

手術のようなものなので、確認することがたくさんあるから。

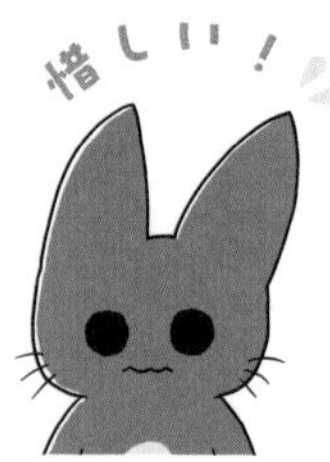

患者さんに造影剤のアレルギーがないか確認します。検査後は安静にしてもらいます。

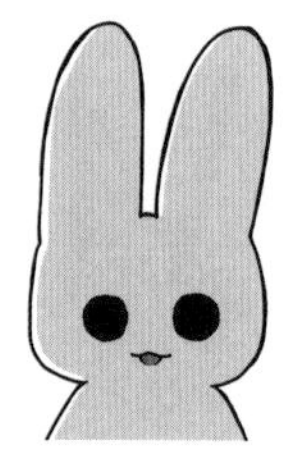

同意書は確認した？　穿刺部はちゃんと見た？

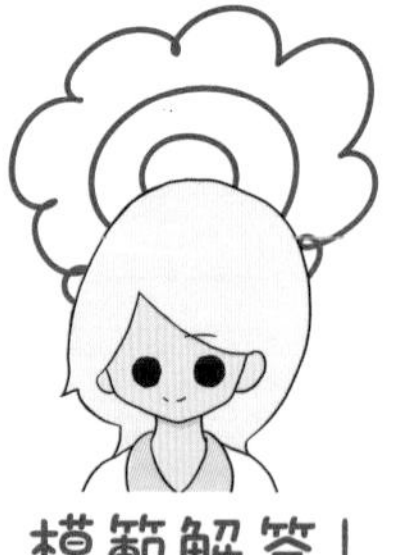

模範解答！

患者さんの造影剤のアレルギー反応の有無や、穿刺部がちゃんと圧迫されているかを注意します。穿刺部から末梢にかけての皮膚色や神経症状の有無も観察します。

ぱれちにの一言　検査前後で確認することが山盛りです！

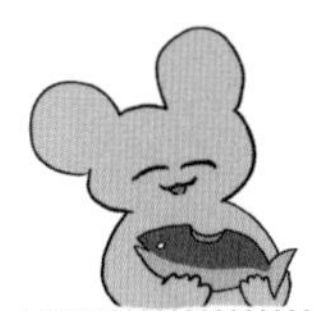

模範解答の根拠と知っておきたい知識

●血管造影（アンギオ）って？

血管造影（アンギオ）は、血管を高い精度で撮影するため、**造影剤**を注入して撮影することです。血管の形状や走行などを検査します。必要なら一緒に治療もします。

橈骨動脈や大腿動脈からカテーテルを挿入し、肝臓や腸管、脳や心臓など、目的の部位まで血管の走行に沿って進めます。

クモ膜下出血や脳梗塞、脳血管障害、動脈瘤などの脳血管病変、冠動脈、下肢動脈の閉塞・狭窄など、さまざまな病変の検査や治療に用いられます。

●検査前に確認すること

①**血をサラサラにする薬**を飲んでないか？→大量出血のリスクがあるから。

②**ビグアナイド系の糖尿病薬**は止めているか？（メトホルミンとか）→ヨード造影剤で腎機能が低下したときにこれを飲んでいると、乳酸の血中濃度が上がって、**乳酸アシドーシスのリスク**があるから。

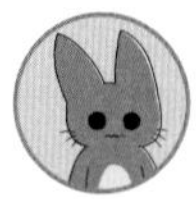

あの……乳酸アシドーシスって何でしたっけ？　乳酸が酸性に傾くんでしたっけ？　国試対策でやったかもですが、忘れました。

まぁ、間違ってはいないわ。筋トレしてると「乳酸が溜まる」と言うじゃない。筋肉でエネルギーをつくるとき糖分を燃料にするんだけど、燃料として使ったあとにできるのが乳酸なの。乳酸は文字通り酸性だから、乳酸が溜まっていくと**血液が酸性に傾く**の。すると、胃腸の調子が悪くなったり、だるさとか筋肉痛とかの症状が出るわ。ひどいと過呼吸になったり、血圧が下がったり、ヤバいと死んでしまうこともあるのよ。

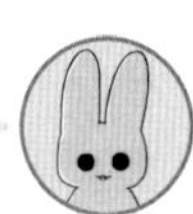

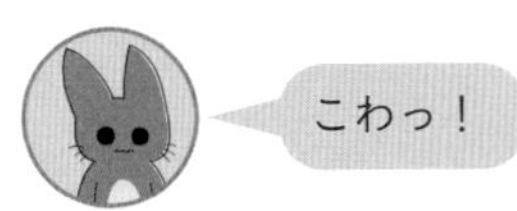

もともと、ビグアナイド系の糖尿病薬を飲むと、乳酸の濃度が一時的に上がるんだけど、造影剤を使うと腎機能が一時的に下がるのよね。その結果、いつもより乳酸の濃度がずっと高くなってしまうわけ。だから、造影剤検査のときは、ビグアナイド系の糖尿病薬を休薬するのよ。**検査前に確認することは他にもある**わ。

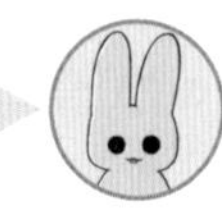

●検査前に確認すること

- **同意書があるか。**
- **アレルギー（特に造影剤）の有無。**
- **除毛。**大腿動脈から穿刺する場合、鼠径部はツルツルにしておく。
- **絶食。**造影剤の副作用で嘔吐して、誤嚥するかもしれないから。
- **義歯やアクセサリーを外す。**誤嚥したり、なくしたりするから。
- **動脈にきちんと触れてマーキング。**術後もちゃんと血液が流れているか確認したいから。上肢の場合は橈骨動脈、上腕動脈。大腿動脈の場合は足背動脈にマーキングする。
- **膀胱留置カテーテルを入れる。**
- **点滴ルートを延長ルートにする。**検査台を動かしたりして検査するので、短いと引っ張られて大変。長ーいルートをつないでおこう。

●血管造影（アンギオ）後に気をつけること

- **穿刺部の出血。**ガーゼやテープなどでちゃんと圧迫止血されているか確認。
- **意識レベルは大丈夫か？**　出血していたらショックを起こしているかも。血圧も見ながら患者さんの顔色などを見よう。
- **虚血。**穿刺部の圧迫でその先が冷たくなっていたり、皮膚の色が悪くなっていたり、マーキングしていた動脈が触れなかったり……。
- **造影剤のアレルギー。**検査中や投与直後に多いが、24時間経ってから起こることもある！　吐き気や嘔吐、発熱などが代表的だけど、ひどいとアナフィラキシーショックも。
- **塞栓症。**検査中の操作や安静解除後の血の流れの変化で、空気や血栓が流れていって起こる。痺れや運動障害などの神経症状が起こる。

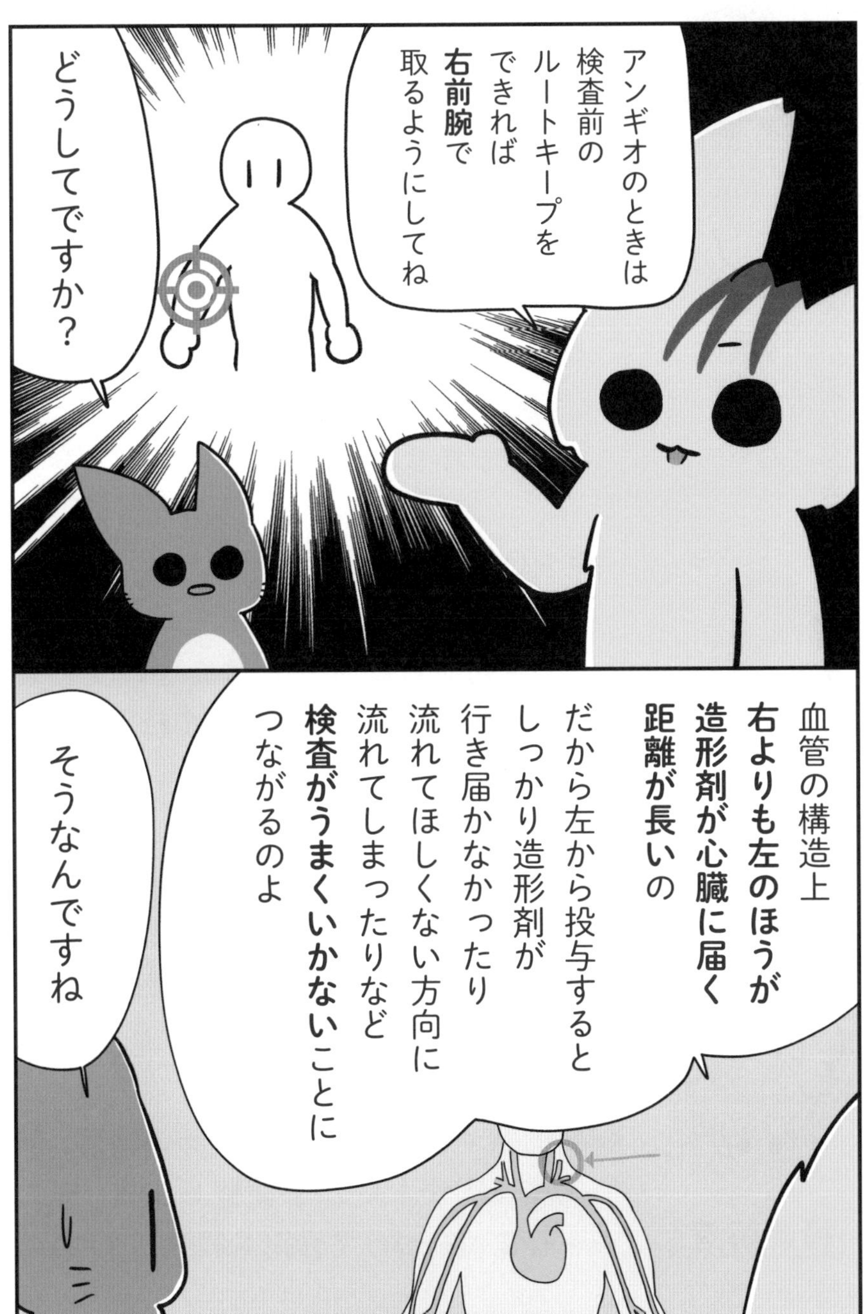
アンギオのときは
検査前の
ルートキープを
できれば
右前腕で
取るようにしてね
どうしてですか？
血管の構造上
右よりも左のほうが
造形剤が心臓に届く
距離が長いの
だから左から投与すると
しっかり造形剤が
行き届かなかったり
流れてほしくない方向に
流れてしまったりなど
検査がうまくいかないことに
つながるのよ
そうなんですね

こんな理由があります！

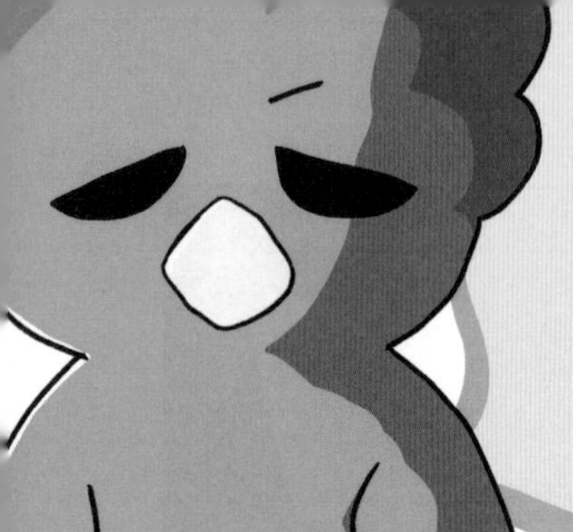

10-6

＼ 先輩の質問 ／

心臓カテーテル検査の前後で気をつけることは？

なぜこの質問をしているのか？
心臓カテーテル検査も**確認することがたくさんある**から。

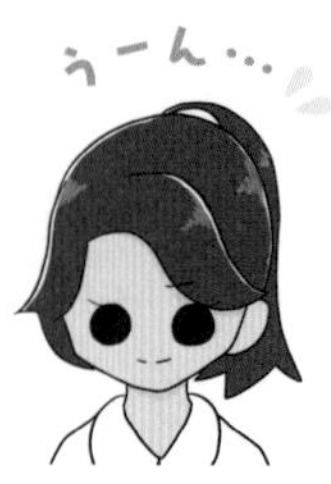

心臓をいじくるので、検査後は、やっぱり心臓の調子がどうか、見ておかないといけません。ということは血圧の変動とか、不整脈の有無とか……ですね。

いじくる……って、心臓の調子を見るには具体的にどうするの？

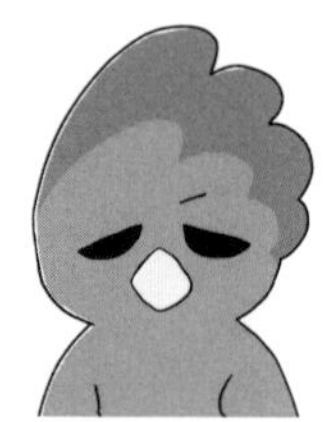

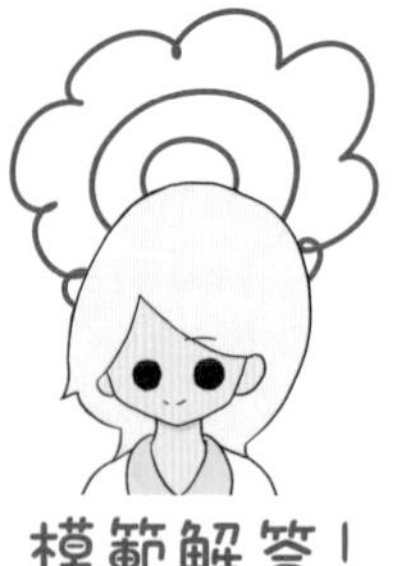

模範解答！

胸部症状や**カテーテル穿刺部の状態**、**末梢循環障害がないかを観察**します。モニター心電図をつけて**波形も観察**します。

ぱれちにの一言　循環器病棟だけではなくて、他の病棟でもたまに出くわす検査だね。

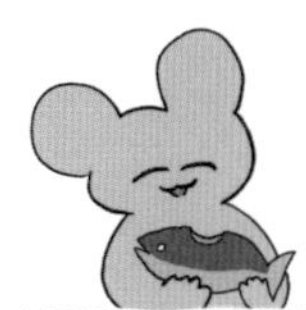

模範解答の根拠と知っておきたい知識

●心臓カテーテル検査（心カテ）って？

心血管系の血行動態を見たり、心臓の機能や形、診断の確定や治療法の選択をするための検査です。血がサラサラになる系の薬を飲んでいる人や、重度の心不全・不整脈の人、妊婦さんやビグアナイド系の糖尿病薬（メトホルミンなど）を飲んでいる人、半年以内に脳梗塞などの脳血管疾患になった人、造影剤アレルギーがある人には、特に慎重な対応が必要です。

●検査中によくやること

・冠動脈造影（CAG：Coronary Angiography）

造影剤を入れて心臓の血管や心臓の形などを見ます。これで、**詰まっているところや、狭いところを見つけたり、治療方針を決めたり**できます。大腿動脈や橈骨動脈などから、カテーテルを入れます。

・経皮的冠動脈形成術（PCI：Percutaneous Coronary Intervention）

心筋梗塞や狭心症などの虚血性心疾患に対して行う治療です。動脈硬化や血栓などにより冠動脈が狭窄、または閉塞した病変に、**ステント留置**、**バルーン拡張**、**血栓吸引**などの治療を行います。

●検査前にすること

検査着に着替え、指示された薬剤を投与し、穿刺部位を除毛して、アクセサリーの装備を外します。大腿動脈穿刺時は、アンギオと同じく、**足背動脈や後脛骨動脈が触知できるところをマーキング**しておきます。これは、穿刺部の圧迫止血による下肢動脈閉塞などの有無を確認するためです。

ビグアナイド系の糖尿病薬の内服の有無を確認します。内服中の場合、48時間前から服薬を中止していることを確認します。造影剤とビグアナイド系の糖尿病薬の併用は、前述したように乳酸アシドーシスを発症する危険性があるためです。造影剤アレルギーの有無も確認します。

● 検査後にすること

・合併症はないか？

心臓カテーテル検査・治療後は、医師の指示やカテーテルの太さにより異なりますが、だいたい**5〜6時間は絶対安静**です。大腿動脈穿刺の場合、下肢を曲げないよう仰臥位となり、ギャッジアップもダメです。足に伸展装具をつけることもあります。

・穿刺部位はどうか？

圧迫の程度、**出血腫脹**、**内出血の有無**、**シャント音**などを確認します。動静脈瘻形成を観察するため、シャント音（血液透析時のシャント音と似た音が聞こえる）を聴取します。

・造影剤アレルギー症状は？

発疹、発赤、嘔気、頭痛、重度のものでは**血圧の低下**、**呼吸困難**、**意識消失の有無**などを確認します。

・迷走神経反射

検査への緊張や不安、長時間の絶飲食などが原因で起こることがあります。血圧や脈拍が下がったり、めまい、ふらつき、意識レベルの低下が見られたりします。安心できるように**深呼吸**を促したり、**優しく声掛け**したりしましょう。

・嘔気、生あくびの有無など

過度のストレスや強い疼痛などにより血管が拡張し、血圧の低下や心拍の低下が起こり、**嘔気**や**生あくび**を生じることがあります。

・胸部症状

胸痛、**胸部違和感**、**胸部圧迫感の有無**などを確認します。経皮的冠動脈形成術（PCI）後は、心電図でモニタリングし、**波形変化の有無**、**冠動脈再狭窄**を観察します。

・末梢循環不全、神経障害、急性動脈閉塞

上腕動脈穿刺の場合は、神経障害を起こす可能性があります。**穿刺部より末梢の動脈触知の確認**、**末梢冷感**、**チアノーゼ**、**感覚鈍麻の有無**などを確認します。大腿動脈穿刺の場合は、**足背動脈の触知**、**足のしびれや冷感**、**後腹膜血腫の症状である腹痛**、**腹部緊満感**などの観察も必要です。

● 水分、食事の摂取開始の説明

造影剤の排泄を促すため**水分摂取**を促し、指示された**輸液を管理**します（飲水制限がないか、事前に医師に確認しておきます）。

● 環境を整えよう

患者さんは、仰臥位でしばらく安静にしないといけないので、**仰臥位を保てるようにセッティング**してあげましょう。

心臓にカテーテルを入れるなんて
なんだか痛そう
サァァ…
原則的に血管内や心臓内にカテーテルを入れても
痛みは感じないよ
局所麻酔するときの
針は痛いけど

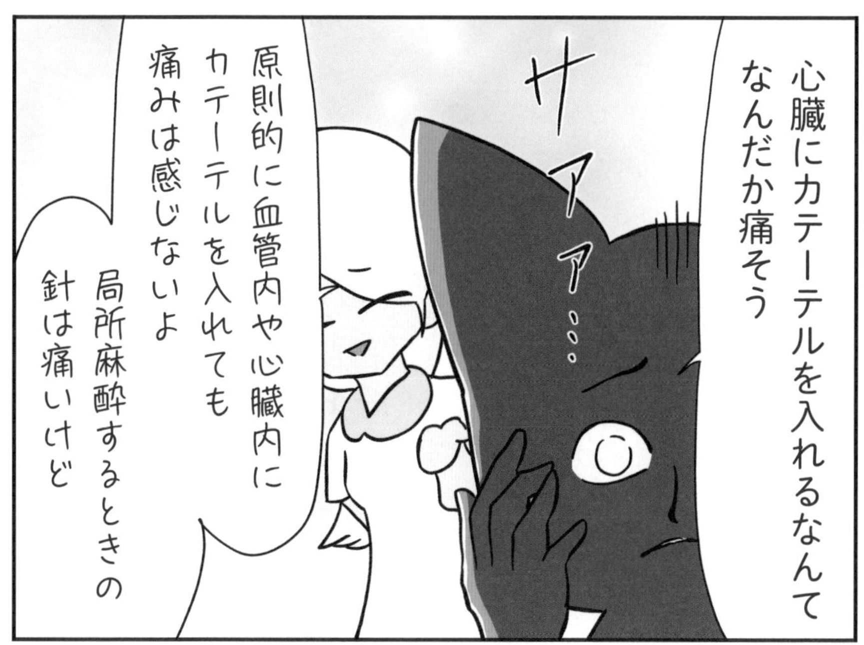

心カテは痛くはありません。

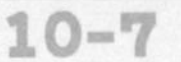

＼ 先輩の質問 ／

ニトロペン舌下錠の使い方はわかる?

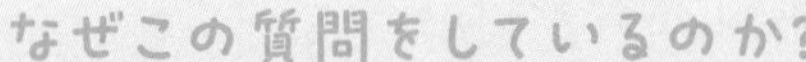

使用上注意することを理解してほしいから。

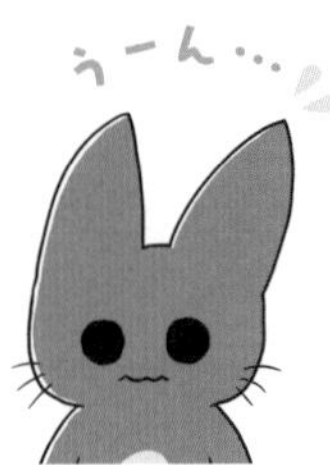

爆発しないように、そーっとなめてもらいます。少しずつ舌で溶かしていく感じですね！

これは……ボケだよね？
ツッコんだらいいんだよね？

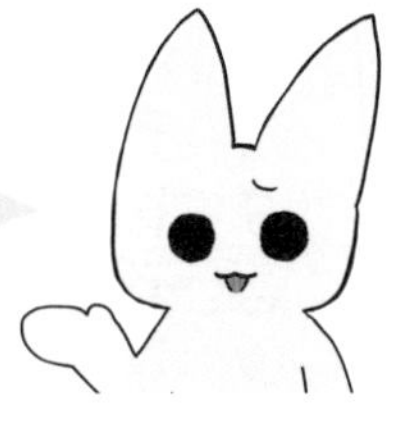

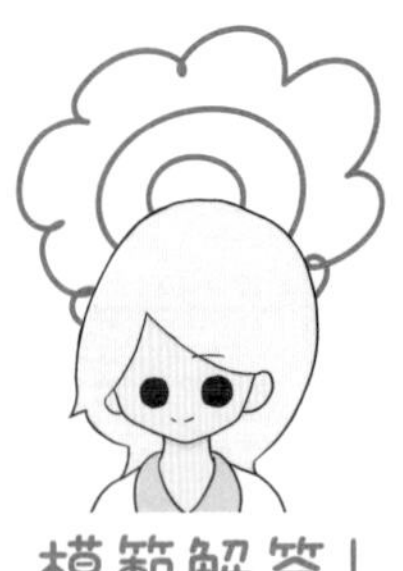

狭心症の発作時の症状を抑える薬です。水で飲み込んで内服するのではなく、**舌下で溶かして内服**します。薬に対する耐性ができやすいので、**発作が起きたときや、起きそうと思ったときだけ内服**してもらいます。

ぱれちにの一言　口の中が乾燥していたら、水で湿らせてから服用してもらってね。

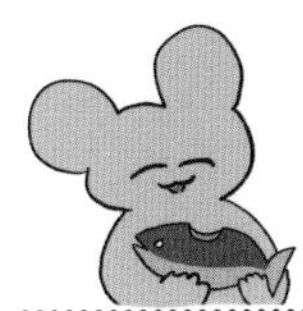

模範解答の根拠と知っておきたい知識

●ニトロペン舌下錠って？

狭心症、心筋梗塞、心臓喘息の一時的な症状の緩和に使います。舌下錠なので、**舌の下に入れて溶かして服用**します。もし飲み込んでしまったとしても、肝臓で代謝されて効果はほぼ失われるので、すぐにもう1錠、舌下投与して構いません。

ニトロペン舌下錠を服用してから、数分経っても効果が現れない場合は、追加でニトロペン舌下錠を1～2錠服用できます。1回の狭心症発作でニトロペン舌下錠を3錠まで服用できますが、**発作が15～20分以上持続する場合は、すぐに医師へ報告**します。

●服用上気をつけること

ニトロペン舌下錠または他の硝酸薬を継続的に服用していると、ニトログリセリンなどの有効成分に対して耐性が生じて、**作用が減弱する**ことがあります。ニトロペン舌下錠など発作時に服用する医薬品は、安易に服用せず、発作が起きそう、もしくは起きたときだけ確実に服用してもらいましょう。

●どうして舌下錠なの？

・通常の経口剤と比較して、**作用発現までの時間が短い**から
・血中移行前の**肝臓での代謝を回避**できるから

なお、副作用は、血圧低下、頭痛、動悸、めまい、発汗などです。

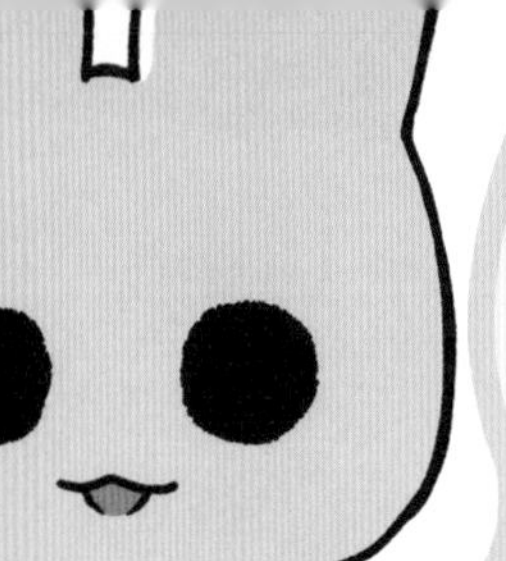

10-8

＼ 先輩の質問 ／

ペースメーカーを入れている患者さんの注意点は?

なぜこの質問をしているのか?

ペースメーカーは心拍を一定に保つ機能がある大事な機械。
観察すべき点をしっかり押さえておく必要があるから。

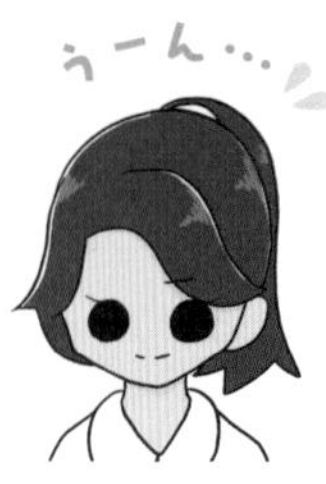

近くに磁場を発生させるようなものがないかどうかですね……。あっ！　ということはMRI、ダメじゃないですか！

その通り。しかしだね、椿さん。他にも見なきゃいけないところがあるのだよ？
ペースメーカーも機械の一種、ちゃんと作動しているか確認しないといけないよ。

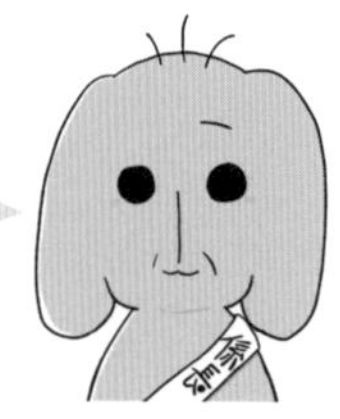

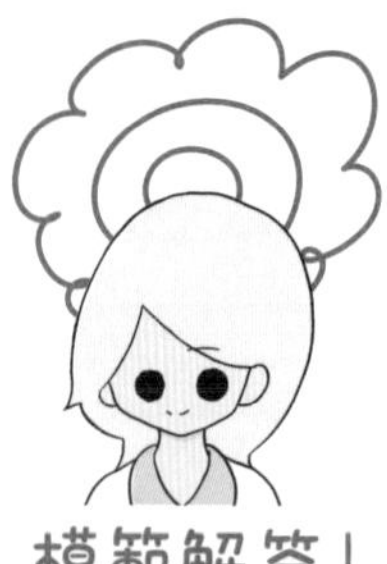

模範解答！

現在の脈拍数が設定された値か、心電図上で波形に異常がないかを観察します。また、埋め込んでいる部分の創部トラブルがないかも、こまめに観察します。電磁干渉の有無も確認します。

ぱれちにの一言

ペースメーカーを入れている患者さんは、設定などが記されているペースメーカー手帳の有無を確認しよう。

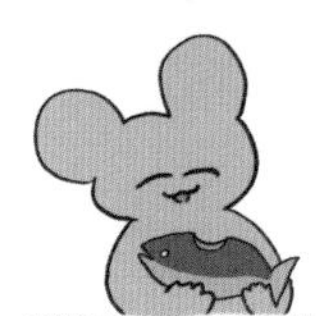

模範解答の根拠と知っておきたい知識

●ペースメーカーを入れている患者さんの注意点

ペースメーカーが入っているところ（創部）の状態は、こまめに見ておきましょう。また、脈のリズムや数を橈骨動脈で観察して、**正しい脈拍か確認**します。ペースメーカーを入れている人は、ざっくり言うと、徐脈の人です。具体的には、めまいや眼前暗黒感、失神などの脳虚血症状、息切れなどの心不全症状をともなった洞不全症候群、徐脈性心房細動、高度房室ブロック、Ⅱ度房室ブロック、Ⅲ度房室ブロックの患者さんです。

禁忌は**MRI**ですが、最近はMRI対応型ペースメーカーも多くなっています。MRIに対応している機種かどうかを**ペースメーカー手帳**や**ペースメーカーカード**で確認しましょう。

●ペースメーカーの電磁干渉

入院中に気をつけないといけない機械はMRIぐらいでしょう。しかし、病院の外には、**磁気を発する場所**がたくさんあります。例えば、磁場マットや体脂肪計。磁場マットは、文字通り磁場が発生します。また、コンビニや図書館などで、万引きを防止するため、出入り口に電子商品を監視するための機材が置いてあることがあります。会計していない商品を持ってそこを通ると警報が鳴る、2台の細長いゲートみたいなアレです。アレも磁場が出るので、立ち入る際には長居せず、さっと通り過ぎる必要があります。

●ペースメーカーの電池交換の指標

ペースメーカーの電池の寿命は、患者さんの状態やペースメーカーの種類により異なります。ペースメーカーが作動しなくなると、**脈拍の異常（設定の心拍数より極端な頻脈、徐脈）**、**失神**、**めまい**、**しゃっくりが止まらない**、**浮腫がひどくなる**、**体重が増加する**、**息苦しくなる**などの症状が出ることがあります。定期的な検診を促すとともに、万が一、症状が見られた場合は、**ペースメーカーを入れた病院を受診**するように指導します。電池の寿命が来た場合は、ペースメーカー本体を交換します。

今日来た患者さん
なんかずっとしゃっくりしてて
めまいもあるし、しんどそう
なぬ
係長
その人って
ペースメーカー
入ってたよね
最後に電池交換したのいつ？
まさか…!?
電池切れてました

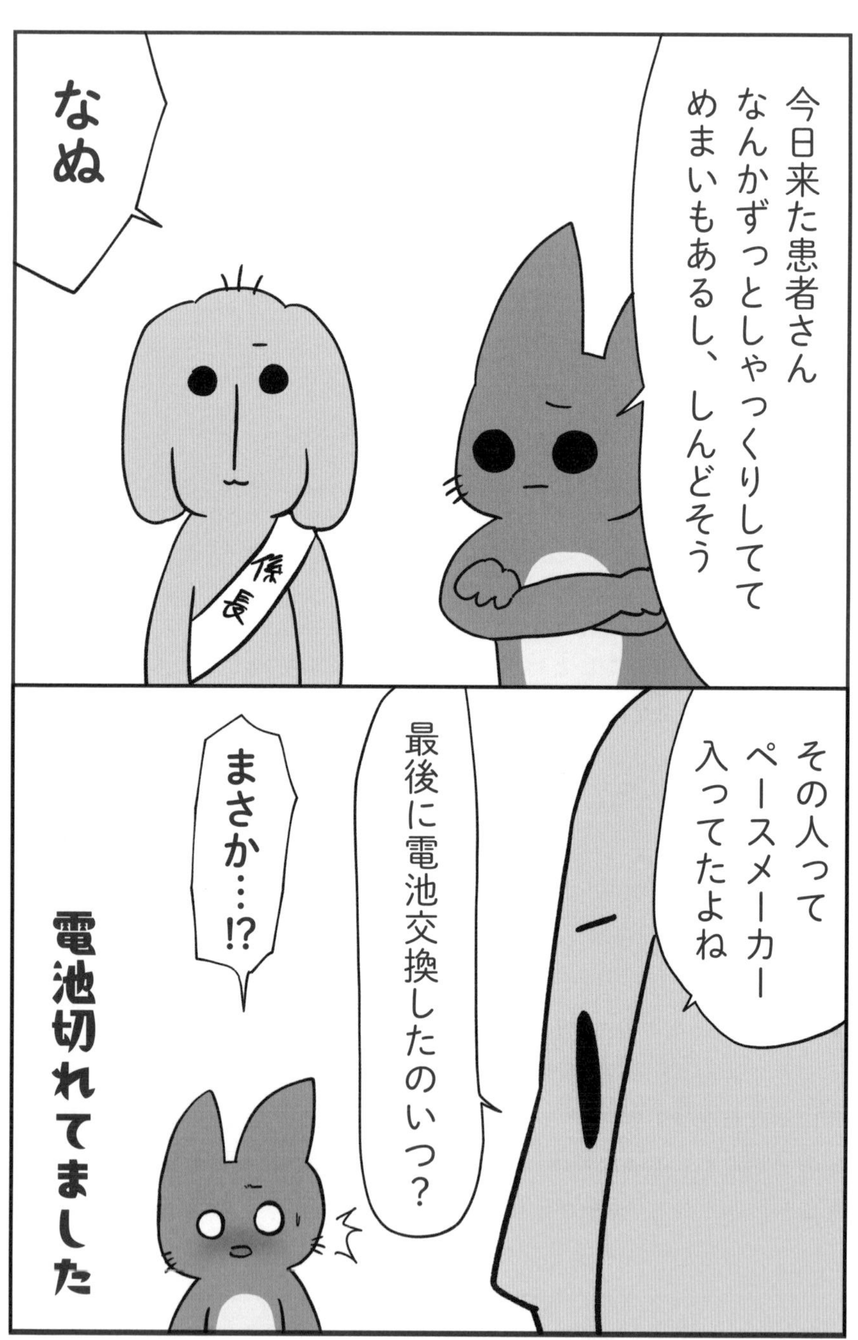

こういうこともありうるから、あらかじめペースメーカー手帳などを確認しておこう！

Lesson 11

栄養

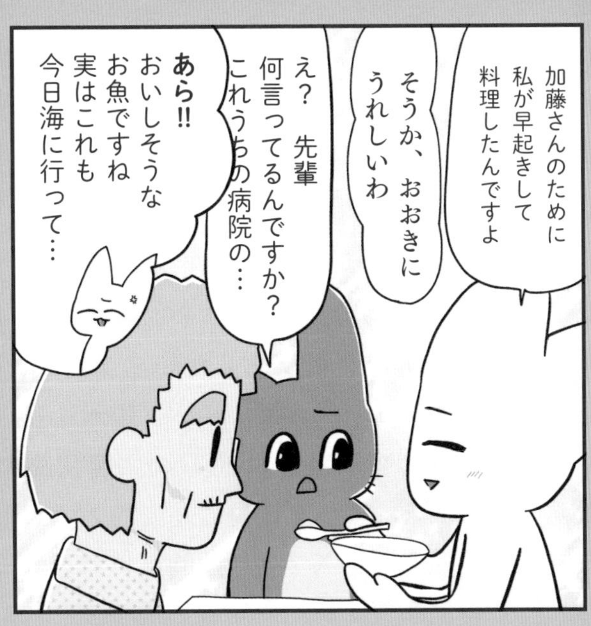
加藤さんのために
私が早起きして
料理したんですよ
そうか、おおきに
うれしいわ
え？ 先輩
何言ってるんですか？
これうちの病院の…
あら!!
おいしそうな
お魚ですね
実はこれも
今日海に行って…

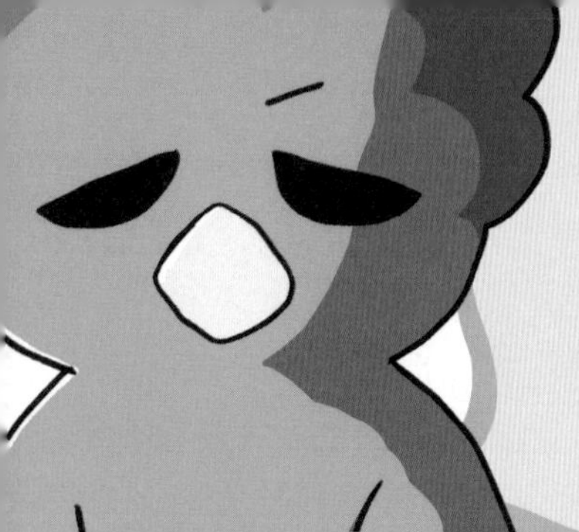

11-1

＼ 先輩の質問 ／

アルブミンについて知っていることを教えて？

なぜこの質問をしているのか？
アルブミンは**特に大切な栄養データ**だから。

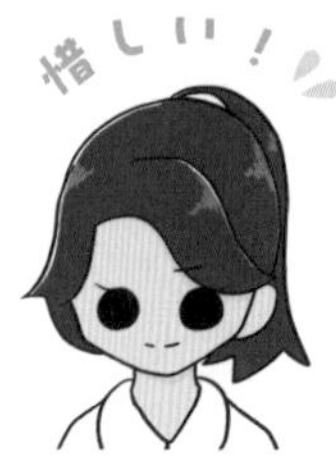

低いと「栄養状態が悪い」ってことですよね。高いと「食べすぎ」でしょうか？

高いときは、食べすぎより脱水を疑ったほうがいいわね。

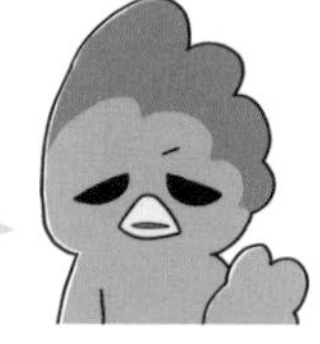

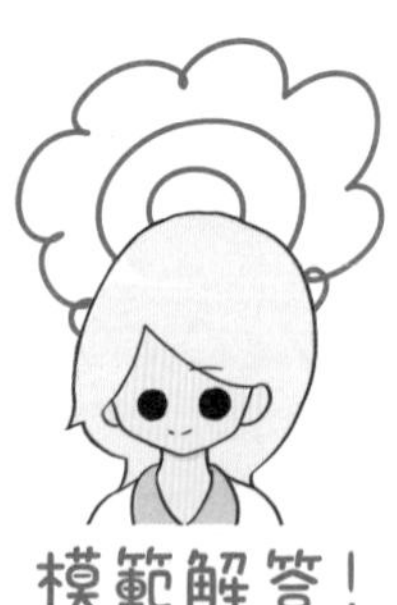

アルブミンは、肝臓で合成される水溶性タンパクです。浸透圧の保持や血中のさまざまな物質の運搬などに関与している栄養状態の指標です。**低いと低栄養**、**高いと脱水**を疑います。アルブミンは過去約20日の栄養状態を表しますが、プレアルブミンは過去約2日ぐらいの栄養状態を表します。短期的な状態を見るには、プレアルブミンの測定が重要です。

ぱれちにの一言　アルブミンにくわしくなると、患者さんの栄養状態をより深くアセスメントできるよ。

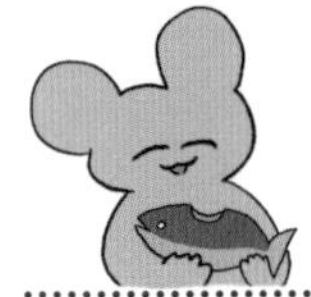

模範解答の根拠と知っておきたい知識

●アルブミンが減る理由

アルブミン（alb）の基準値は**4.0〜5.0**（単位：g/dL）です。アルブミンの値が低くなる原因は大きく分けて以下の4つです。「ご飯を食べていない」だけではありません。

①タンパク質の摂取不足

アルブミンの元となる**タンパク質をそもそも摂取できていない場合**です。材料がないと何もつくれませんよね。ですから、食事をとれていないと低くなります。タンパク質だけでなく鉄分やビタミンなども不足すると、貧血や体重減少といった嫌な影響も出てきます。「腹が減っては、戦はできぬ」ならぬ「腹が減っては、アルブミンはつくれぬ」ですね。

②タンパク質の合成障害

タンパク質をアルブミンにつくり替える**肝臓が弱っている**と、アルブミンがつくられません。

③タンパク質が体外に出てしまう

腎臓から尿中へタンパク質が出てしまう病気が「**ネフローゼ症候群**」です。普通は排出しないのですが、この病気だと出てしまいます。また、ケガをすると、傷口からタンパク質が出ていきます。これもタンパク質が減る原因ですね。

④タンパク質が体腔内に漏れる

なんらかの原因でタンパク質が**胸水や腹水に漏れて、アルブミンが低下**することがあります。感染症や急性膵炎などでは、血管透過性が亢進してアルブミンが低下します。

タンパク質って**いろいろな理由で、どこかへ行ったり、減ったりする**んですねぇ。私のお財布の中のお金と一緒です。

逆に、アルブミンの値が高くなる理由もあります。例えば、**脱水で血管内の水分が減り、濃厚になった場合**は高く出ます。「沸騰させすぎたお味噌汁」みたいなものです。こういうときは、アルブミンだけでなく、**尿素窒素(UN)、尿酸(VA)**も一緒に、高い値となることが多いです。

●栄養に関するその他の重要データ

・**総タンパク(TP):**血液中の総タンパク濃度
基準値:6.7〜8.3(単位:g/dL)

・**プレアルブミン:**栄養状態を最も反映するタンパク質
基準値:22.0〜40.0(単位:mg/dL)

・**コリンエステラーゼ(CH-E):**栄養低下や肝細胞障害で低くなる
基準値:214〜466(単位:U/l)

・**総コレステロール(TC):**吸収不良、栄養失調、肝実質障害で低くなる
基準値:128〜219(単位:mg/dL)

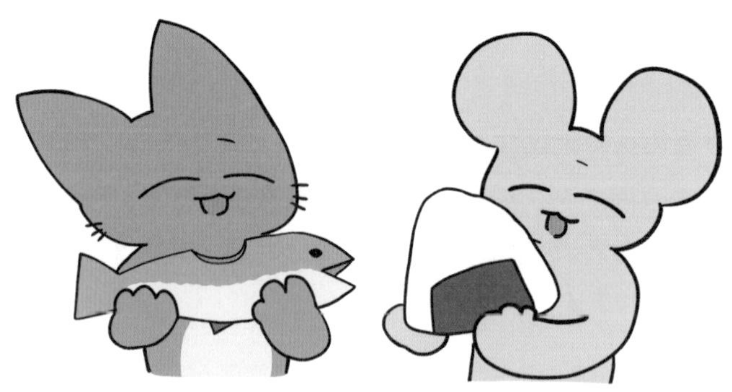

ワシ
アルブミン高いねん
ということは
食べすぎか…？
最近食べすぎた
記憶ないんだけどなぁ
もっといろいろ控えない
といけないのか…？
いや…逆に
重度の脱水ですね
水分とりましょう
アルブミンは
低くても
高くても
要注意なのです
ALB
そうなのか

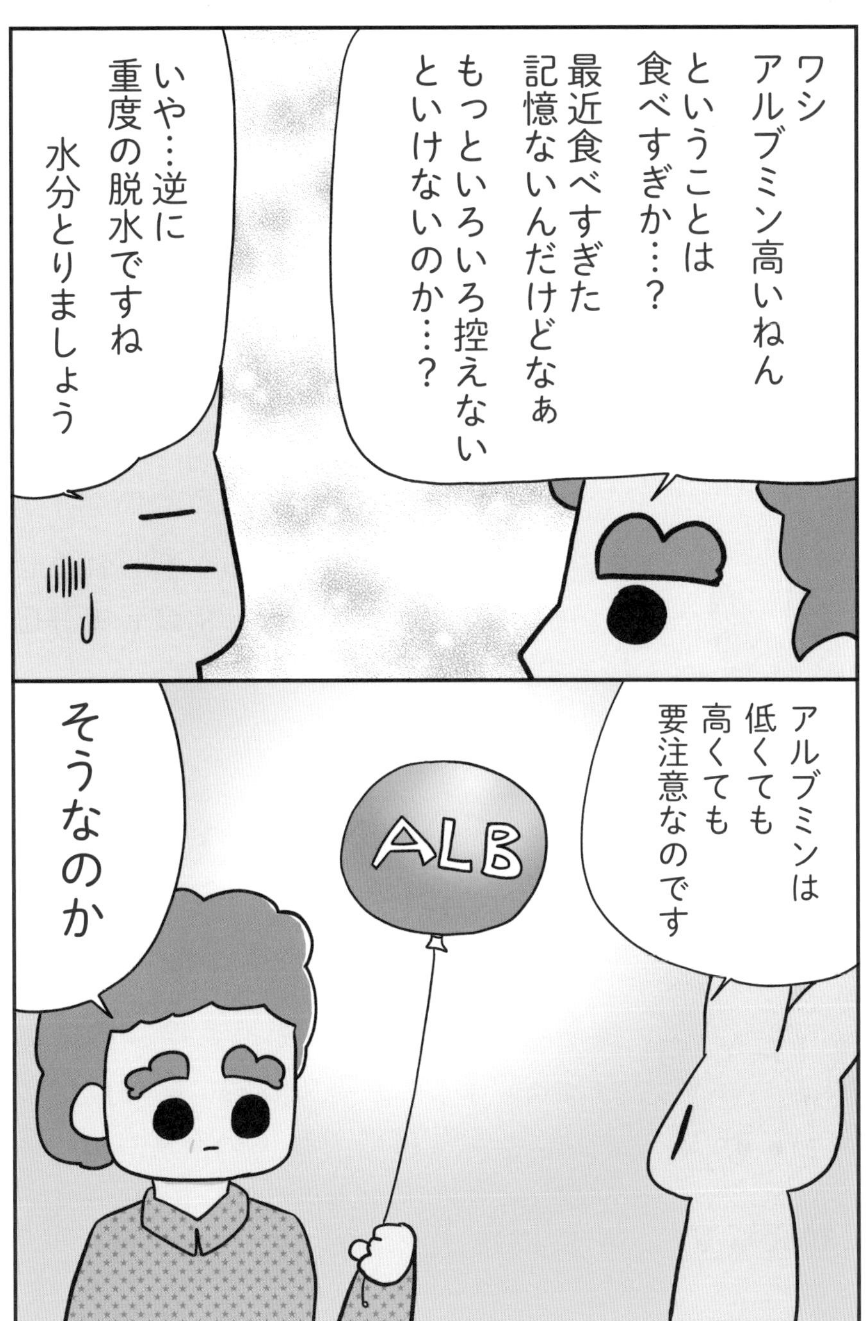

ちょうどいい値があるのです。

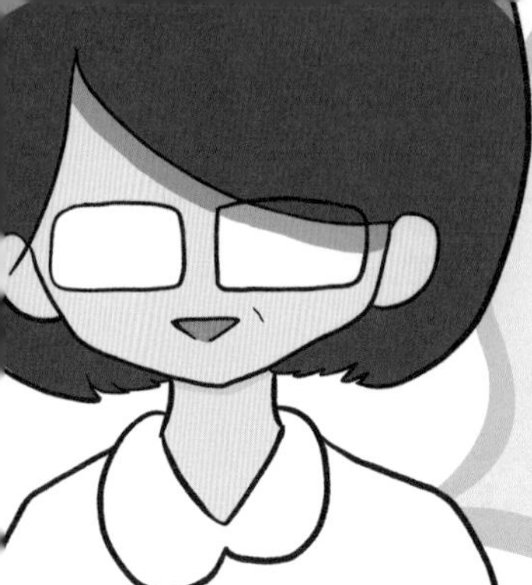

11-2

＼ 先輩の質問 ／

食事を食べてくれない患者さんにはどう対応する？

なぜこの質問をしているのか？

食べてもらえるようになる工夫があるから。

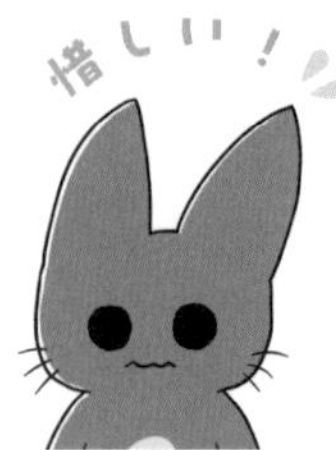

食事形態が合っていないのかもしれません。言語聴覚士や栄養士と相談して評価します。

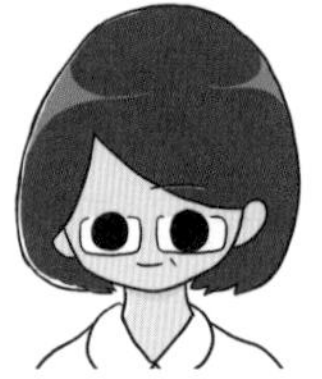

それだけじゃないかもしれないよ。食べてくれないのにはいろいろな原因があるのよ。

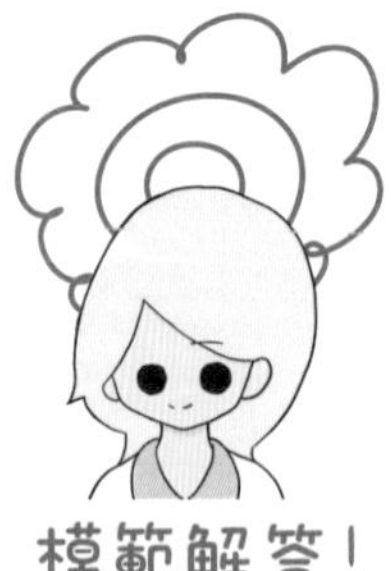

模範解答！

食事形態や味付けはどうか？　義歯は合っているか、食事の姿勢に問題はないか、しっかり排泄できているかなど、**多方面からアセスメント**して、改善点を探ります。

ぱれちにの一言　原因を探しているときに、新たな病気が早期に見つかることもあるよ！

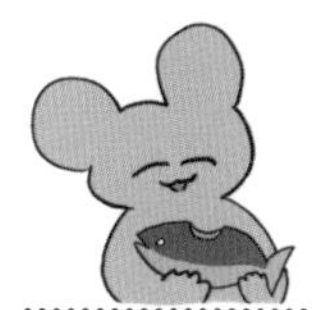

模範解答の根拠と知っておきたい知識

患者さんの食事摂取量が少ない場合、いろいろ理由が考えられます。「食べないから、点滴しよーっ」というのは、あまりにも短絡的です。以下のようにいろいろな面から改善点を探して、**患者さんが食べられるように**してあげましょう。

- 食事形態は妥当か？
- 好き嫌いはないか？
- 義歯は合っているか？
- 口腔内に問題はないか？
- 食事の姿勢に無理はないか？
- 排便できているか？　いつから出ていないか？
- お腹が張っていないか？
- 嘔気はないか？　あるなら原因は？
- どこかが痛くて食べられない可能性は？
- 落ち込んでいないか？
- コンビニなどで買い食いしていないか？
- 家族が持参した食べ物を食べていないか？

など

また、食事形態に問題がありそうなら栄養士に相談したり、嚥下に問題があって食べられないのであれば言語聴覚士に相談したりして、他職種と連携する必要がある場合も多いです。**患者さんをしっかり観察して、アセスメント**しよう。

きれいな姉ちゃんやないと食べん
男なんかに食べさせられたくない
プイ
ガーーン
!?

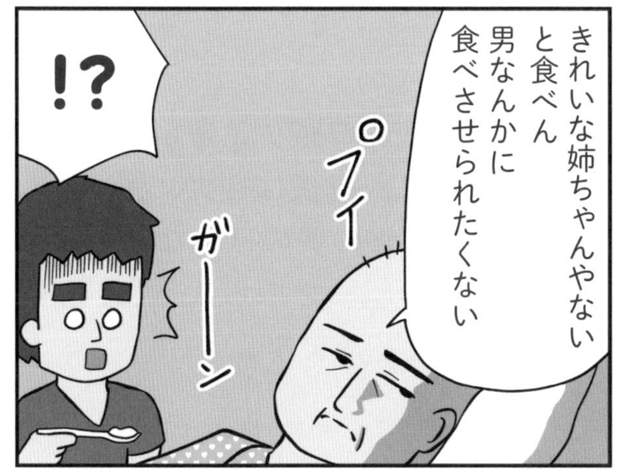

それは、知らんがな。

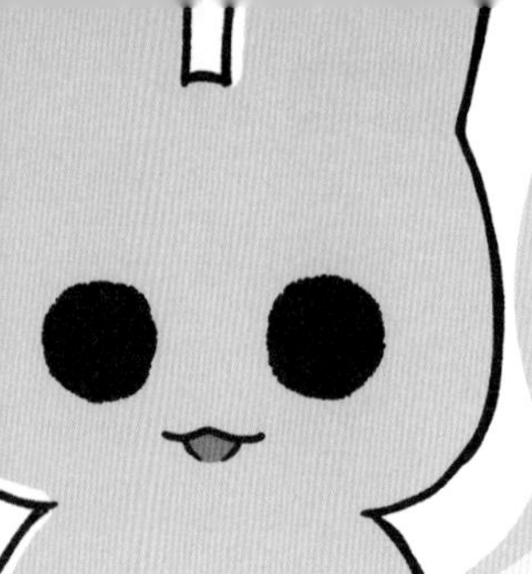

11-3

＼ 先輩の質問 ／

栄養剤を注入中に口腔ケアするの？

なぜこの質問をしているのか？

口腔ケアの適切なタイミングを知ってほしいから。

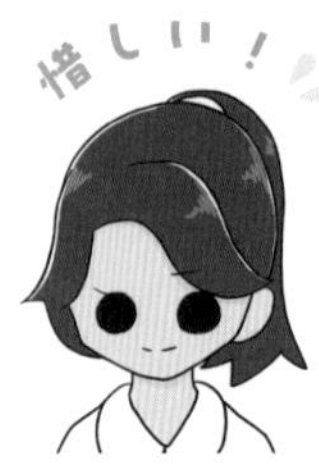

歯ブラシやスポンジブラシで奥のほうをゴシゴシすると、嘔吐反射を起こしてしまうので、気をつけて口腔ケアします。

この人は、そこまでして注入中に口腔ケアしないといけないのかな？

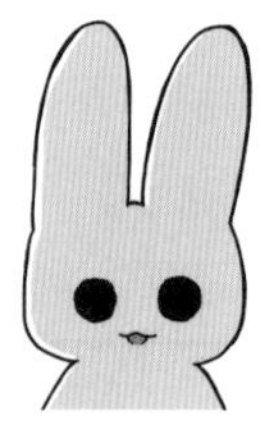

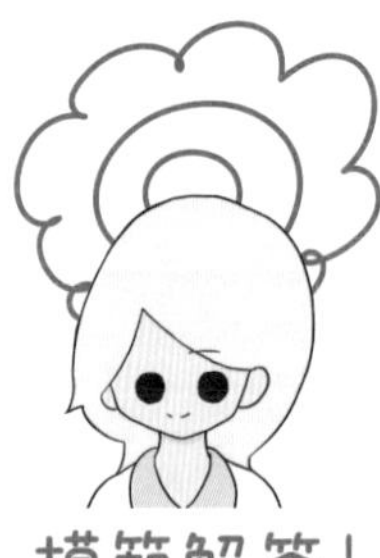

模範解答！

栄養剤を注入前に口腔ケアをしっかり行い、注入中や注入直後は極力、避けます。するとしても、舌の奥のほうなどは避けて、嘔吐反射を起こさないように、もしくは最小限にとどめます。

ぱれちにの一言

昔、吸引チューブの陰圧が強すぎて、胃管が吸引口にくっつき、胃管の先が口から出てきた人がいたよ。もちろん、挿れ直し……。

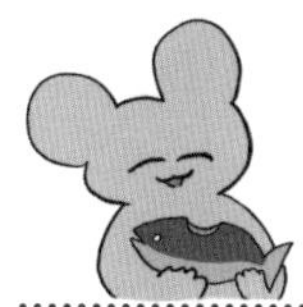

模範解答の根拠と知っておきたい知識

栄養剤の注入中や注入直後の口腔ケアはできるだけ避けましょう。吸引も同じです。いずれも、**嘔吐反射を引き起こしてしまう**からです。

ところで、食事をとれず、歯もない患者さんに口腔ケアって必要なのでしょうか？

正解は「**必要**」です。経管栄養している患者さんは、**唾液が出にくくなって、口の中の環境が悪くなる**ので、口腔ケアをしっかりする必要があります。

この人、口の中がカピカピです。口腔ケア用品には**口の中を保湿するジェル**があるから、**口腔ケアの最後に塗ってあげる**といいわ。

注入中に無理に口腔ケアすると…
うおええ
ドバババ
うわっ

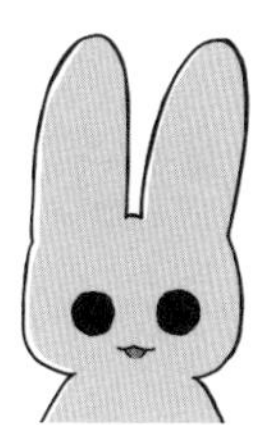

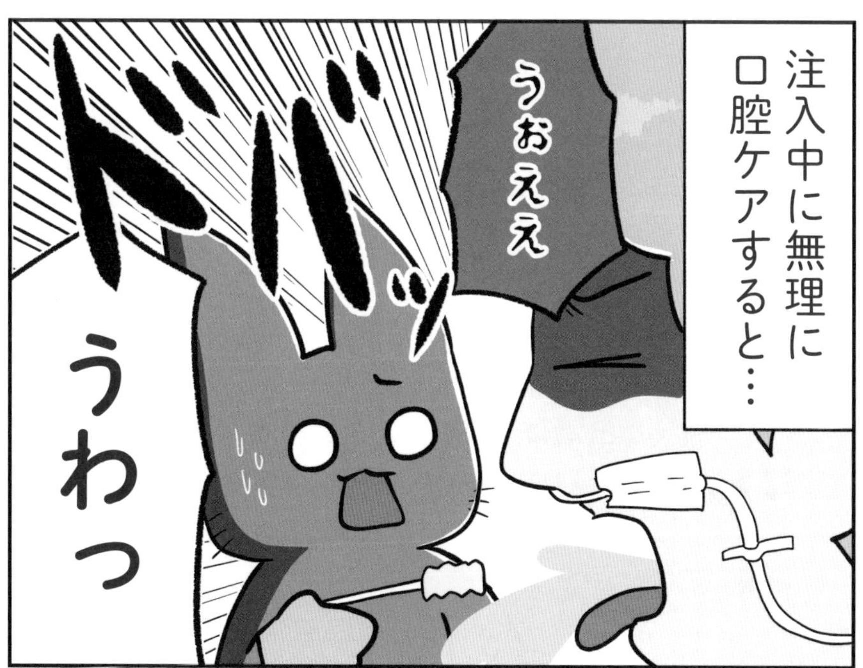

無理にやるとびしょびしょに！

11-4

＼先輩の質問／

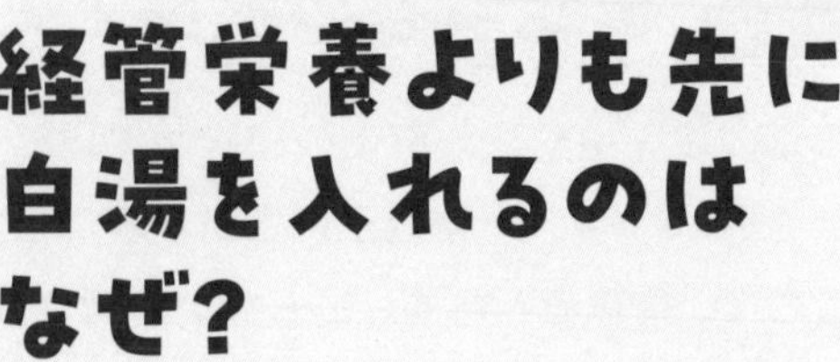

経管栄養よりも先に白湯を入れるのはなぜ？

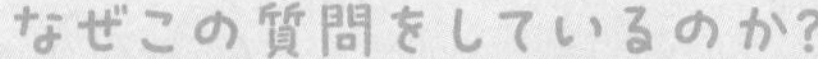

なぜこの質問をしているのか？

白湯を先に入れる重要性を理解してほしいから。

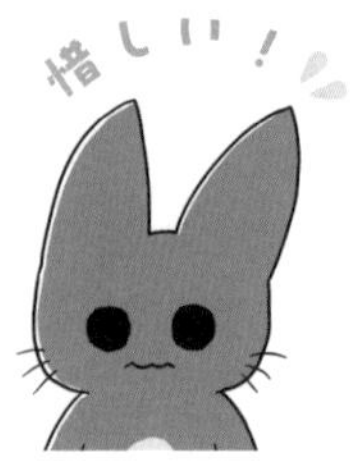

食道や胃の中を白湯（さゆ）で潤してからのほうが、栄養を吸収しやすいのでは？　私たちも食事のとき、まずお茶やお水を飲みますよね？

うんうん、いい線いってるわね。でも、他にも理由があるのよ。

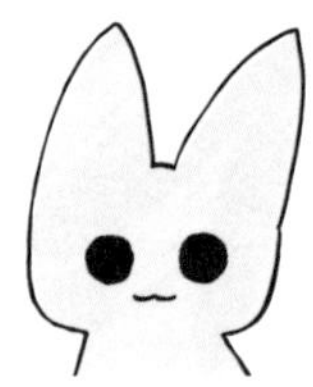

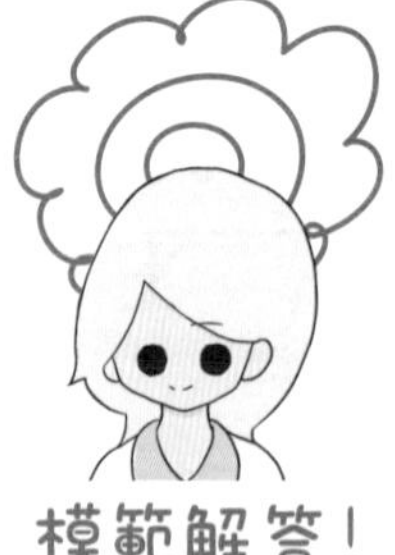

模範解答！

白湯は胃の中の残留時間が栄養剤の半分ぐらいなので、**逆流性誤嚥のリスクを減らしたり、注入時間の短縮につながる**からです。

ぱれちにの一言

白湯の注入速度は、シリンジでチューッと入れたり、クレンメを全開にして落としたり、栄養剤の2倍の速度で落としたり、いろいろです。

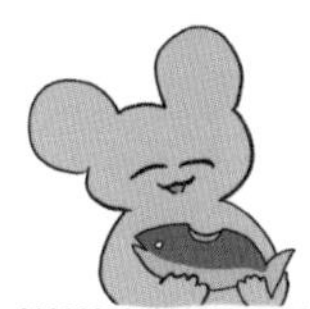

模範解答の根拠と知っておきたい知識

先に入れる白湯は、**40℃ぐらいのぬるま湯**にしてください。あんまり熱いと粘膜を火傷したり、逆に冷たかったりすると、びっくりしたりして、粘膜を傷つけたり、消化に悪かったりするからです。

白湯を投与した後は、胃が膨らんで逆流して誤嚥するのを防ぐため、すぐに経管栄養を投与せず、**30分ぐらい**待ってください。白湯が胃の中から腸に流れ込んでから、経管栄養を開始したほうがいいです。

他にも白湯を経管栄養より先に入れるメリットとしては、胃や腸の蠕動運動を促進させて、**消化吸収を促す効果**が挙げられます。

さぁて
吸収するかぁ
まずは水で
ウォーミングアップや
んぐ
んぐ

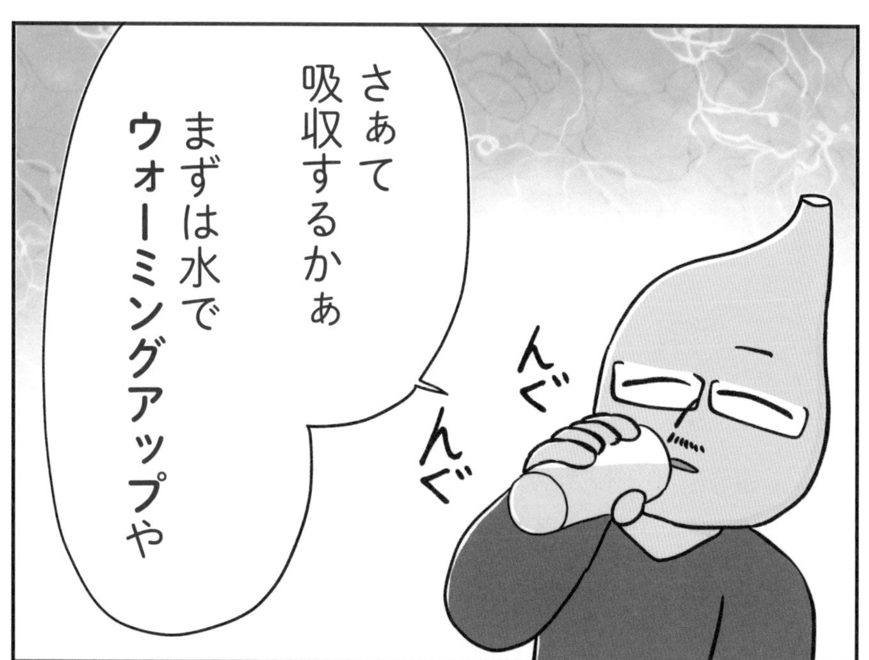

いきなり経管栄養はやめてや！

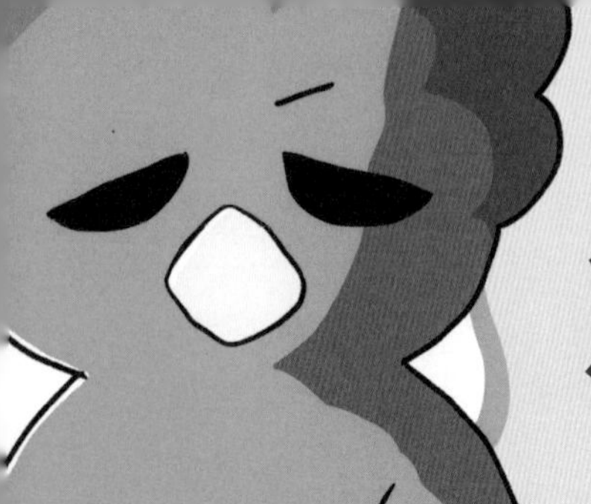

11-5

＼ 先輩の質問 ／

イントラリポスの使い方、大丈夫？

なぜこの質問をしているのか？

使用時の注意点がたくさんある輸液だから。

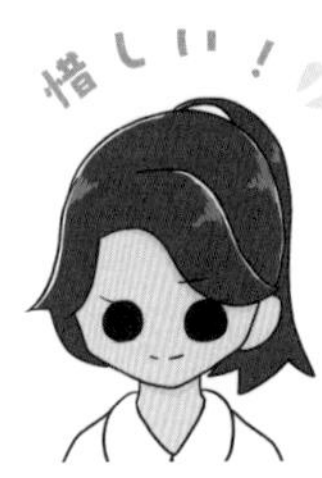

フィルターを通すと詰まるらしいので、フィルターを通さないようにします。

それも大事だけど、この人、すでに輸液投与中だよ。大丈夫？

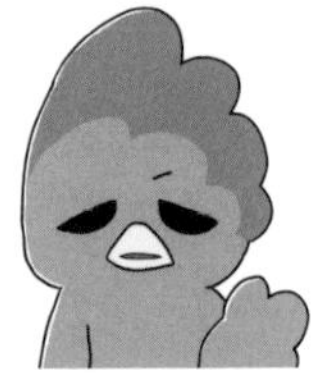

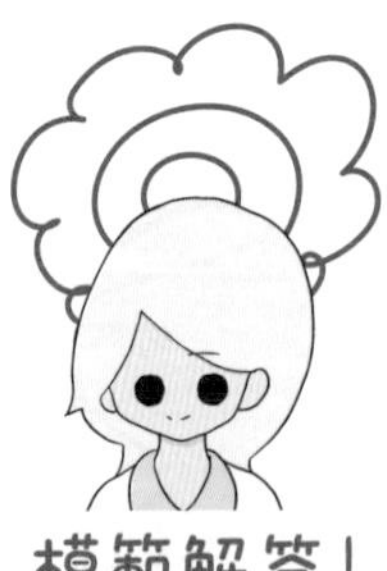

模範解答！

脂肪分が多く含まれていてドロドロしているので、**フィルターを通さない**ようにします。通すと詰まってしまいます。また、基本的には**単独で投与**し、他の輸液と一緒に投与しないようにします。

ぱれちにの一言

イントラ“ポリス”って連呼してる人がいたら、そっと「それ、警察ですよ？」って耳元で教えてあげてください。

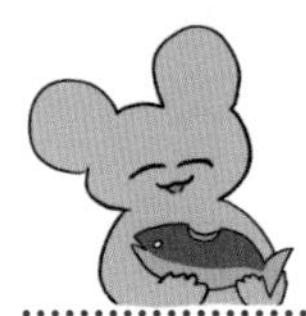

模範解答の根拠と知っておきたい知識

●イントラリポスの使い方

イントラリポスは粘稠度（ねんちゅう）が高いので、フィルターを通すと詰まってしまいます。ですから、フィルターを通さずに投与しましょう。

また、イントラリポスを急速投与してしまうと、高トリグリセリド血症のリスクが高まります。血液の中が脂肪分でドロドロになって、動脈硬化や脳梗塞、心筋梗塞など、いろいろなところが詰まったりして、いいことなしです。メタボリックシンドロームの診断基準の一つでもあります。そんなことにならないよう、指示に従ってゆっくり投与しましょう。

その他、イントラリポスは基本的に単独で投与することもポイントです。イントラリポスが他の薬と混ざると、イントラリポスの成分と反応して塊ができることがあるからです。この塊が血管に詰まると、肺塞栓症などの血栓症になる場合があります。もちろん、血栓症がある人、肝臓が悪い人も症状が悪化するリスクがあるため、イントラリポスの投与は避けます。

なお、血漿（けっしょう）を増やす薬（デキストランなど）の投与後は、4日以上空けなければなりません。

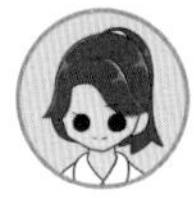

私、ICUの看護師さんて、どうしてもなんか怖いイメージがあるんですよねぇ。どうしてもフィルターを通して見ちゃうというか……。

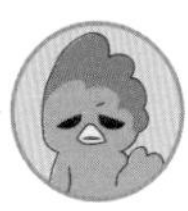

そういう“フィルター”は、通さずに見られるといいわね。意外と優しい人も多いわよ。

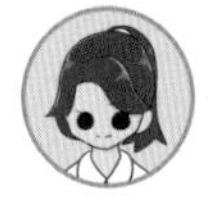

話してみると、意外や意外、めちゃくちゃおもしろい人でした。

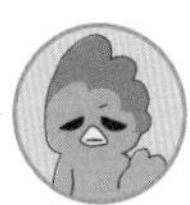

そうでしょ。人は見かけによらないものよ。

なんか落ちが悪いなぁ
ん？まさか…あなた…
じーー
フィルター通してるやん
あ！え！ほんとだ

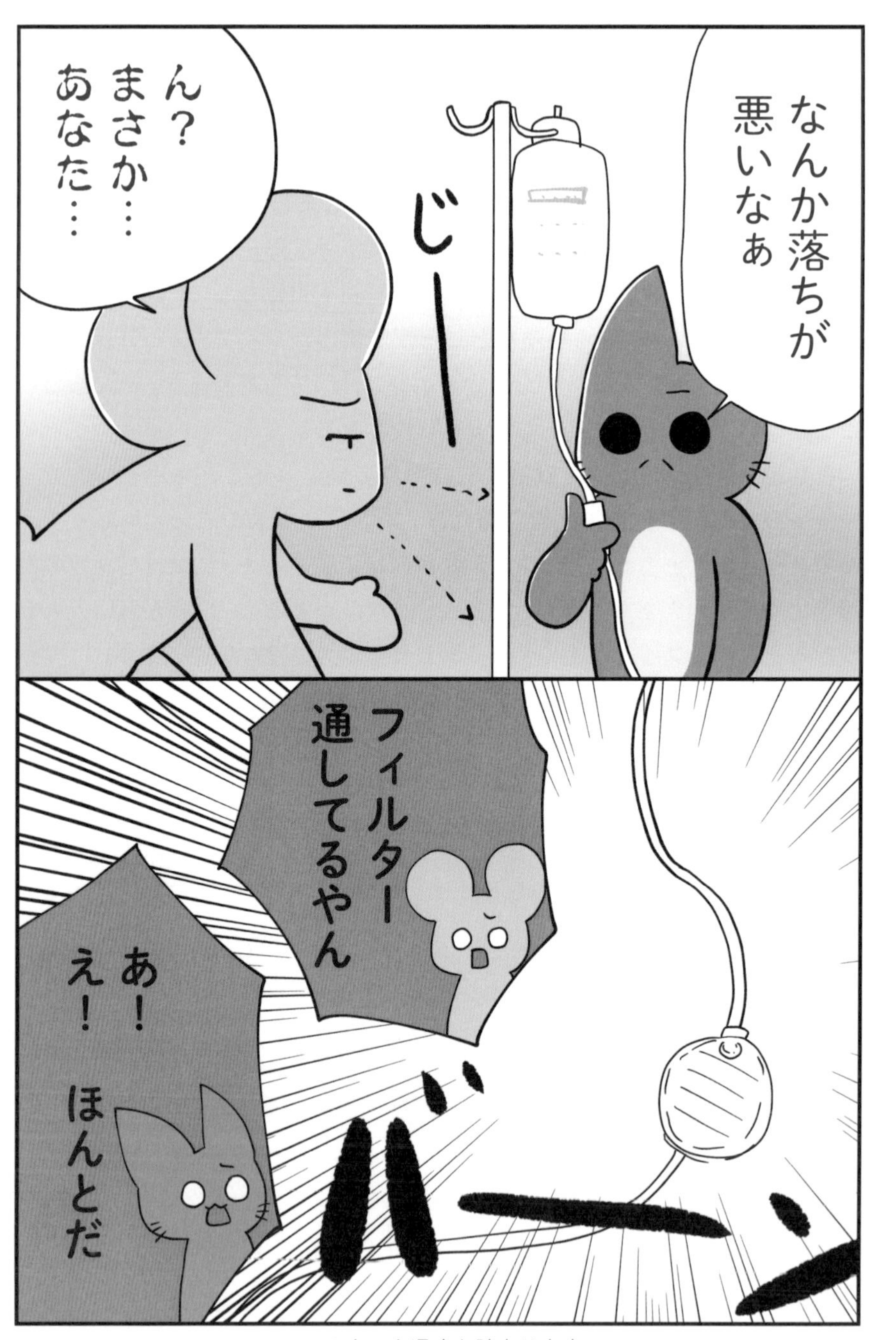

フィルターを通すと詰まります。

Lesson 12

転倒、転落、自己抜去など

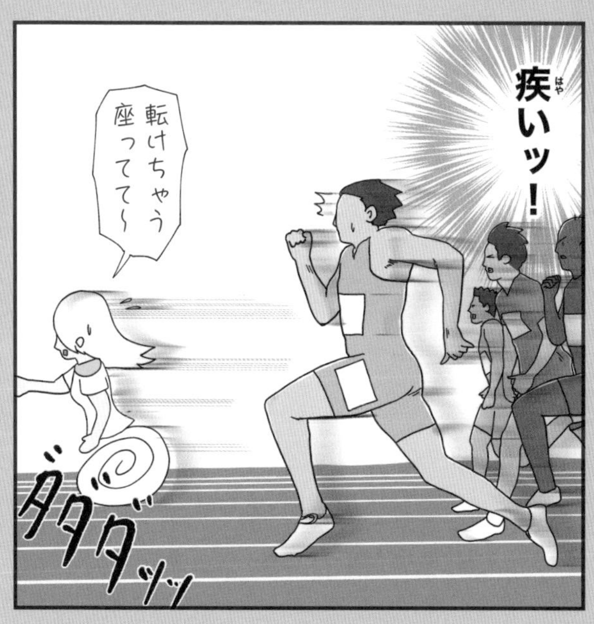

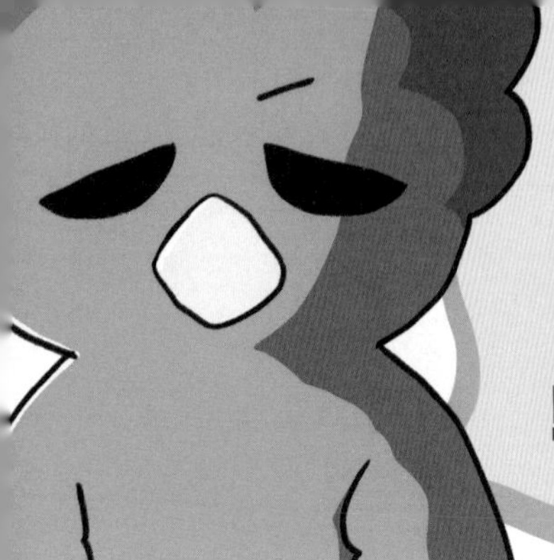

12-1

＼ 先輩の質問 ／

患者さんが転倒、転落したらどうする？

なぜこの質問をしているのか？

どこの病棟でも起こり得るので、しっかり対策してほしいから。

惜しい！

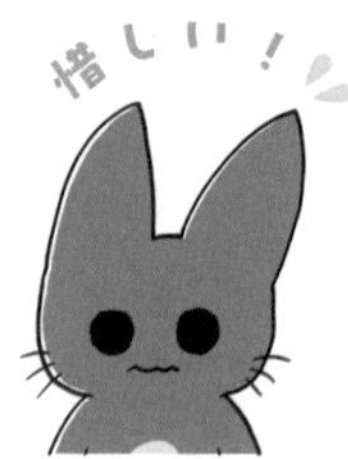

バイタルを測定し、ケガをしていないか確認します。その後、ベッドに戻します。

主治医にも報告して、診察してもらわないとダメよ。

模範解答！

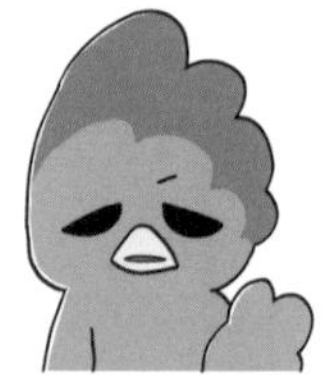

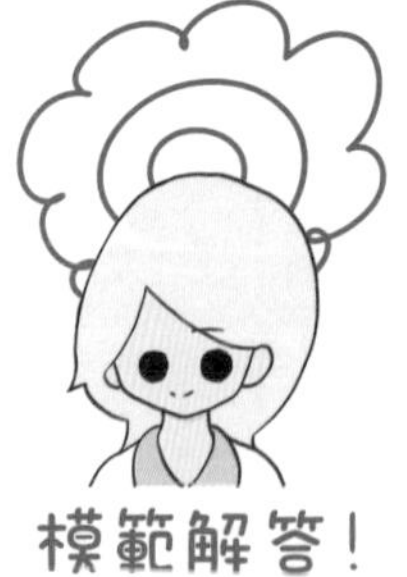

バイタルを測定し、意識レベル、受傷の有無を確認します。ベッドに戻したら、主治医に報告して診察を依頼します。

ぱれちにの一言 勤務の引き継ぎの時間は一番手薄になるので事故が起こりやすいよ！

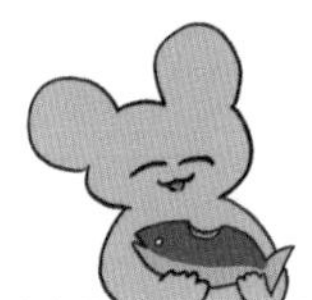

模範解答の根拠と知っておきたい知識

患者さんが転倒、転落したらベッドに戻して、その後、バイタルを測ります。バイタルを測る理由は、転倒や転落が、**病気のせいかもしれないから**です。また、転倒や転落でケガをしているかもしれません。そんな危険なサインが出ていないか知るために、バイタルを測ります。

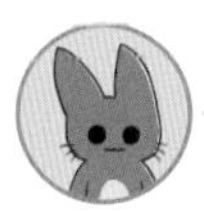

患者さんは、脳梗塞で倒れたのかもしれないし、低血圧や低血糖で転んだのかもしれないし、床で寝たかっただけかもしれないし、バナナを踏んで転んだのかもしれないし……いろいろ原因があるからってことですね。

そういうこと。

大丈夫ですか！
大丈夫 そっと横になっただけだ
バ――ン
ベッドマットがやわらかすぎてこういう硬いところのほうが楽なんだよねぇ
えぇぇぇ…
マットを硬いものに交換した

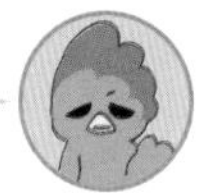

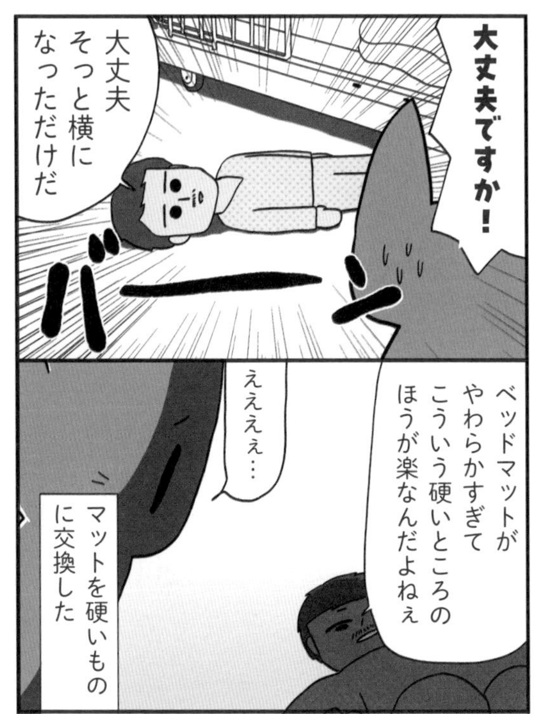

いろいろな患者さんがいます……。

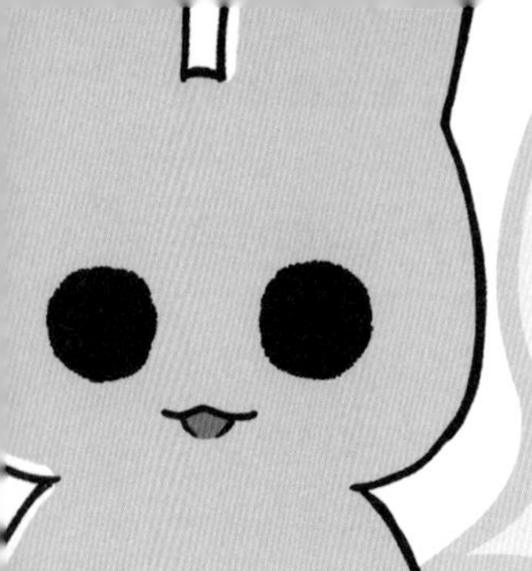

12-2

＼ 先輩の質問 ／

患者さんが転んで、頭から血を流していたら？

なぜこの質問をしているのか？

頭から血が出て倒れている患者さんを見つけたときの対処法を確認したいから。

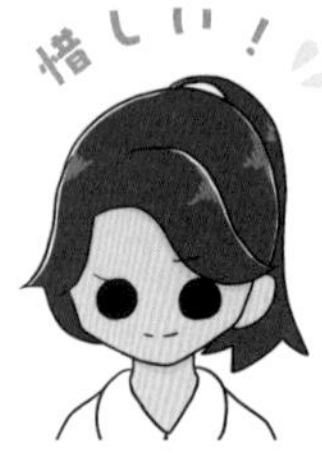

倒れたときに頭を打っていると思われるので、すぐにバイタルサインを測って医師に報告します！

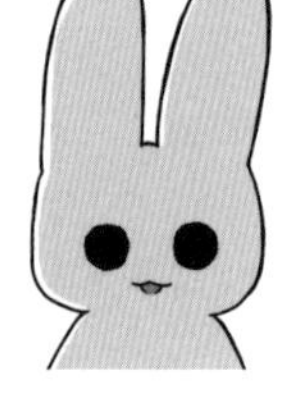

バイタル以外にも、見ないといけないところがあるわよ。

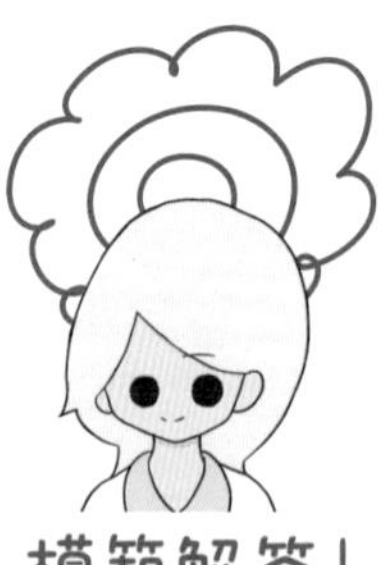

模範解答！

患者さんの意識レベルを確認し、バイタルサインを測定します。**外傷の程度**を見て、**出血部位を止血**します。**眼所見**（がんしょけん）も見ておきます。その上で医師に報告します。

ぱれちにの一言　頭から血が出てるなんてゾッとしますが、実際、あちこちで遭遇します。

模範解答の根拠と知っておきたい知識

●重傷だったことがあとからわかることも

患者さんが頭を打ったときに一番怖いのは、**脳内出血**です。頭の皮がちょっと切れただけの出血ならまだいいのですが、中身が出血しているとなったら、もうえらいこっちゃです。

急性硬膜下血腫と**急性硬膜外血腫**もヤバいです。特に急性硬膜外血腫は**意識清明な時間がある**ので、意識があるからといって油断できません。いずれも緊急で処置しないと命の危険につながります。怖すぎますね。だから、バイタルサインの他に、**眼所見**も見るのです。黒目の大きさや向きを見る、国試でもやったアレです。

患者さんに意識があるなら、頭痛や吐き気、ろれつ困難がないか、運動障害や視野狭窄はないかなど、症状を確認します。どんなに元気そうでも、頭を打っていたら、あとからジワジワ出血することもある（**慢性硬膜下血腫**など）ので、必ず診察を依頼してください。その後の経過もしっかり観察しましょう。

身体を起こしてベッドや車いすに戻すとき、痛みで立てない場合があるので、１人でやらず、２人以上でやってね。

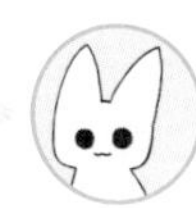

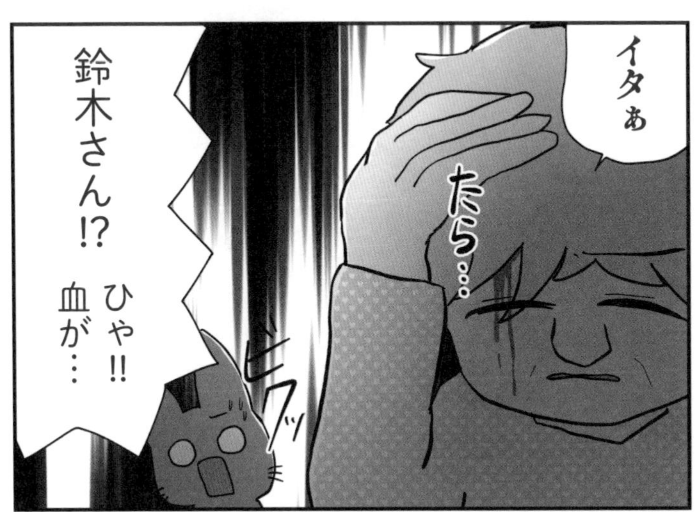

頭から血が出てる！

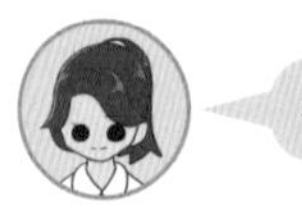

わかりました。

あと、転倒、転落時、どういう体勢でいたのか、何をしようとしてそうなったのか、**患者さん本人に確認**して、**記録に残す**ようにしてね。

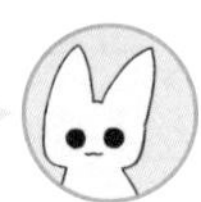

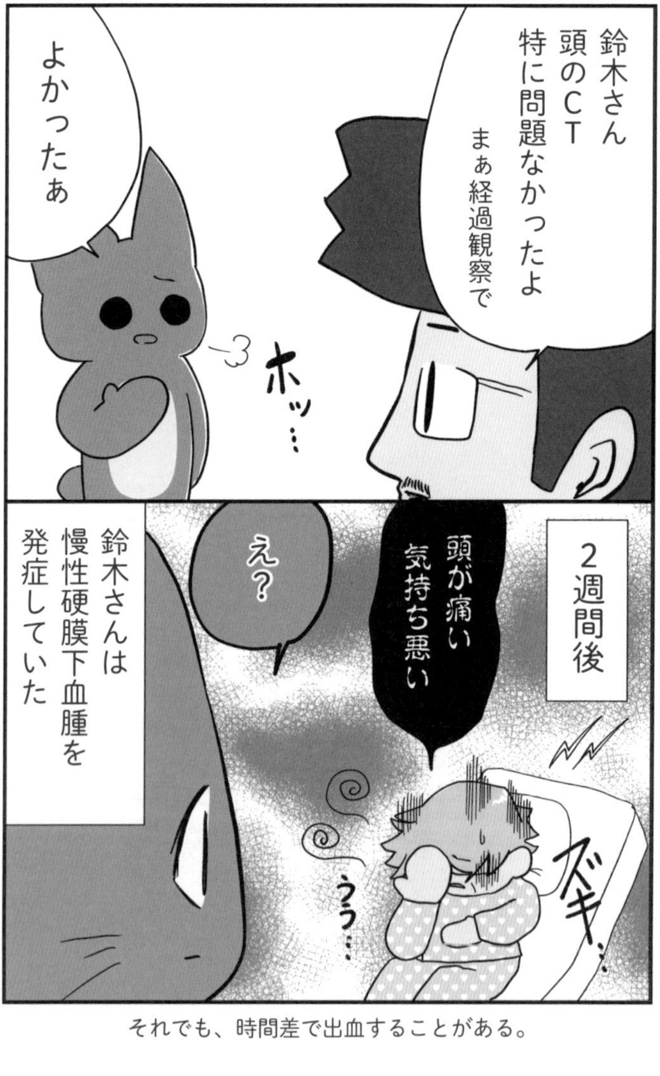

鈴木さん
頭のCT
特に問題なかったよ
まぁ経過観察で

よかったぁ

ホッ…

2週間後

頭が痛い
気持ち悪い

え？

鈴木さんは
慢性硬膜下血腫を
発症していた

ズキ…

うう…

それでも、時間差で出血することがある。

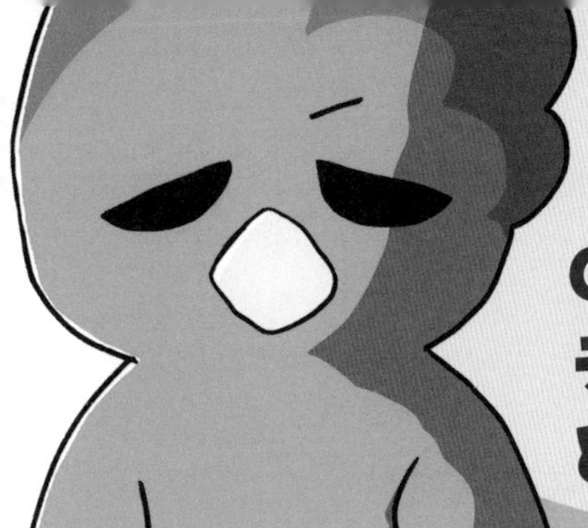

12-3

＼ 先輩の質問 ／

CV（中心静脈カテーテル）を抜かれたらどうする?

なぜこの質問をしているのか?

首元に入っているCVを抜かれたときの対処法と予防策を理解してほしいから。

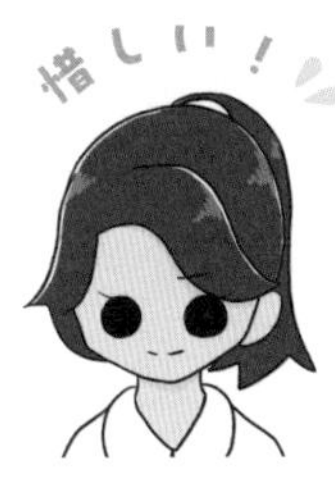

患者さんの首から血が出ています！　とりあえずガーゼで止血したらいいですか？（焦）

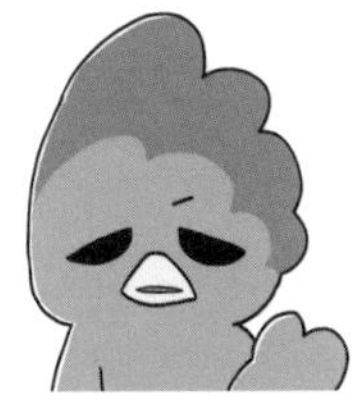

もう、聞く前に消毒、止血しよう！
それからどうする？

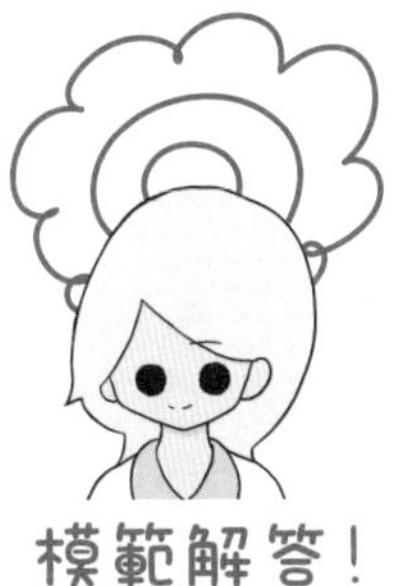

模範解答！

CVが入っていたところをガーゼやアルコール綿で**保護**して、**止血を確認**します。患者さんの全身状態を観察し、主治医に報告します。

ぱれちにの一言　「えらいこっちゃ！」ですが、落ち着いて対処しましょう。

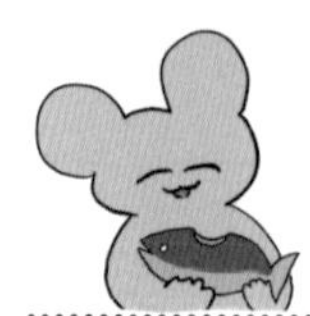

模範解答の根拠と知っておきたい知識

●まずは止血と全身状態の確認

患者さんはCVを引っこ抜いたり、噛みちぎったり、引きちぎったりすることがあります。まず、CVが入っていたところをガーゼやアルコール綿で保護して、止血を確認します。そうしたら、全身状態を観察して、主治医に報告しましょう。

特に、呼吸状態や意識レベルの変化に注意します。CVの抜去部から空気が入って、脳梗塞、空気塞栓になったケースもあるからです。

CVを引きちぎったりした場合、**CVの先がまだ体内に残っているケース**もあります。これだと、引きちぎった後、何らかの拍子でCVの先を体内に押し込んでしまう可能性があります。これを防ぐため、テープで固定したり、鉗子でクランプしたりするなどして予防します。

点滴ルートが抜けてしまう原因は、他にもいろいろあります。例えば、点滴ルートが短くて抜けてしまったり、ルートがごちゃごちゃになって、寝返りのときに引っ張られて抜けたり、点滴が入っているところがかゆくて不快感があり、かいていたら抜けてしまった……など。

だから、**環境整備やラインの整理**が大切です。あとは、かぶれにくいテープを使ったり、テープそのものを貼る範囲を小さくして、テープかぶれの予防を図ったりしましょう。

せん妄の予防も重要な自己抜針予防策の一つです。せん妄にならないよう、患者さんの生活リズムを整えたり、不安やストレスを感じたりしないように、患者さんに関わりましょう。

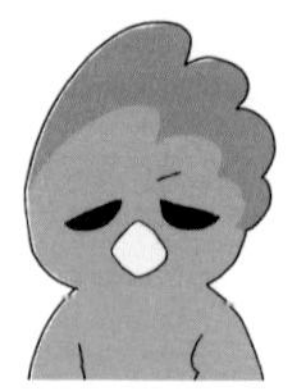

CVを抜去してしまっても、**患者さんを責めない**ようにね。ストレスや不安でどうしようもなくなり、やむにやまれず出た行動かもしれないからね。

CVの先が…ない
バンー
え！まさか…体内に…？
マズッ
ペッ
そこだ！
あっ

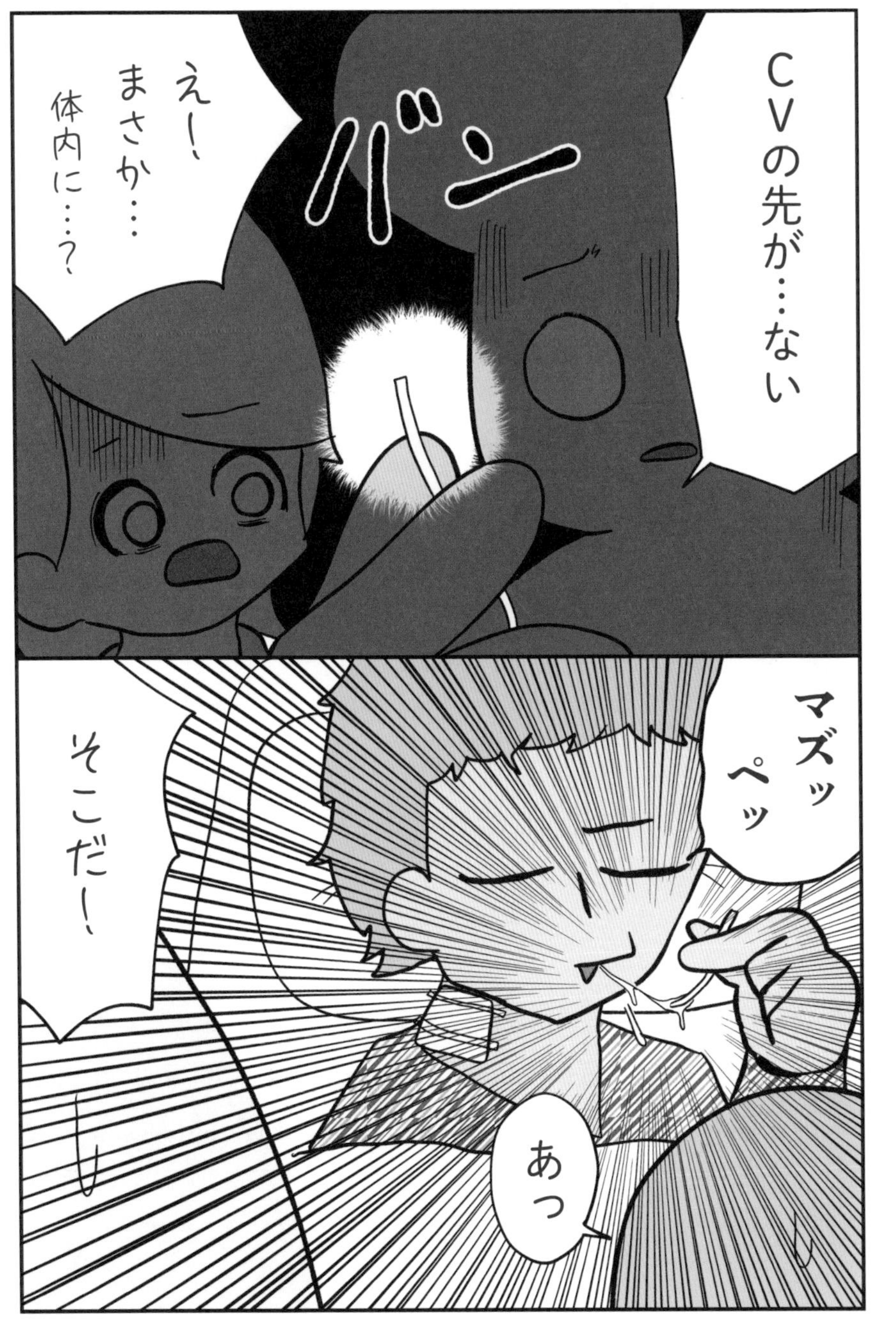

噛みちぎって口の中でモグモグしてた。

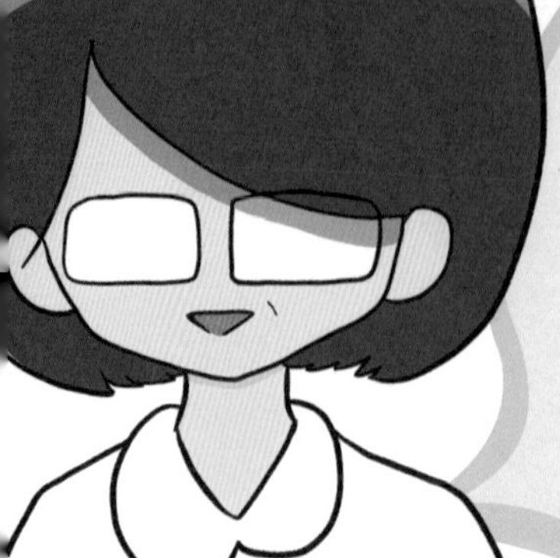

12-4

＼先輩の質問／

患者さんが自分の点滴を抜いてしまったら？

なぜこの質問をしているのか？

点滴の自己抜去への対処法と予防法を理解してほしいから。

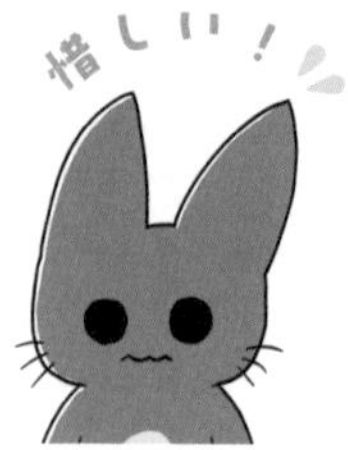

とりあえず抜針部分に絆創膏やしぼったアルコール綿を当てて、止血します。再びルートキープを行い、ルートは患者さんの手が届かないところに整理します。

手が届かないところって、具体的にどうするの？

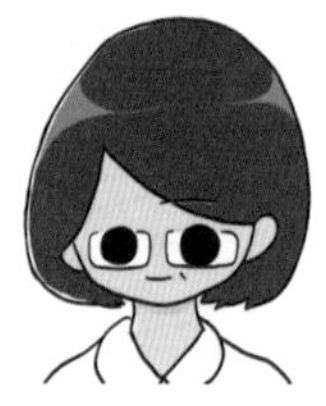

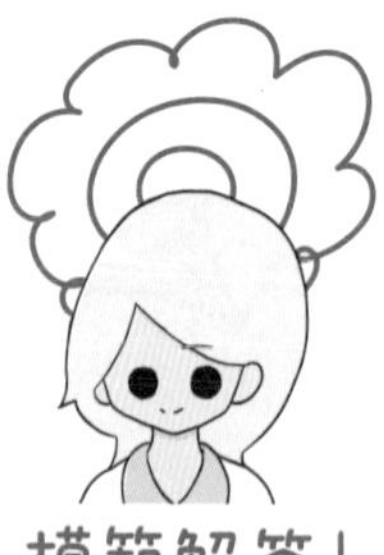

すぐに抜針部位にアルコール綿を当てて止血します。その後、違う部位から再びルートキープを行い、刺入部は包帯などで見えないようにします。ルートは首から通して、触れないようにします。

ぱれちにの一言　頑張ってとった点滴ルートをすぐ自己抜針されたときの虚無感は計り知れない……。

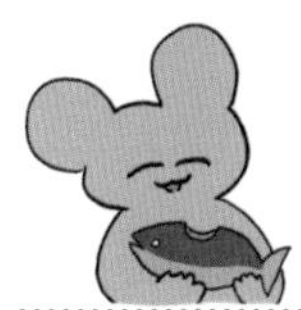

模範解答の根拠と知っておきたい知識

●その点滴、本当に必要？

私は、4回ぐらい挿してやっととれた点滴ルートを、わずか5分で抜かれてしまったことがあります。そういうこともあります。刺入部を包帯で巻き、点滴ルートを首元から出して、できるだけ患者さんの目に触れないようにするのですが、どうしても限界があります。

命に関わるようなことであればミトンをつけたり、身体拘束したりする場合もありますが、そうではない場面のほうが多いから、なかなか難しい問題です。

このようなときは、「この点滴は、患者さんを何回挿してでも続けないといけないものなのか」「この点滴が、本人のためになっているのか」を考えることも大事です。

「食事や水分はとれてるかしら？」「検査データはどうかな？」「本人の体調はどうかな？」といったことも含めて、**「この点滴は本当に続けなければならないのか」**考えてみましょう。

その患者さんが、食事も水分も結構とれていて、点滴なしでも改善していくように思えるのであれば、一度、主治医の先生に相談してもいいでしょう。点滴の自己抜針の予防は、看護師の永遠のテーマの一つです。

また抜かれました
先生
どうしましょう…？
まだ点滴続けますか？
ズーーン

少しずつ
食べられてるし
もう終わりにしようか
終了で
グッ
ひゃっほおおおい

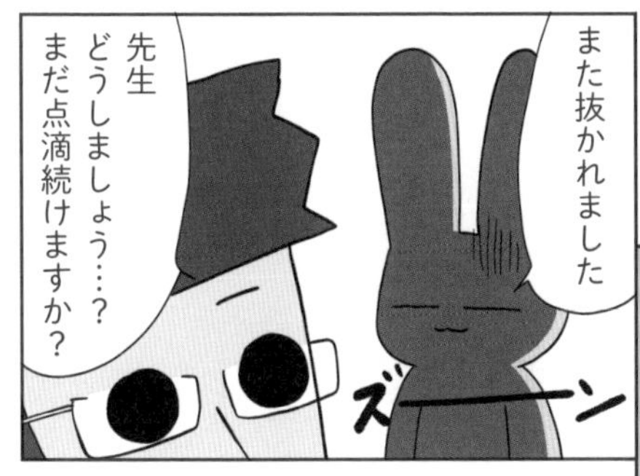

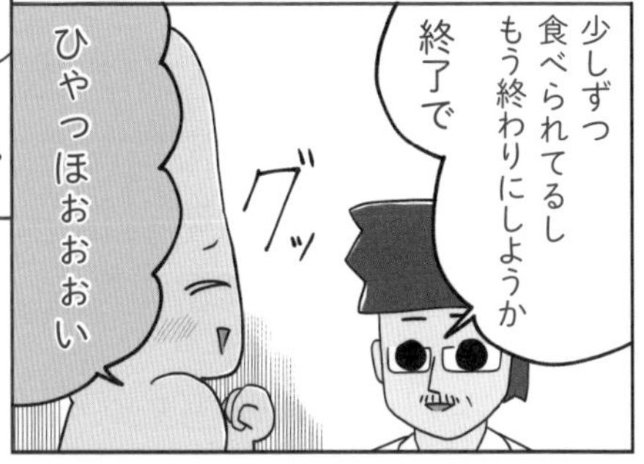

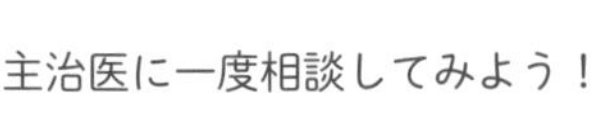

主治医に一度相談してみよう！

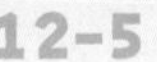

12-5

＼ 先輩の質問 ／

胃管を抜かれたらどうする？

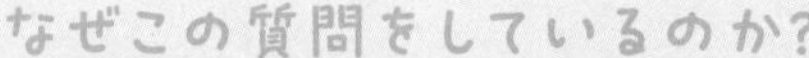

なぜこの質問をしているのか？

胃管の自己抜去の対処法や予防法を理解してほしいから。

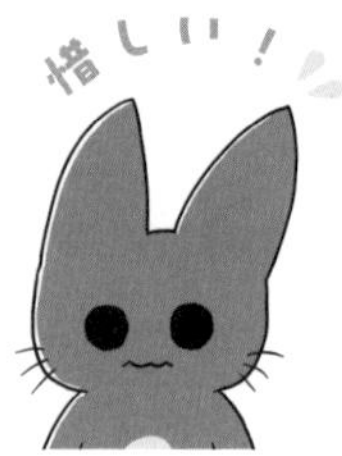

主治医に報告して、胃管を入れ直してもらいます。もう抜かれないように、両手にミトンをして、強く言っておきます。

いや、強く言わなくていいから、固定方法を見直してみようか。

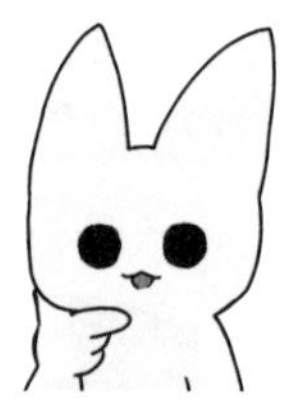

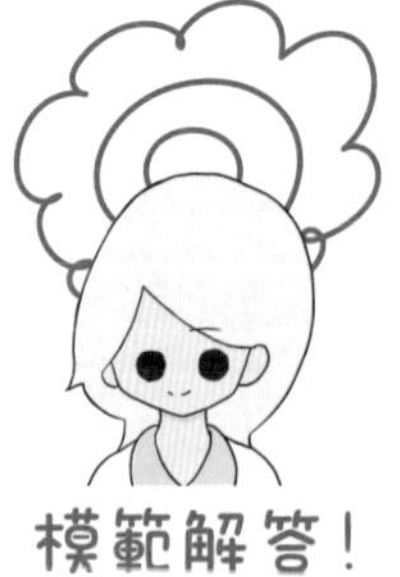

模範解答！

主治医とともに胃管を**再挿入**します。その後、自己抜去の再発予防として、テープ類で**チューブを固定**します。

ぱれちにの一言

看護師側は、患者さんの両手にミトンをするのが、いちばん手っ取り早くて、楽な方法だけど、患者さんの負担も考えると、できればしたくない……。

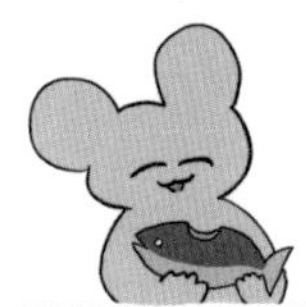

模範解答の根拠と知っておきたい知識

●両手ミトンは最終手段

患者さんに胃管を抜かれないようにする貼り方は、**8-4**を参考にしてください。

ミトンをしたらいいじゃないですか？　また抜かれてしまいますよ。抜かれたら、また主治医に報告して胃管を入れてもらって、レントゲンして……って、すごく手間がかかるじゃないですか。そんなの大変ですよ？

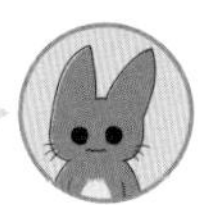

思いはよくわかります。でも、身体拘束される側は、とても辛いでしょう。両手がずっと異物で覆われて、何もできない不安をずっと抱えることになるからです。その結果、もっと不穏になって、これまでできていたことができなくなったりするかもしれません。リハビリに参加できなくなるかもしれません。

だから、両手ミトンは最終手段として考えたほうがいいのです。できるだけ身体拘束はせず、本人の言動や状態を見て、どうしたら自己抜去につながらないようにできるかを考えましょう。例えば、

- 患者さんの注意を、塗り絵や音楽など、他のものに向ける
- ご家族に付き添いや電話をしてもらう
- 頻回に訪床してお話を聞く
- いまよりもっと楽な体勢にしてあげて、夜、寝られるようにする
- 離床の機会を増やし、日中、身体を動かしてあげて、胃管をいじる間もなく寝られるようにする

など、いろいろあります。

これらが可能であれば、胃管の自己抜去だけでなく廃用症候群の予防など、さまざまなメリットがあります。実際の看護の現場でいろいろ試すのは時間的にも労力的にも難しいでしょうが、これらが1つでもできたらいいですね。

寝返りで抜けることもあるよ！

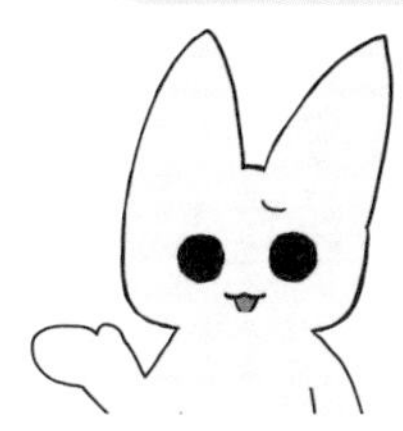

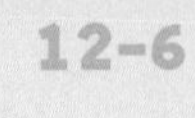

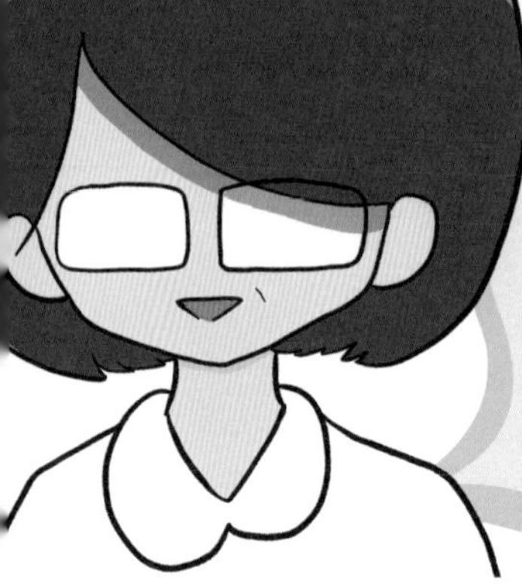

＼ 先輩の質問 ／

てんかん発作の患者さんを見つけたらどうする?

なぜこの質問をしているのか?

てんかんの発作を初めて見たときは慌てるから。

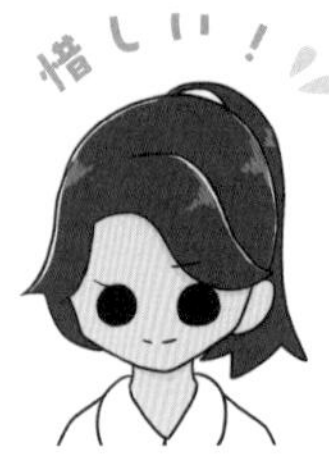

焦らず、どれぐらいの時間けいれんしていたのか、長さを確認します。

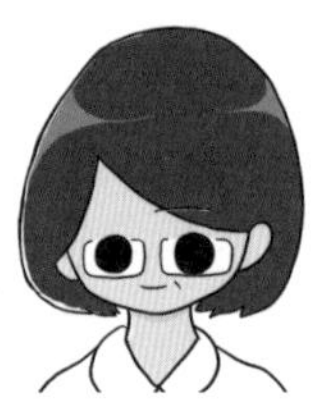

けいれんしている時間も大切だけど、どこがけいれんしているか見てる？

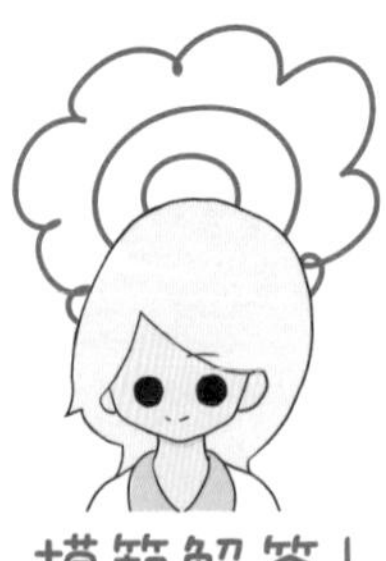

模範解答！

患者さんの**目の動き**や**手足の動き**を見ながら、**どれぐらいの長さ**でけいれんが起こっているか時間を測ります。廊下やトイレなど、ベッドではない場所でてんかんが起こった場合は、ベッドにすぐ臥床します。

ぱれちにの一言 焦りますが、焦らずに症状を観察できたらいいな（無理難題）。

模範解答の根拠と知っておきたい知識

●てんかん発作時は気道確保を

私がある患者さんの食事を介助していたとき、いきなりけいれんを起こして意識がなくなりました。両手がピクピクして、それが5分ぐらい続きました。発作が起こったときは、呼吸も浅くなっていて、大変焦りました。すぐにベッドに寝かせて観察していましたが、顔色が悪く、声かけにもまったく反応せず、怖かったです。

しばらくしたら、患者さんの症状は収まり、意識も戻りましたが、寿命が縮まるかと思いました。

てんかんの発作が起こったときは、すぐに**気道確保**しましょう。発作で嘔吐する人もいますから。必要に応じて、**酸素を投与したり、ルートを取ったり**することもあります。病棟だったら、**救急カート**を持ってくるのが手っ取り早いですね。

前述の患者さんは、てんかんの薬をしばらく、きちんと飲めていなかったそうです。てんかんの薬は、勝手にやめると発作が起こるリスクが高くなるので要注意です。患者さんの退院前に、**薬剤管理の指導**をしましょう。

ちなみにてんかんは、脳の手術をした患者さんや脳腫瘍、認知症、脳炎がリスク因子として挙げられますが、遺伝でなる人もいます。

てんかん発作!!
みるみる顔色が悪くなってる…
気道確保よ!! 急いで!
ガク
ガク
ガク

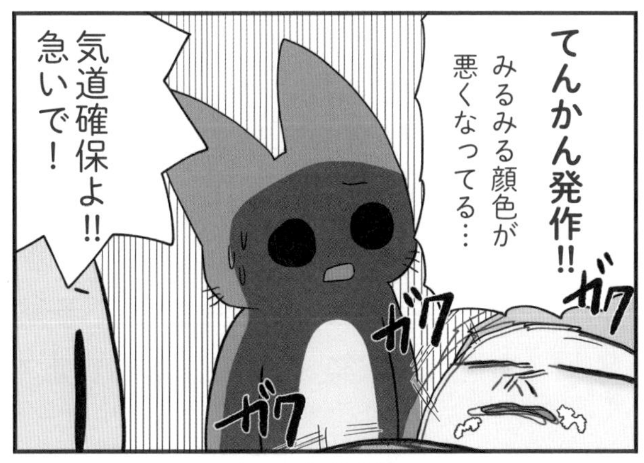

急いで気道確保！

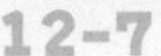

12-7

＼ 先輩の質問 ／

針刺し事故を起こしたらどうする？

なぜこの質問をしているのか？

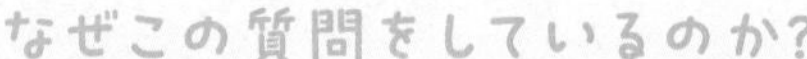

針刺し事故のリスクと対応法を知っていてほしいから。

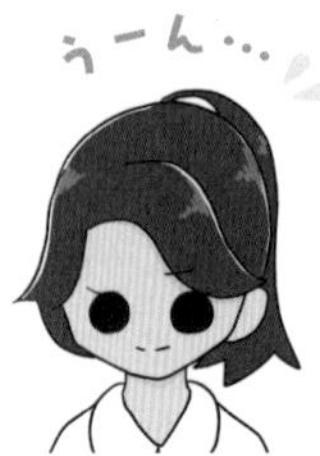

アルコール綿で消毒します。いてててて……。くっ、血がなかなか止まらない！先輩、絆創膏持ってませんか？

うわっ、派手にやったわね。はい、絆創膏。

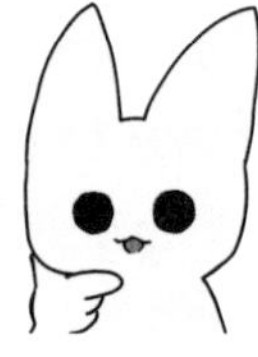

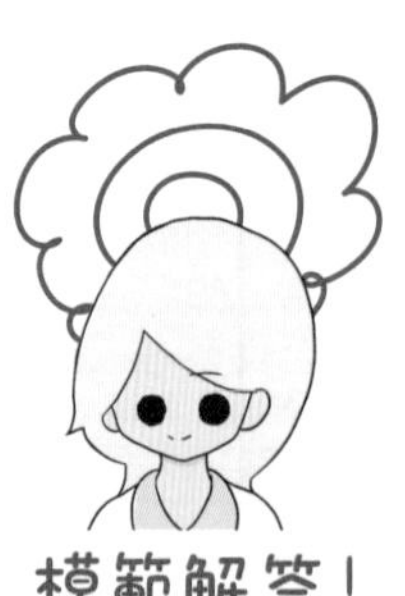

模範解答！

院内の針刺し事故発生時のマニュアルに沿って対処します。すぐに**大量の流水と石けんで患部を洗い流してから止血**します。患者さんの身体に触れた針を刺してしまった場合は、患者さんの**感染症の有無**を確認し、救急受診して**予防内服**、採血をし、**感染の有無**を確認します。

ぱれちにの一言

私もやったことがあります。指先が痛いのと「やってしまった」という心の痛みが同時に襲いました……。

模範解答の根拠と知っておきたい知識

例えば、C型肝炎の患者さんを採血したときの針で、自分の指を刺してしまったとします。この場合、すぐに手洗いして、受診します。採血した患者さんはC型肝炎ウイルスに感染しているので、あなたも**感染のリスク**があります。針刺ししたことで、患者さんの体液が身体の中に入ってしまった可能性があるからです。ですから、すぐに受診する必要があります。

ちなみに、**B型肝炎ウイルス**（HBV）や**C型肝炎ウイルス**（HCV）、**ヒト免疫不全ウイルス**（HIV）などが、代表的な注意すべき血液媒介ウイルスです。受け持ちの患者さんにそれらの疾患がないか、普段から確認しておきましょう。

針刺し事故を起こすと本当に面倒なので、インスリンや注射の針を処理するときは、**リキャップしないですむよう、針捨てボックスを持ち歩いてください。**

痛っ！
ハリネズミ先輩
急に止まらないでくださいよ
あ、ごめん
一応それも
針刺し事故か

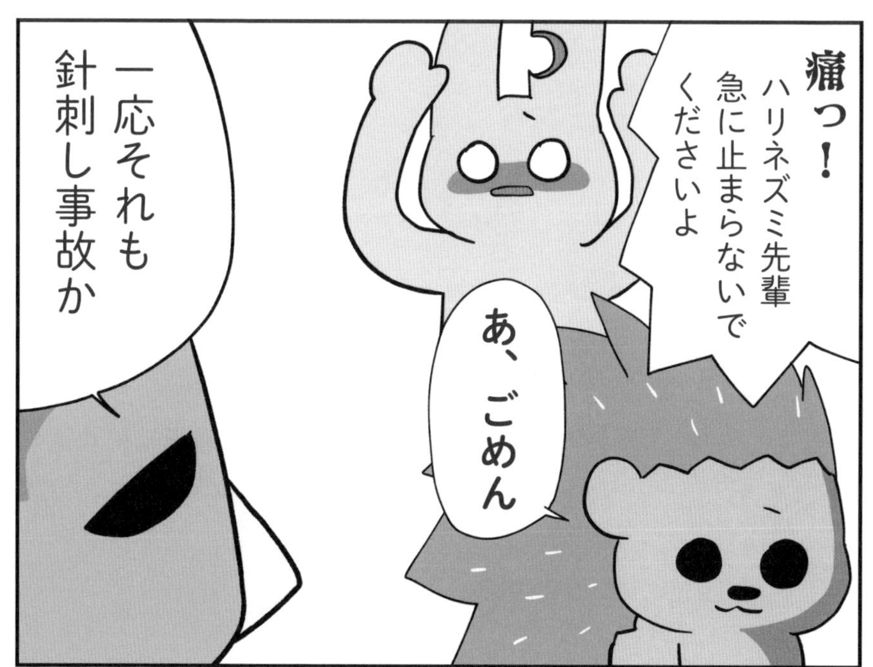

油断せずに！

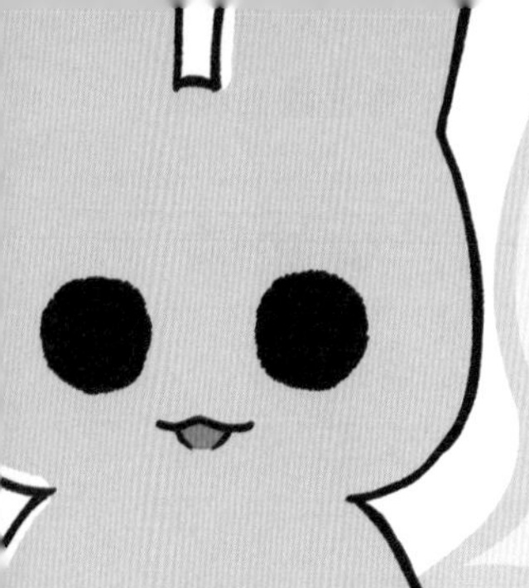

12-8

＼ 先輩の質問 ／

患者さんから暴力を受けたらどうする？

なぜこの質問をしているのか？

暴力は許されないが、臨床の現場ではよくあるので、対処法を知ってほしいから。

悟しい！

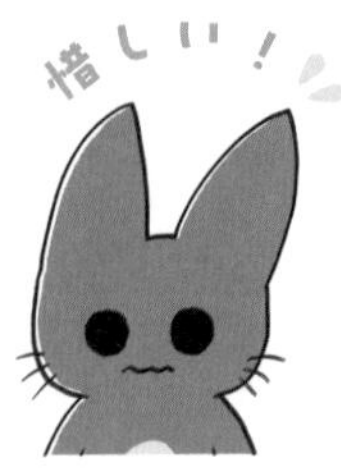

オムツを交換していたら、いきなり顔を殴られました。しっかり声かけをしていたつもりなのですが。
鼻血が止まらない……。
ティッシュ！　ティッシュ！

大変だったわね。今後どう対処するか考えないとね。

模範解答！

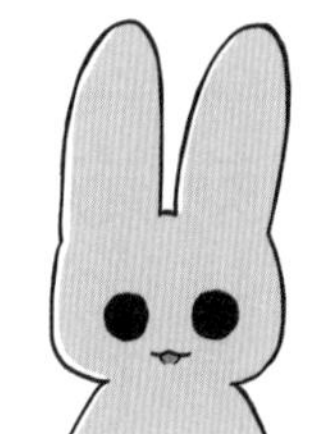

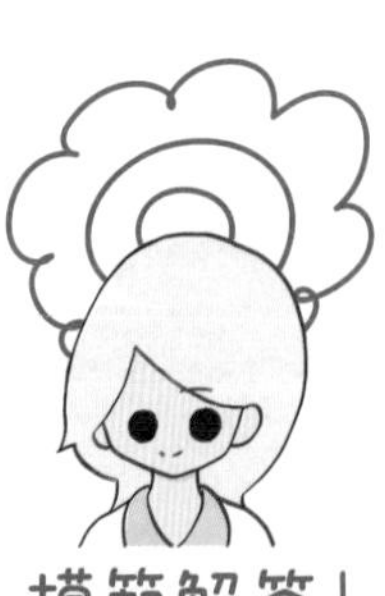

なぜその患者さんが暴力を振るったのかを振り返り、自らの看護がどうだったのか見直します。今後の対応を関係者で話し合い、別の看護師が対応したり、担当を男性の看護師に変えたりします。医師にも報告し、その患者さんの入院を継続すべきかどうか検討します。場合によっては強制退院です。

ぱれちにの一言

暴力を振るう患者さんやセクハラをした患者さんは、強制退院、以降は出入り禁止がいいでしょう。

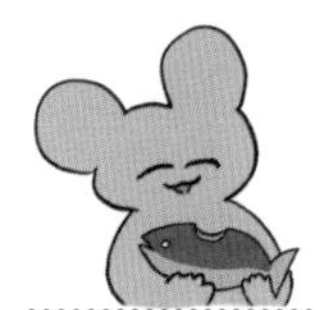

模範解答の根拠と知っておきたい知識

●「暴力は許されない」が大前提

患者さんから暴力を受けたら、すぐ上司に報告します。鼻血が出たり、噛まれたりしてケガをしたのであれば受診しましょう。おそらくその間、「どうして私がこんな目にあうのか」「私の対応はどこが間違っていたのか」と振り返るかもしれません。確かに、あなたの対応にまずいところがあったのかもしれません。患者さんの気持ちを逆なでするような発言をしてしまったのかもしれません。そんな対応や発言については、次はそうしないようにすればいい話です。

しかし、誰であろうと（認知症があろうとなかろうと）、暴力はいけないことです。暴力は看護師に**深い心の傷**を負わせてしまいます。でも、悲しいことに「あなたの対応がまずかったのよ？」と言ってくる上司も少なからずいます。どうかあなたは、決してそんな上司にはならないでください。**そんな上司はダメダメです。聞き流してください。**

まずは、暴力を受けた看護師の心のケアが最優先です。そんなこともできずに、「あなたの対応が悪かった」と非難するのは、看護師として、いえ人として、あまりにもおかしいです。反面教師にしてください。

悲しいことに臨床の現場では、患者さんからの暴力やセクハラは少なくなく、ニュースにもならないことがほとんどです。

しかし、泣き寝入りするのではなく、患者さんの家族にきちんと報告し、場合によっては強制退院や出入り禁止など、**厳正な対応**をするようにしましょう。

看護師が注意しても暴力やセクハラをやめない人には、主治医からガツーンと**厳しく警告**してもらうのも一つの手よ。

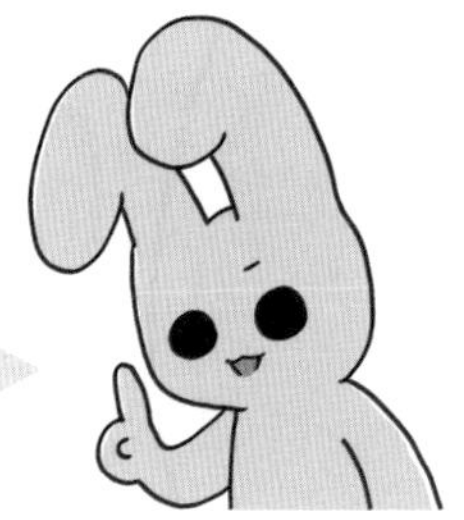

腕思いっ切り噛まれました
あらぁ
噛んで抵抗できるほど元気になってきたのね安心したわ
あ――
あの…私は…

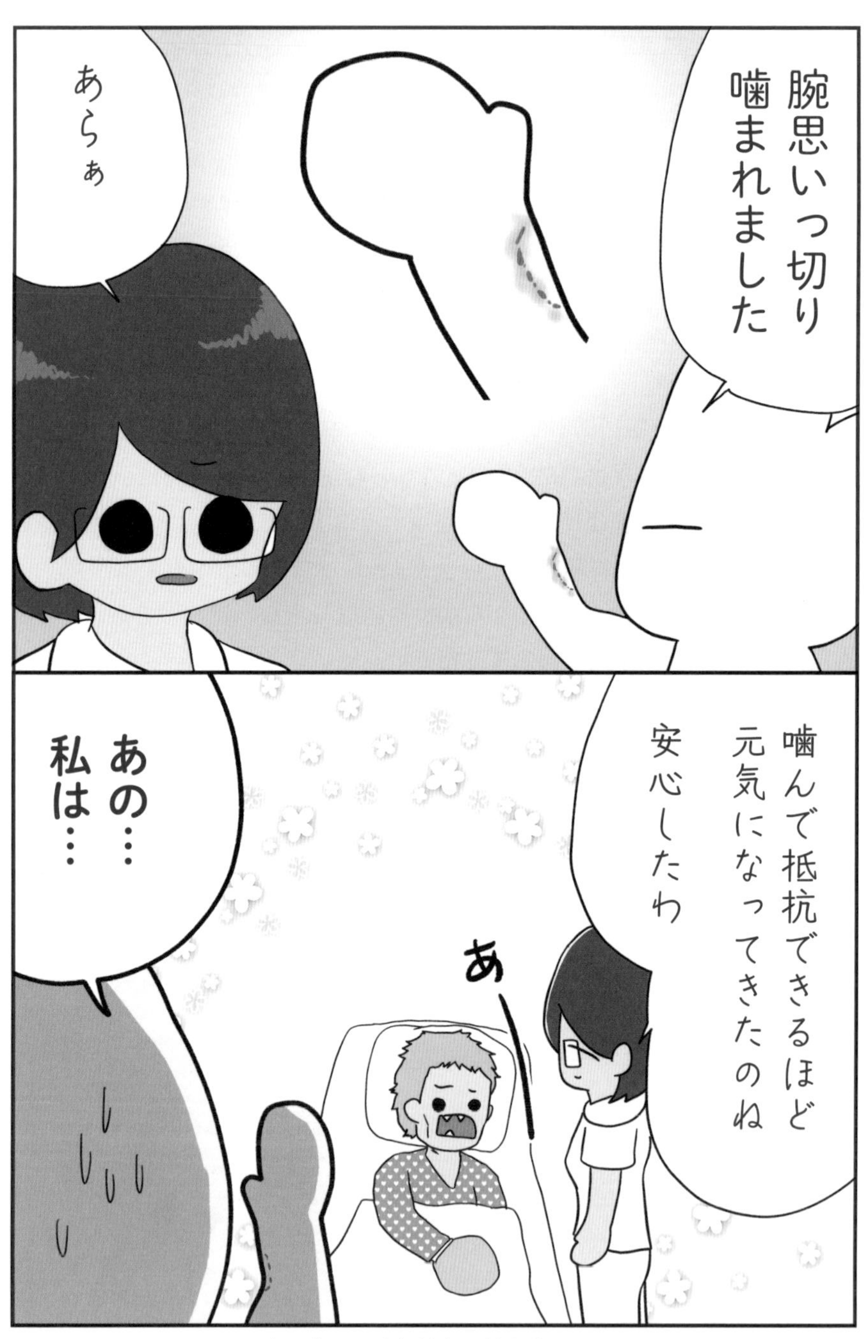

おいおい、それはないだろう……。

Lesson 13

勉強方法、リフレッシュ

勉強する気はあるんだけど
体力が残されていない
今日も玄関で寝てしまうのか…
褥瘡できそう…
あんた、こんなところで寝たら風邪引くで
母

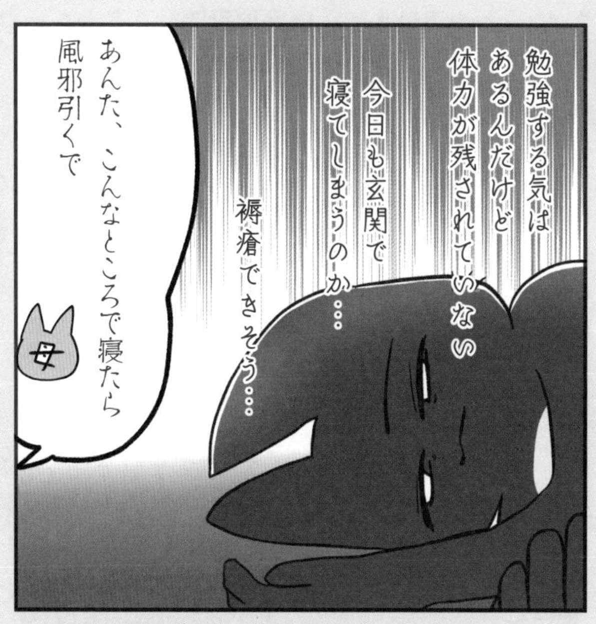

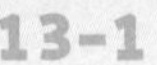

＼ 先輩の質問 ／

どうやって勉強してる?

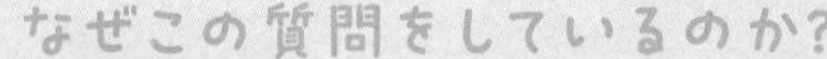

看護師は覚えることが山ほどあり、**知識のアップデートが必要**だから。

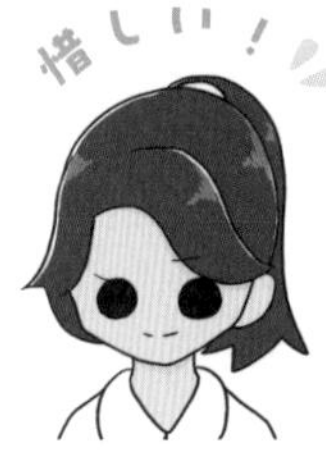

病棟でよくある疾患を、参考書を見ながらノートにまとめています。病棟独自で行うことがあれば、適宜、ノートに追記しています。

頑張ってるね。自分に合った方法でいいからね。

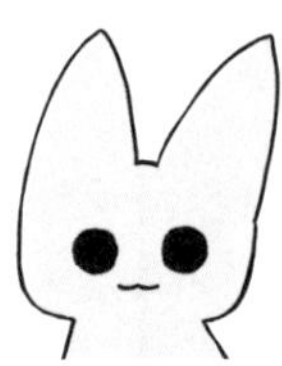

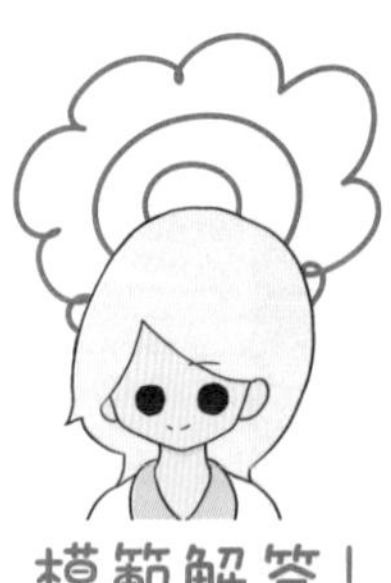

日々受け持っている患者さんの疾患について、ノートにまとめています。先輩から教えてもらったことや、仕事の中で疑問に思ったことを、**その日のうち**に調べたり、先輩に聞いてわかったことを、メモとして**ノートに追記**したりしています。

ぱれちにの一言　仕事で疲れ切っていると勉強できないよね。そんなときにこの1冊!

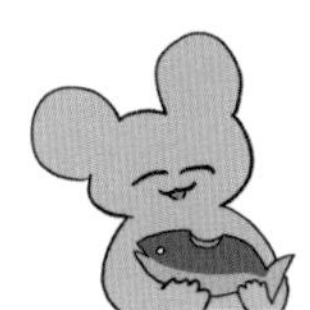

模範解答の根拠と知っておきたい知識

● 自分に合った勉強法を探そう

勉強方法は、人それぞれです。自分に合ったやり方がいちばんいいのですが、私が新人のころは「そもそも、自分に合った勉強のやり方って、何なんだろう？」と思っていました。

例えば、「ノートにまとめる」という方法だけでもいろいろあります。1から10まできっちりノートに書く方法もあれば、逆に重要ポイントだけに絞って書く方法もあるでしょう、図やイラストをたくさん使って書く方法もあります。

なので、それぞれ**一度はやってみて、その中で自分が心地よく、「これなら頭に入るなぁ」と思う方法**を続ければいいと思います。

私は、イラストでまとめるほうが好きでした。**自分の特性や傾向を自己分析して、適した勉強方法を見つけるのが大事**だと思います。

● 疲れ切って本を開くことすらできない……どうする？

しかし、やっとのことで仕事を終え、疲れ切って家に帰ると、泥のようにソファーで寝てしまって、そのまま朝を迎えたりします。正直、なかなか家で勉強できていませんでした。

こういう方はいっぱいいるのではないでしょうか？　家事や育児で手一杯な看護師さんも、家で勉強する暇なんてなかなかないでしょう。

私はそういうとき、**仕事中に先輩や他職種の方に質問をしまくって、そこでわからないことを解決**、これを勉強代わりにしていたことがあります。**臨床の現場で出た疑問を、家に持ち帰らない**ようにしていました。

● SNSの勉強アカウントは便利だが、信ぴょう性に注意して

最近の若い看護師さんの中には、X（旧Twitter）やInstagramの看護師勉強アカウントを見て、勉強している方も多いようです。スマホでいつでも見られるし、おもしろい内容のものもたくさんあるから楽しく学べますね。いまどきの優れたやり方です。

ただ、SNSの記事はしっかりしたチェックがなされないこともあり、**誤った情報が載っていることもある**ので、注意しながら使いましょう。

勉強はもちろん大事ですが、いちばん大事なのは**自分自身の体調**です。無理のない範囲で、知識をアップデートしましょう。

私はイラストがないと
頭に入らないので
イラストが多い参考書にしたり
なければ自分で描いて
まとめます
自分に合った勉強法が
確立されてていいね
スケッチブック

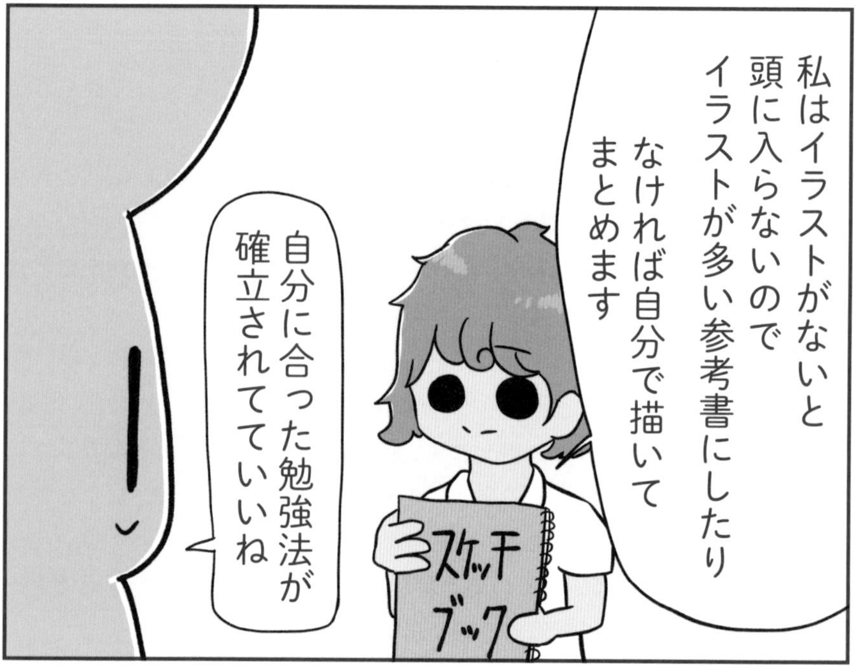

いろいろ試してみよう！

勉強会や講習会、セミナーなどに参加したり、**心電図検定**のような資格を取ろうと目標を立てると、モチベーションを上げつつ勉強できるよ。

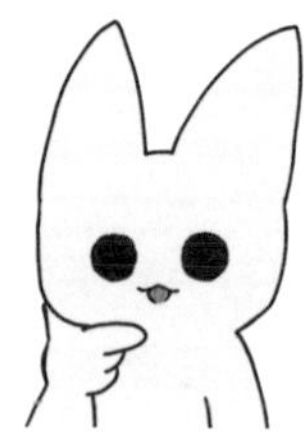

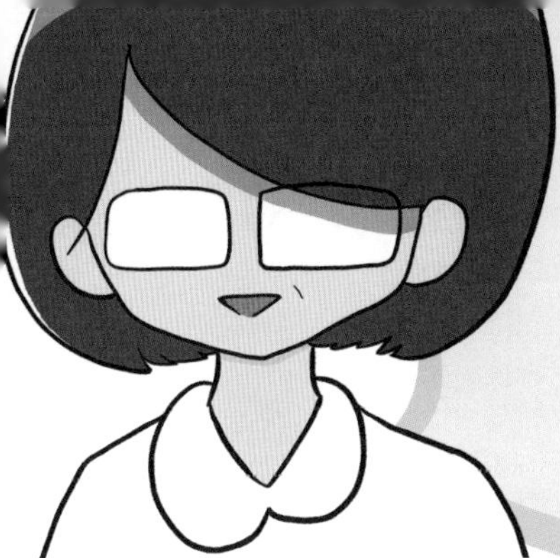

13-2

＼先輩の質問／

生活リズム、狂ってない？

なぜこの質問をしているのか？

夜勤が始まると、**昼夜が逆転して体内時計が乱れがち**だから。

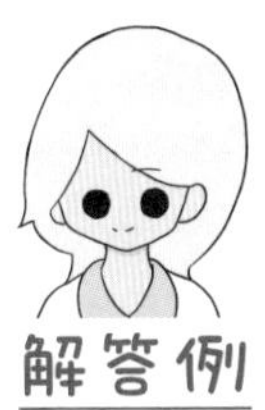

解答例

夜勤のときは生活リズムが崩れて自律神経が乱れやすいので、睡眠をしっかりととります。寝る前のスマホも控えます。適度に運動して睡眠の質も高めます。

●夜勤で乱れがちな生活リズム

仕事中は、ただでさえ緊張して神経が高ぶっているから、自律神経のバランスが乱れがち。そうすると生活リズムも狂ってきます。ひどくなると身体のいろいろなところに不調が出てくるから危険です。

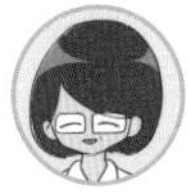

そういえば来月から夜勤だよね。**夜勤が始まると生活リズムが乱れやすい**から気をつけてね。

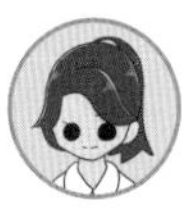

よく聞く話ですね。まぁ、私はどこでも寝られるようなタイプなんで大丈夫だと思うんですけど。

ぱれちにの一言　生活リズムを整えるのは、看護師を続けていく上でとても大事！

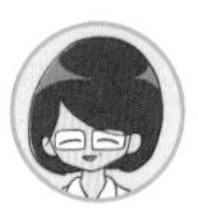

ただ、自律神経の乱れは誰に起きてもおかしくないから、気をつけるに越したことはないわ。特に睡眠はしっかりとるように。夜勤前や夜勤のあとは、無理せず寝るように心がけてね。**ついついスマホを見ちゃうけど、そのときだけは封印**よ。

先輩、ずいぶん自律神経について語りますね。何かあったんですか？

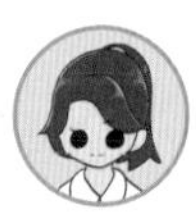

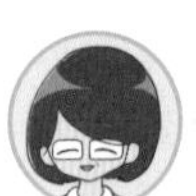

昔、生活リズムが乱れすぎて**不眠**になったの。仕事中に寝ちゃったり、なんでもないことにものすごくイライラしたりして、とてもしんどかったの。だから、あなたにはそんな思いをさせたくなくて。看護師は仕事中、バタバタ動いているので、運動しすぎで疲れていると思いがちだけど、むしろ、**気疲れで疲れ切っていることが多い**よ。気が張って眠れない人は、**身体を動かす習慣**をつけると適度に疲れて、睡眠の質が上がるよ。そうすると生活リズムも整うのよ。ジョギングでも、筋トレでも、ヨガでも何でも構いません。心当たりがある人は、だまされたと思ってやってみてね。

明日から、8階の病棟までエレベーターを使わずに、階段ダッシュします。

何してんの？
生活リズムが壊れないように日光を浴びているのです
朝のバイタルは回れたの？

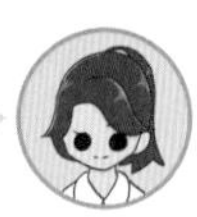

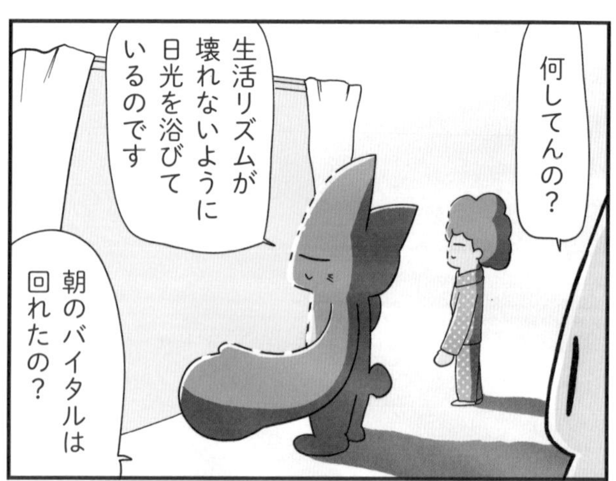

朝日を浴びると、その日の寝つきがよくなる。

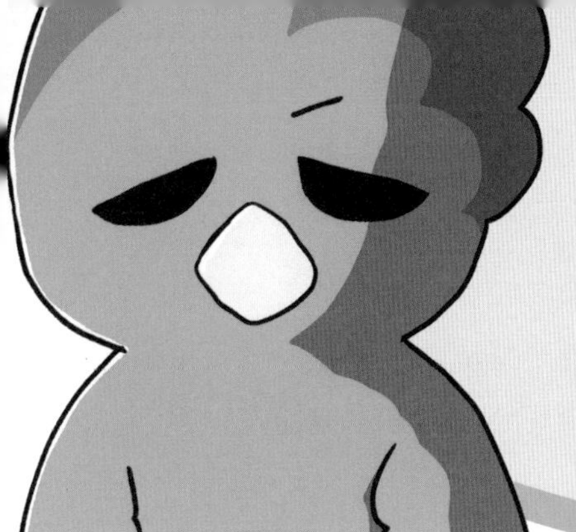

13-3

＼ 先輩の質問 ／

休みの日は気分転換できてる?

なぜこの質問をしているのか?

1年目は特にしんどいので心配だから。

解答例　はい。休日は仕事のことを意識的に忘れるようにしています。

● 気分転換

「気分転換」といってもいろいろあります。ここでは「何が気分転換になるか」ではなく、もっと根本的なことをお話しします。

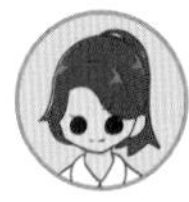

休みの日でも、仕事のことを思い出してしまいます……。

私も私の同期も、新人のころはみんなそう言ってたわ。でも、私のプリセプターに**「それだと身体は家にいるけど、心は仕事場に残ったまま。心も退勤しないとダメよ。タイムカードを押しなさい」**と言われたとき、ハッとしたわ。それからは休みの日は、心も切り替えるようにしたの。そうしたら、休日はしっかり休めるようになったの。

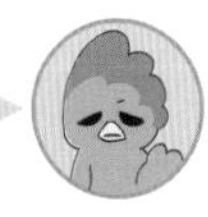

看護の勉強やらなんやらで、好きだったことが全然できないと、いざ久しぶりに好きなことをしても**気分転換にならなかったり、楽しさを感じられなかったり**するわ。

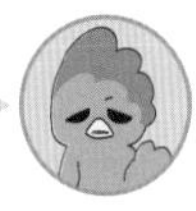

ぱれちにの一言　先輩は、1年目の看護師さんが無理して壊れないか心配しています。発散できているかしら？

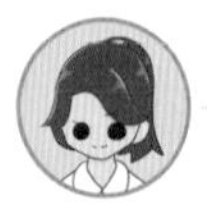

はい。まさにいま、そんな感じです。

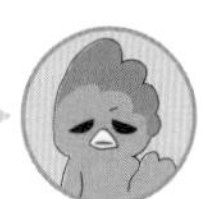

でも、それは実は感覚的に忘れているだけであって、**続けているとまた楽しいと感じられる**と思うから、すぐ止めずにやり続けるといいわ。

あー…
明日嫌な先輩とペアだぁ
ズーン
まだ休日始まったばかりだよ？
心はまだ職場にあるようだねぇ
OKAN

休日なのに気が休まらない。

あの子
心を持ち帰るの
忘れてるわ
フワ
フワ
私もやりがちだなぁ
あら…

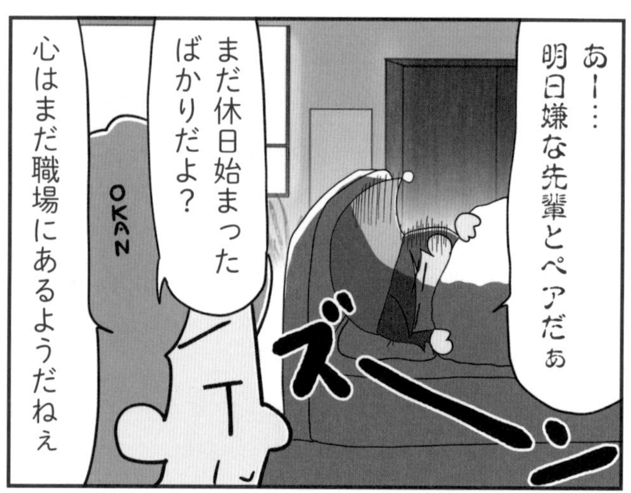

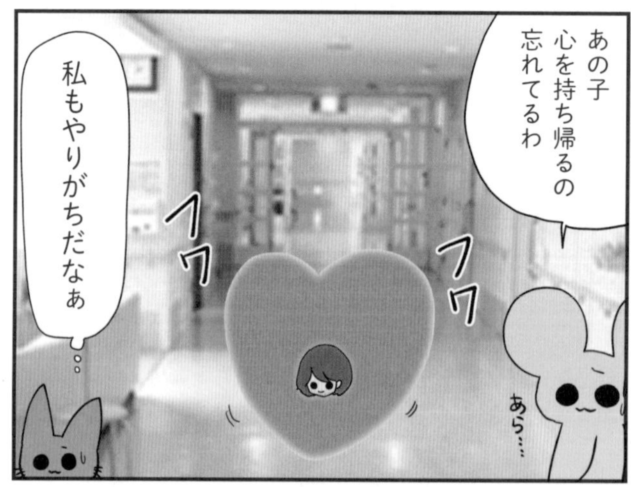

心も退勤してね！

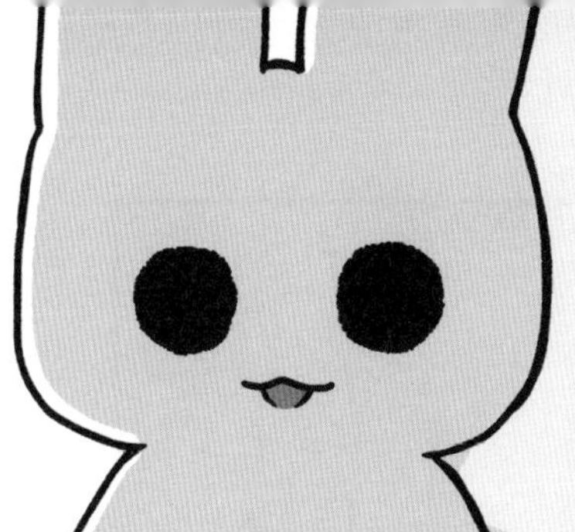

13-4

＼ 先輩の質問 ／

人と比べる必要はないのでは?

なぜこの質問をしているのか?

新人時代は**他の同期と自分を比べがち**だから。

解答例 そうですね。人と比べるのではなく「過去の自分」と比べて、自分の成長を確認しています。

落ち込みやすかったり
比べちゃうのもわかるわぁ
私も新人のときそうだったもの
え!? そうなんですか?
ビックリ

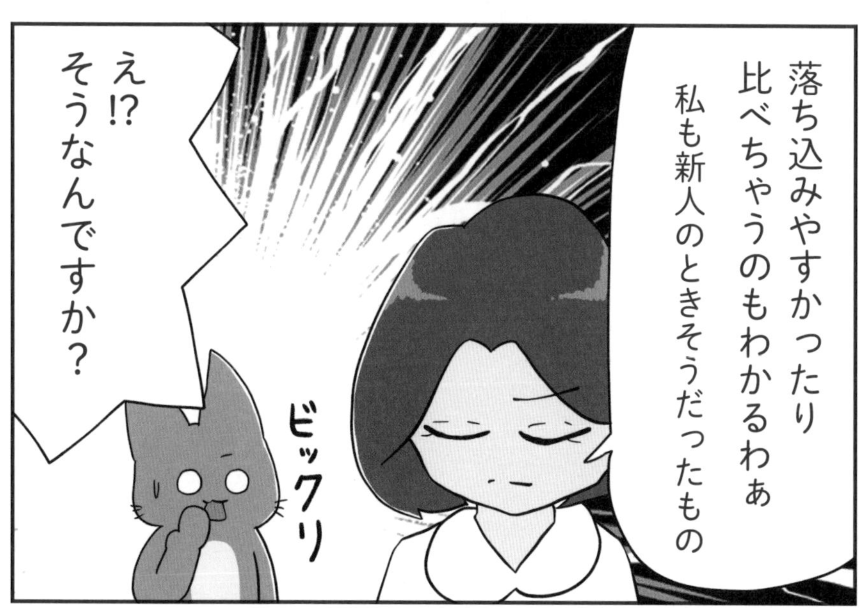

厳しい指導で有名な課長さんも越えてきてるんだなぁ……。

ぱれちにの一言 私も新人時代は同期と自分を比べてばかりで、とても辛かったです。

あのデキる先輩も
そうだったのか
意外だなぁ
みんな通る道
私も応援してる

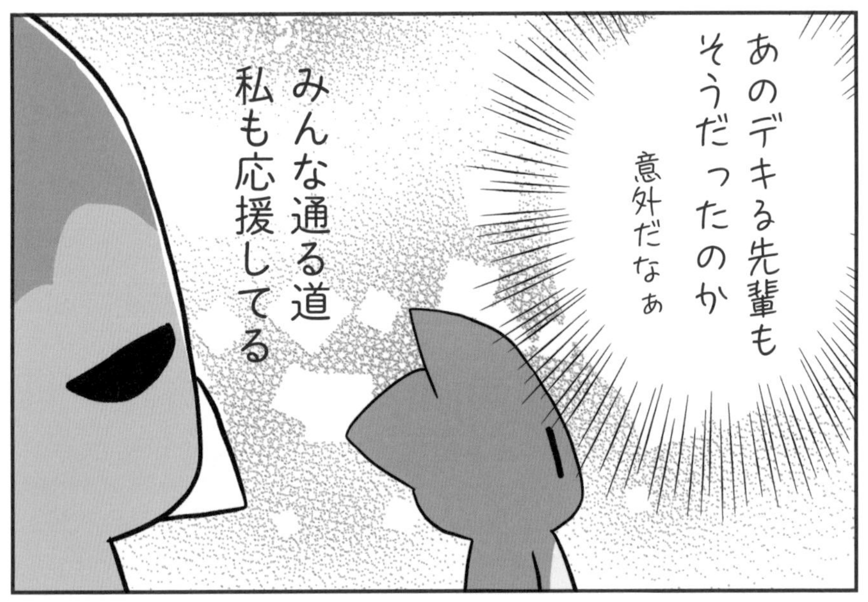

人と比べてやる気が出ればいいけれど、逆に落ち込んだり、辛くなったりするのなら、比べることはやめよう。比べることに労力を費やさず「自分は自分」と思うことに費やして。

Lesson 14

人間関係

この前
カンファレンスで
椿さん
めちゃくちゃ悪口
言われてたよ
暇な人たちね
気にならないの？
興味ないわ

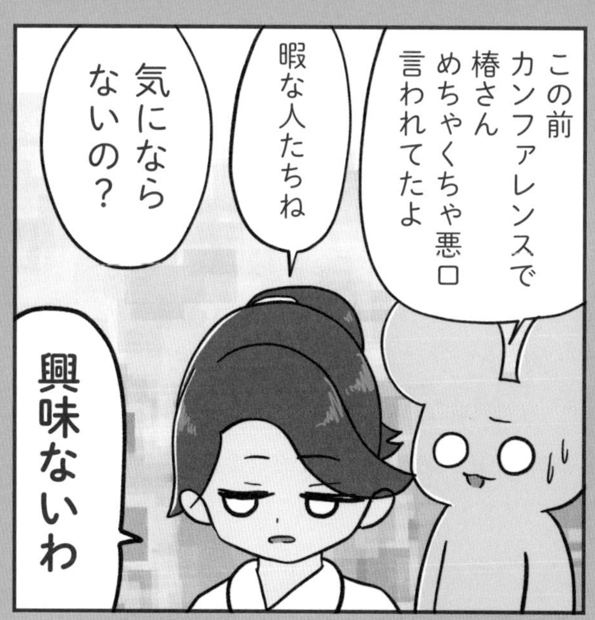

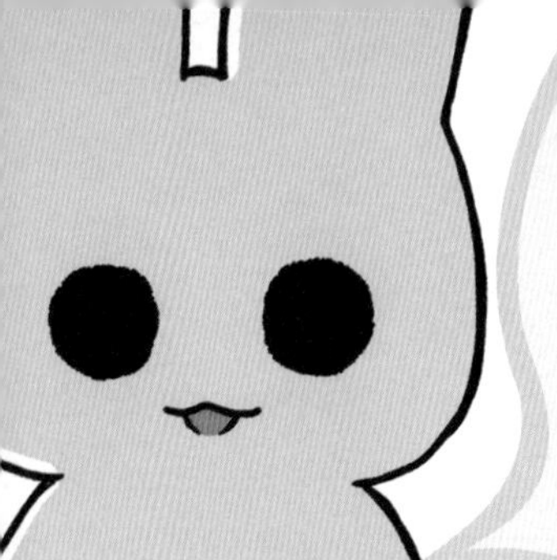

14-1

＼ 先輩の質問 ／

苦手な人、いる？

なぜこの質問をしているのか？

もう、これは**昔から存在する普遍的な問題**だから。**うまく流して適当な距離感で接する**しかないから。

解答例

確かにいます。無理に仲良くしようとせず、距離をとって関わるようにしています。

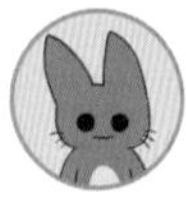

私、特定の先輩から避けられてるというか、**当たりが強い**というか、**嫌われてるような気がする**んですよね、明らかに。できれば、みんなとうまくやっていきたいんですけどね。

みんなとうまく……ね。**残念ながら、それは不可能**よ。まぁ、上辺だけ仲良くすることならできるけど。不思議なことに、ほとんどの職場には、自分と合わない人が必ずと言ってもいいほど１人はいるの。だから「そういうものだ」と思ってほしい。その代わり、その先輩と関わりすぎないようにすること。距離を取って関わることね。**無理に仲良くしようとしてはダメ**。自分がしんどいだけよ。

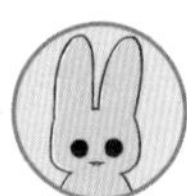

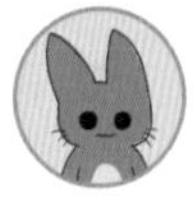

そうなんですね。肝に命じます。

ぱれちにの一言

社会に出た誰もが、必ずと言ってもいいほど直面する問題ではないでしょうか？

あと、職場の人間関係についての愚痴は、**職場では絶対にしゃべらない**こと。これも不思議なことに、どこかの誰かが話を広めてしまうの。そうすると、人間関係がなおさらしんどくなってしまうわ。どうしても愚痴りたかったら、家族や昔からの友人のような、職場以外の人とするのよ。

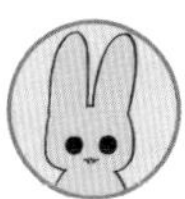

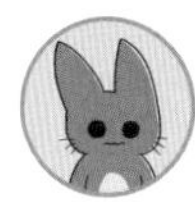

そうなんですね。気をつけます。そういえば、ねこまるさんがうさぎ先輩のこと、**「すごく頼りがいがあって好き」**って言ってましたよ。

あら、うれしい。そういう**明るいことは話してもいいわね**（照)。陰口の反対“陽口（ひなたぐち)”という感じかな？これはお互いに話していきたいわね。

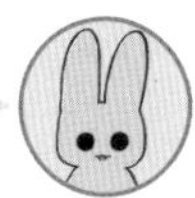

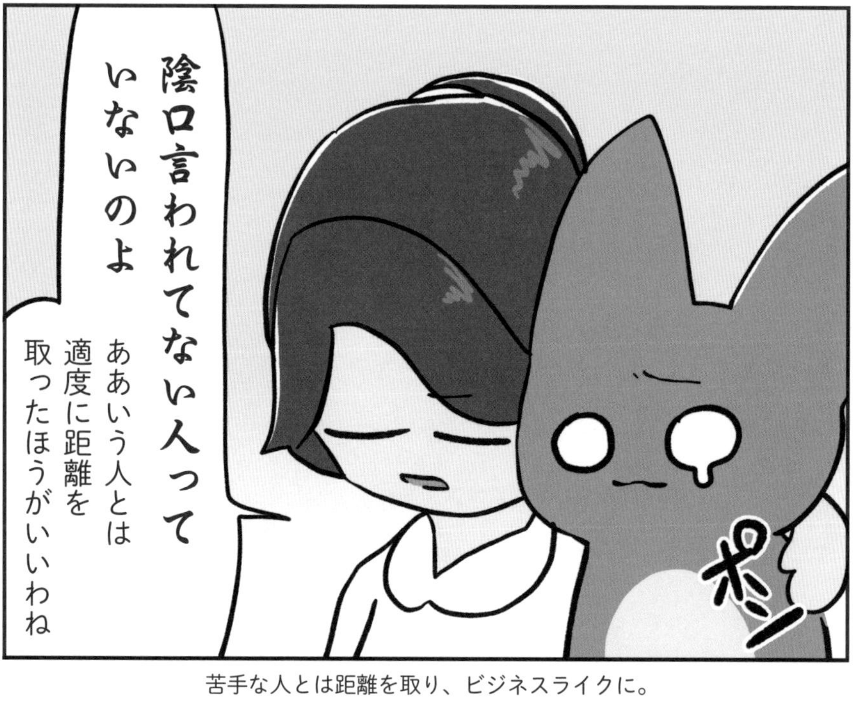

陰口言われてない人って
いないのよ
ああいう人とは
適度に距離を
取ったほうがいいわね
ポン

苦手な人とは距離を取り、ビジネスライクに。

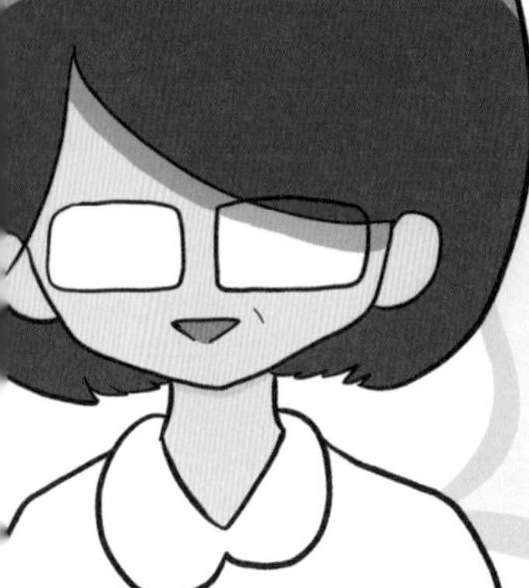

14-2

＼先輩の質問／

私には敬語を使うのに、なんで患者さんにはタメ口なの？

なぜこの質問をしているのか？

患者さんの緊張をほぐすつもりでも、**社会人のマナーとしては、敬語のほうがいい**から。

解答例　患者さんは友達ではないのだから、タメ口はよくないですね。以後、敬語を心がけるようにします。

認知症のおじいちゃんやおばあちゃんは、私のことを孫のように思ってくれているから、あえてタメ口のほうがいいと思っていました。

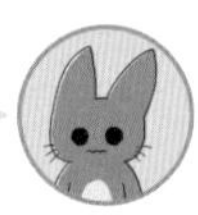

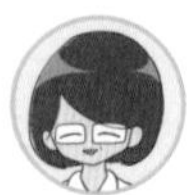

うーん、別にそれが敬語であっても、他の非言語的コミュニケーションが同じであれば、**雰囲気は変わらない**と思うよ？

そういえば、先輩がタメ口で患者さんと話しているのを見て、「じゃぁ、私もタメ口で話そう」って思って話したら、**キレられた**ことがありました……。

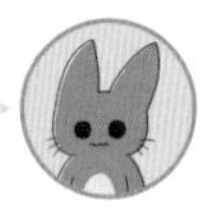

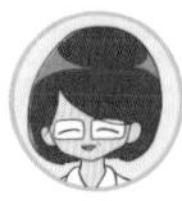

先輩はしっかりと信頼関係を築いてから、少しずつ崩していったんだと思うわ。**「いきなりタメ口」**は、さすがにヤバすぎるわね。

ぱれちにの一言　これは本当によく見かける光景です……。

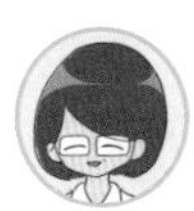

患者さんに対してタメ口で会話する看護師はよく見かけます。でも、リスクもあるよ。患者さんは口に出しては言わないけれど、内心「**どうして、そこまで親しくないのにタメ口で話しかけてくるんだろう**」と思っている患者さんは結構いるから。それに**他の患者さん**や**ご家族**が聞いているかもしれないから、お勧めはしないわ。まぁ、これは賛否両論ありそうだけど。

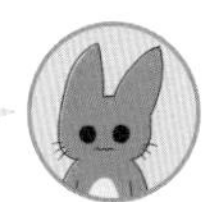

そうなのですね。**敬語を心がけたほうがいい**ですね。

そうね。それに越したことはないわね。

そうなんだぁ
痛いよねー
わかったぁ
鎮痛剤
変更したほうが
いいかも
しれませんね
その言葉遣いも
変更したほうが
いいかもね

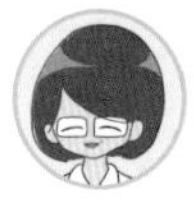

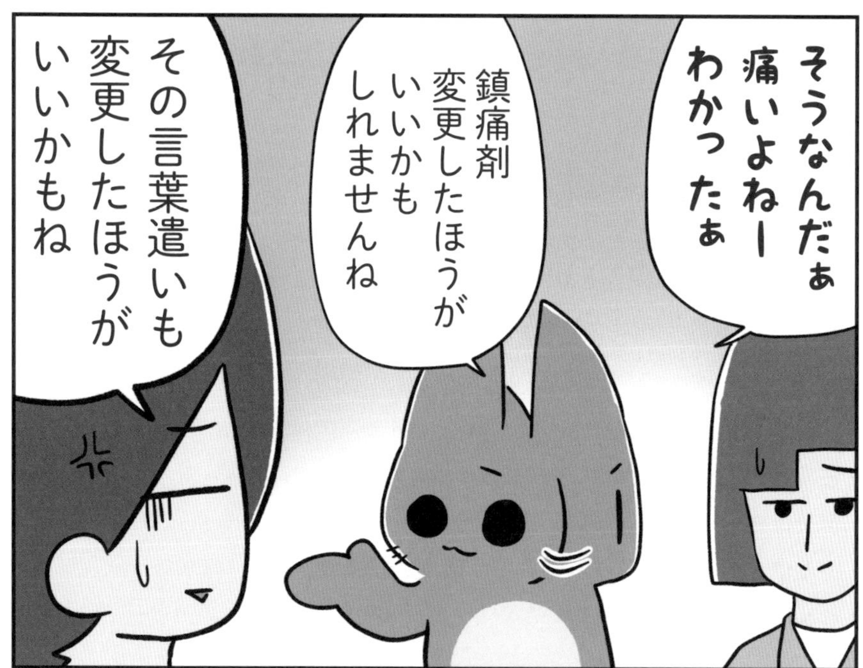

患者さんはあなたの友達だっけ？

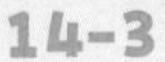

14-3

＼ 先輩の質問 ／

自分がどういう人間か、自己分析したことある?

なぜこの質問をしているのか?

自己分析はとても大事だから。

解答例

ないので一度してみます。自分がどんな看護師かわかれば、理想の看護師に何が足りないかわかりそうですね！

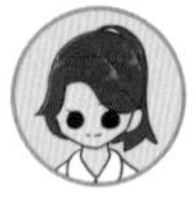

自己分析？　就活ですか？　なんでそんなことする必要があるんですか？

自分の傾向を分析して、いまよりも、**もっと自分に合った働き方や環境に改善**するためよ。以下のようなことを自分に問い、答えを出して整理することで、自分がどういうタイプの人間なのかが見えてくるわ。あなたがこれからどう生きていくか、看護師としてどういう道を歩んでいくか考える上で重要な **"道しるべ"** になるよ。

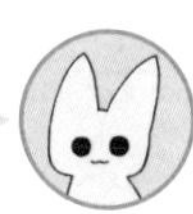

例

・あなたの頭に入りやすいのは文字？　図？　色付き文字？　音？
・多重課題（業務でのマルチタスク）は得意？　不得意？
・自分はどんな傾向（楽観的、悲観的など）にあるのか。
・いちばん心地よく働けるのはどういう雰囲気か。
・どんな人と仕事で付き合いたいか、付き合いたくないか。

ぱれちにの一言

何かの壁にぶち当たっている人には、特にお勧めです。そうじゃない人にももちろん。一度ゆっくり考えてみてね。

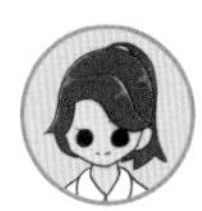

これまで考えたこともなかったですが、やってみると、過去の自分の行いや言動が**「なぜ、そうだったのか」**が納得できました。やってみるものですね。

看護師にもいろいろなタイプの人がいるからね。相手のことも分析して、**どういう付き合い方が受け入れられやすいか**知っておくのが、人間関係を改善するコツです。

私は視覚的に目立つ色があるものを捉えやすい傾向にあるので重要部分にはマーカーで線を引いて視覚的に気をつけるようにします
よい気づきね 対策案を考えられて偉いね

自分に合ったやり方を探そう。

マーカーだらけになりました
マーカー
これはこれで何か また対策が必要ね

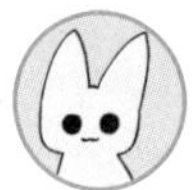

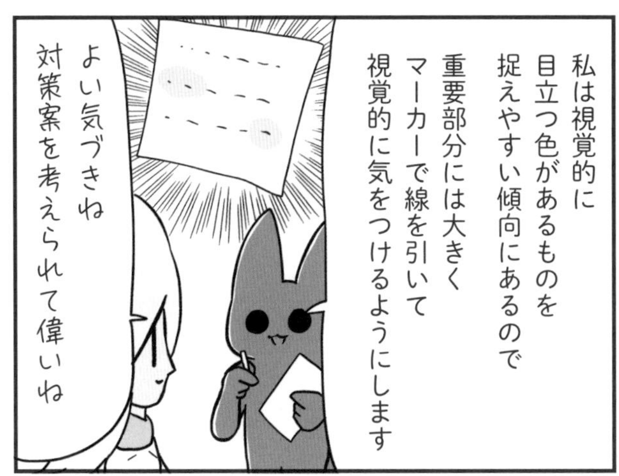

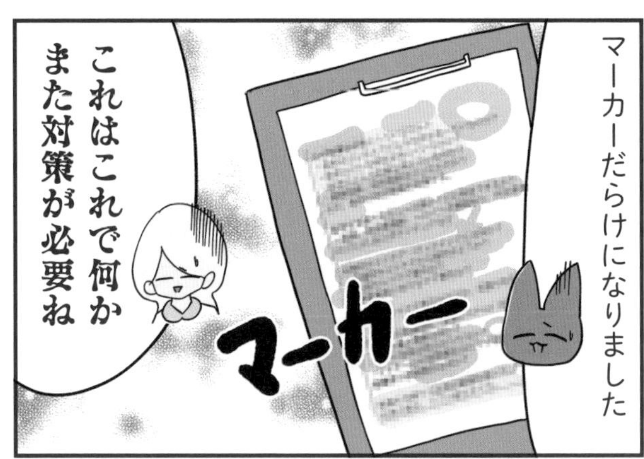

トライ＆エラーして改善してね……。

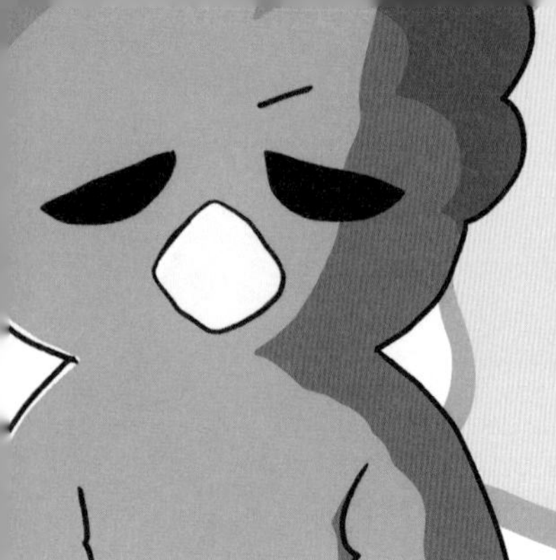

14-4

＼ 先輩の質問 ／

ちゃんと挨拶してる？

なぜこの質問をしているのか？
看護師といえども社会人の一人。**マナーは大事**だから。

解答例 はい。挨拶は人間関係の"潤滑油"なので欠かしません！

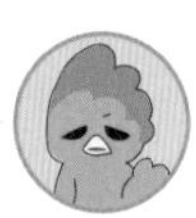

そうじのおばちゃんにも挨拶してる？

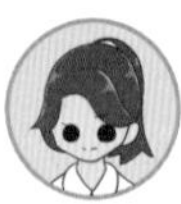

いえ？　出入りの業者さんですから。

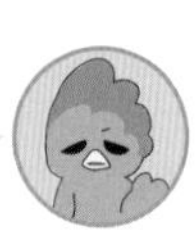

それはよくないわね……。患者さんにも、他の看護師にも、他の職種の人にも、毎朝ゴミを捨ててくれるおばちゃんにも挨拶したほうがいいわ。**挨拶はよい人間関係を形成する根幹**よ。人間で言うと**脳幹**みたいなものよ。

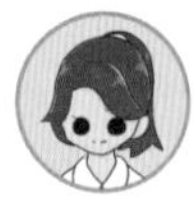

挨拶しないのは、脳幹を傷つけているようなもの……？

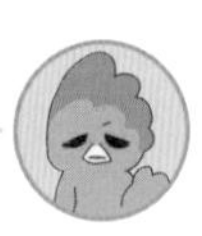

そうね。誰にも全然挨拶しない人がいるけど、**そこに人が存在することを、否定されているような気**がしない？いないものとされているというか……。「たかが挨拶」と、重要性を理解しない人もいるんだけど大間違いよ。

ぱれちにの一言　「親しき仲にも、礼儀あり」です。

看護師として特に気をつけたいマナー

●挨拶

笑顔で明るく言いましょう。相手が返してくれなくても、へこたれずに言い続けましょう。ちゃんと挨拶しているあなたを誰かが見ているからです。ちなみに、**「〇〇さん。おはようございます」と名指しする**と、返答率が向上します。

●患者さんのプライバシーを尊重する

病室のドアや出入り口にかかっている**カーテンはしっかり閉めます**。看護師が開けっ放しでどこかに行くと、患者さんはすごくムカつきます。「廊下から、丸見えやん」ってなるやつです。

●お礼

誰かに何かをしてもらったら、必ず「ありがとうございます」を言いましょう。言わないと**「いらぬ敵」**をつくります。

●言葉遣い

患者さんに対して「マジっすか？　ヤバ！」とかあかんで！　あと、医療用語などの専門用語は患者に伝わりにくいから、**一般的な表現**に直してあげてね。

●身だしなみ

着ている服がなんか**汚い、くさい**のはよくないです。きちんと洗濯しましょう。化粧が派手すぎる、髪の毛がめっちゃ金髪なども、病院の方針にもよるかもしれないけれど、注意してください。

●時間

約束していた時間に遅れると、患者さんとの信頼関係を損なうことになるので、忘れないようにメモしてね。もし遅れそうなら**「どれくらい遅れるのか」**を、患者さんに再度伝えるようにしよう。

挨拶って何の意味があるの？
業務的に無駄じゃない？
挨拶っていう字には自分の心を開いて相手に近づくという意味が込められているの
つまりそれをしないということは**私は心を開かないしあなたと仲良くなれません**って言っているようなもの
挨拶ってそんなパワーがあるのか…

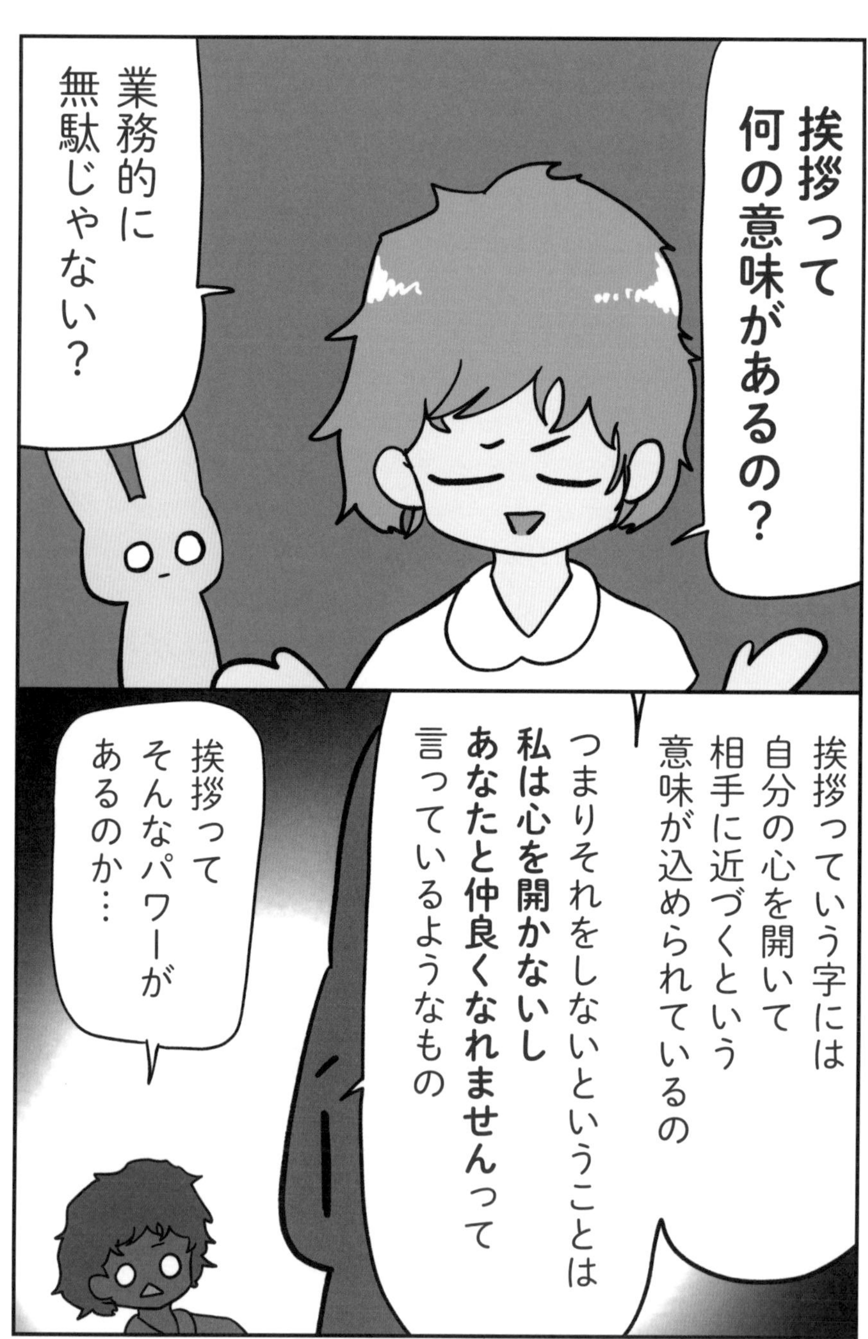

わかってくれるといいけれど……。

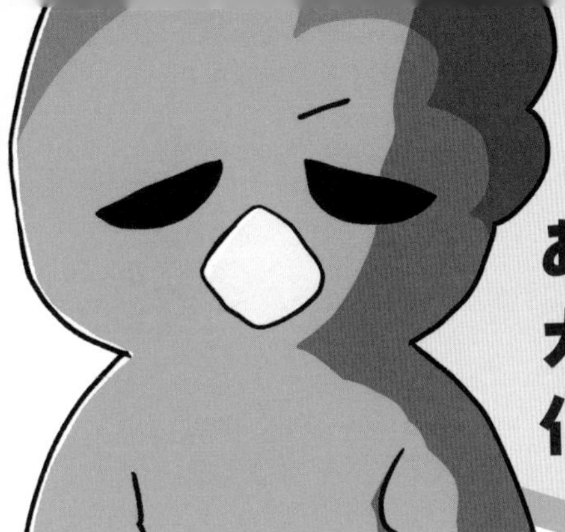

14-5

＼ 先輩の質問 ／

あなたに大事にしてほしいこと、何かわかる？

なぜこの質問をしているのか？

看護師を続けていく上で大事なことを理解してほしいから。

解答例

患者さんやそのご家族は大事ですが、同じように**自分も大事**にしています。

1年目の看護師さんに、いちばん大事にしてほしいことは**「思いやり」**です。でも、それは患者さんやご家族に限った話ではありません。**自分に対しても思いやりを持って行動してほしい**のです。

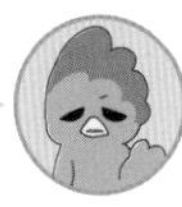

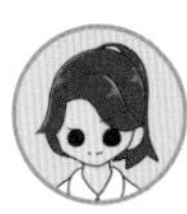

どういうことですか？

看護の世界は「自己犠牲が当たり前でしょ」っていう風潮がいまも強いわ。それが「美徳」であるかのように語られがち。日本人の国民性かもしれないわね。でも、この考えにとらわれすぎると、**自分の身体や心の悲鳴に気がつくのが遅れて、いつか倒れてしまう**わ。だから、自分に対しても思いやりを持ってほしいの。「無理しないで」と言っても無理してしまうかもしれないけれど、無理はダメです。

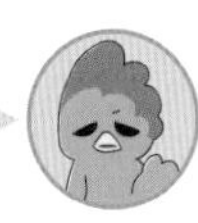

ぱれちにの一言　休めるときは、ゆっくり休むのを頑張って！

倒れてしまったら仕事はできないし、勉強もできない。しかも、一度つぶれてからでは、立て直すのが本当に大変だからね。看護師であり続けるのが死ぬほど苦しかったら、**いっそのこと看護師を辞めたっていい**のよ？

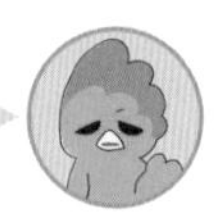

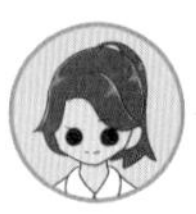

看護師向けの本での発言とは思えないですね。

私は間違ったことは言ってないわ。この本を読んでくれた看護師のあなた、無理せず、**自分にとっていちばんよい選択**ができるよう祈っているわ。毎日大変だよね。本当にお疲れさま。

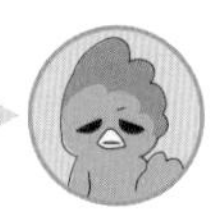

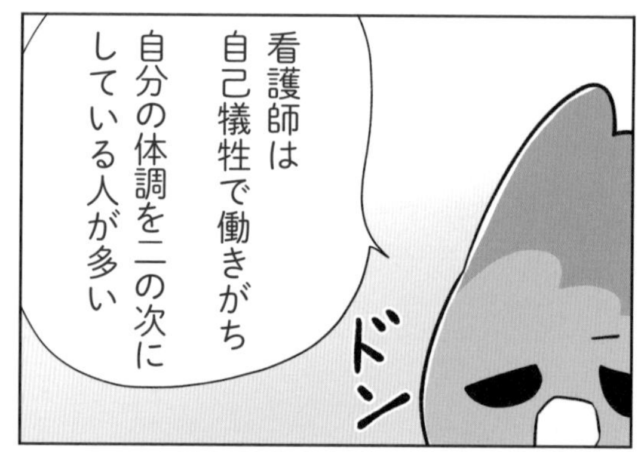

看護師は
自己犠牲で働きがち
自分の体調を二の次にしている人が多い
ドン

やっぱり看護師の仕事は大変だ。

これは1年目に限った話ではないわ
何年目であっても
これは大切にしてほしい
自分を大事にすること
鬼切先輩…

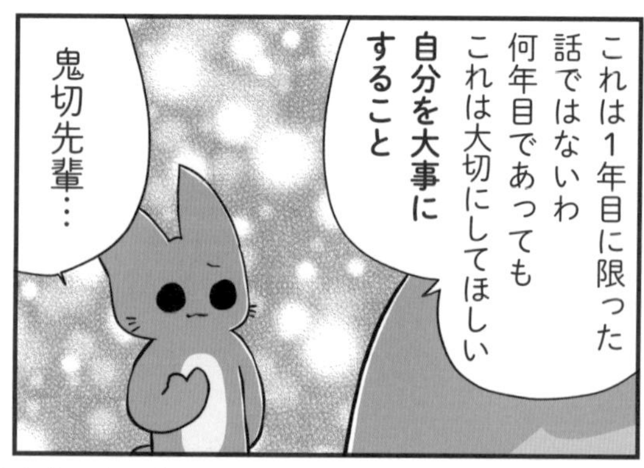

自分が倒れたら、人は助けられないよ。すべてにおいて一番大切かも……。

おわりに

私は小さいころからものを創作するのが好きで、よくマンガを描いていました。描いたマンガをクラスに持っていくと友だちが笑ってくれるのがとても心地よくて、描き続けていました。ピアノを弾いたときも、友だちが感動してくれるのがうれしくて、続けられました。

私は**自分が何かをすることで人が喜んでくれることが好き**なようです。人が喜んでくれるのを直接感じられる仕事として、看護師を選びました。

ところが、1年目の看護師のころの私は、他の同期と比べて、本当に全然何もできない看護師で、毎日怒られ、しょんぼりしていました。いま思えば、勉強不足で要領も悪く、謙虚さのカケラもないポンコツナースでした。

しかも、そんなポンコツナースを取り巻くのは、ツッコミどころ満載で、古くから伝わる医療現場独特の理不尽な風習です。

この2つが組み合わさった、**黒歴史ともとれる思い出したくないつらい日々**を、「何か記録に残せたらいいのになぁ……」と思い、看護師マンガとしてSNSに投稿し始めました。

そうしたら思いがけず、たくさんの共感のコメントをいただき、「私だけじゃないんだ！」と感動したことをいまでもよく覚えています。その後も、看護師として働くなか、つらいことがあっても、それをネタとしてマンガやイラストにすることで昇華させています。

命を扱う現場だから、厳しい言葉は飛び交うし、責任も大きいし、辞めたくなることはいまでも（しょっちゅう）あります。そんな中でも看護師を続けられているのは、**患者さんが喜んでくれるのを見られるから**です。

私がこの本を書き始めたとき、不安でいっぱいでした。看護師1年目の最後、「自分の看護観」をレポートにして課長に提出したら、全直しを食らうほど文章力が乏しかったからです。「私が本を書いて大丈夫だろうか……」。

しかし、そこはさすが経験豊富な編集担当さん、つたない文章でもほめてくれ、わかりやすく、優しく指摘、指示してくれたので、「あ、これ新人教育にも生かせるような伝え方だなぁ……」と思いながら、執筆を進められました。

看護師をやりつつ、こうやって1冊の本をつくり上げられたのは、SNSのフォロワーの皆さんや監修の盛永先生、編集の石井さん、そして家族のおかげです。深く感謝申し上げます。

ぱれちに

■著者

ぱれちに

現役看護師。病棟で10年以上、看護師として勤務している。整形外科、形成外科、泌尿器科、耳鼻科を経験。看護師になる前は、介護士としても勤務。看護師向けのマンガをSNSに投稿している。SNSでのフォロワーは計10万人。最大級の看護師向け転職サイトを運営する『レバウェル看護（旧・看護のお仕事）』マガジンにてマンガを連載中。ライブドアブログ公式ブロガー。

●Instagram

paretiny

https://www.instagram.com/paretiny/

●X

ぱれちに＠看護師＆イラストレーター

@paretinyneko

■監修

盛永大夏（もりなが・だい）

都内で総合診療医を務める。専門は内科、総合診療科、救急科。2012年、九州大学医学部卒業。2014年よりNTT東日本関東病院総合診療科にて勤務。2017年、上大崎クリニック院長。2023年より赤坂おだやかクリニック院長。専門的な医学知識をわかりやすく講義する「メディックメディア」の講師で、全国の医大生や看護学生にビデオ講義や大学出張講義を行っている。

●X

Dr.盛永

@d_morinaga

■編集協力：よん（現役看護師）

■校正：曽根信寿

主要参考文献

久保健太郎、濱中秀人、徳野実和、倉岡賢治/編著、西口幸雄/医学監修、『先輩ナースが書いた看護のトリセツ』(照林社、2019年)

久保健太郎、濱中秀人、植村 桜、豊島美樹/編著、西口幸雄、宇城敦司/医学監修、『先輩ナースが書いた看護の鉄則』(照林社、2021年)

中山有香里/著『ズルいくらいに1年目を乗り切る看護技術』(メディカ出版、2018年)

よん/著、橋本将吉/監修、『1年目から「できるナース」といわれる看護技術ノート』(SBクリエイティブ、2022年)

NTT東日本関東病院看護部/編著、『1年目ナースが先輩から「よく聞かれること」108』(照林社、2021年)

藤野智子、三上剛人/監修『できるナースと言われるために3年目までに知っておきたい100のこと』(学研メディカル秀潤社、2018年)

はっしー、木元貴祥/著『薬の使い分けがわかる! ナースのメモ帳』(メディカ出版、2023年)

1年目ナースが先輩の質問に自信を持って答えられるようになる本

2024年3月13日　初版第1刷発行

著者　ぱれちに

監修　盛永大夏（もりながだい）

発行者　小川 淳

発行所　SBクリエイティブ株式会社
〒105-0001　東京都港区虎ノ門2-2-1

装丁　マツヤマ チヒロ (AKICHI)

本文デザイン　笹沢記良 (クニメディア)

編集　石井顕一 (SBクリエイティブ)

印刷・製本　株式会社シナノ パブリッシング プレス

本書をお読みになったご意見・ご感想を
下記URL、QRコードよりお寄せください。
https://isbn2.sbcr.jp/21278/

　ISBN:978-4-8156-2127-8